名老中医师承工作室系列丛书

主审　俞景茂

俞景茂学术经验传薪录

主编　陈　华

浙江科学技术出版社

图书在版编目（CIP）数据

俞景茂学术经验传薪录 / 陈华主编. — 杭州：浙江科学技术出版社，2021.11
ISBN 978-7-5341-9711-6

Ⅰ. ①俞… Ⅱ. ①陈… Ⅲ. ①中医儿科学－中医临床－经验－中国－现代 Ⅳ. ①R272

中国版本图书馆CIP数据核字（2021）第243571号

书　　名	俞景茂学术经验传薪录
主　　编	陈　华

出版发行　浙江科学技术出版社
杭州市体育场路347号　邮政编码:310006
办公室电话:0571-85176593
销售部电话:0571-85176040
网　址:www.zkpress.com
E-mail:zkpress@zkpress.com

排　　版	杭州兴邦电子印务有限公司
印　　刷	浙江海虹彩色印务有限公司

开　　本	710×1000　1/16	印　张	13.75
字　　数	200 000	彩　插	4
版　　次	2021年11月第1版	印　次	2021年11月第1次印刷
书　　号	ISBN 978-7-5341-9711-6	定　价	68.00元

责任编辑　李骁睿　　**责任校对**　张　宁
封面设计　孙　菁　　**责任印务**　田　文

主审简介

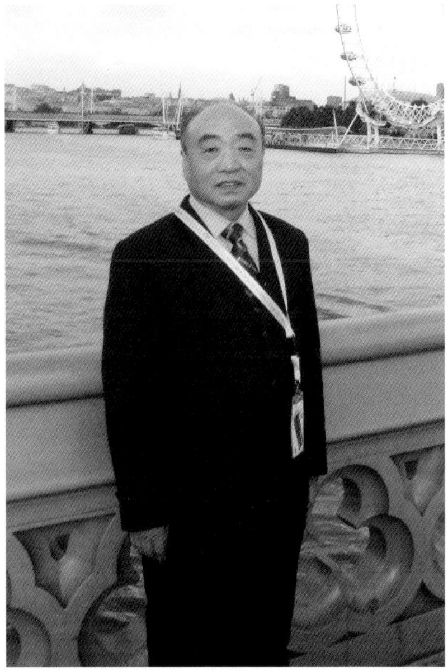

俞景茂，浙江中医药大学教授、主任中医师、博士生导师。浙江省首批国医名师，浙江省名中医，第四、六批全国老中医药专家学术经验继承工作指导老师。现任世界中医药学会联合会儿科专业委员会副会长、浙江省中医药学会儿科分会顾问。

从事儿科临床、教学和科研工作50余年，发表学术论文130余篇，出版专著20余部。代表著作有《儿科各家学说及应用》《小儿药证直诀类证释义》《中医儿科临床研究》《育儿真经》等，正式出版的总字数已逾300万字。

工作室指导思想：研究学术，传承创新

工作室座右铭：勤奋务实，开拓创新

治学态度：学高为师，身正为范

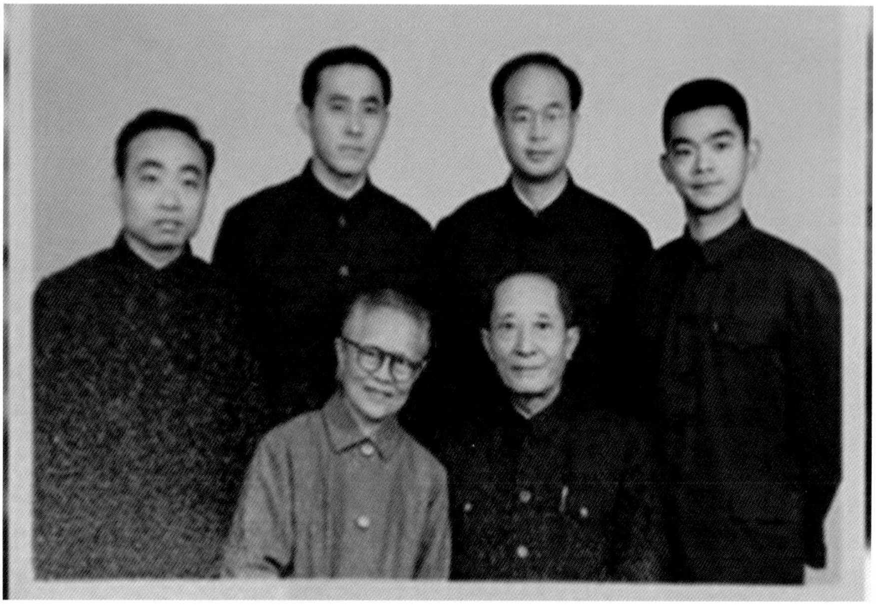

王伯岳夫妇与俞景茂等学生合影（1980年10月，摄于北京西苑照相馆）

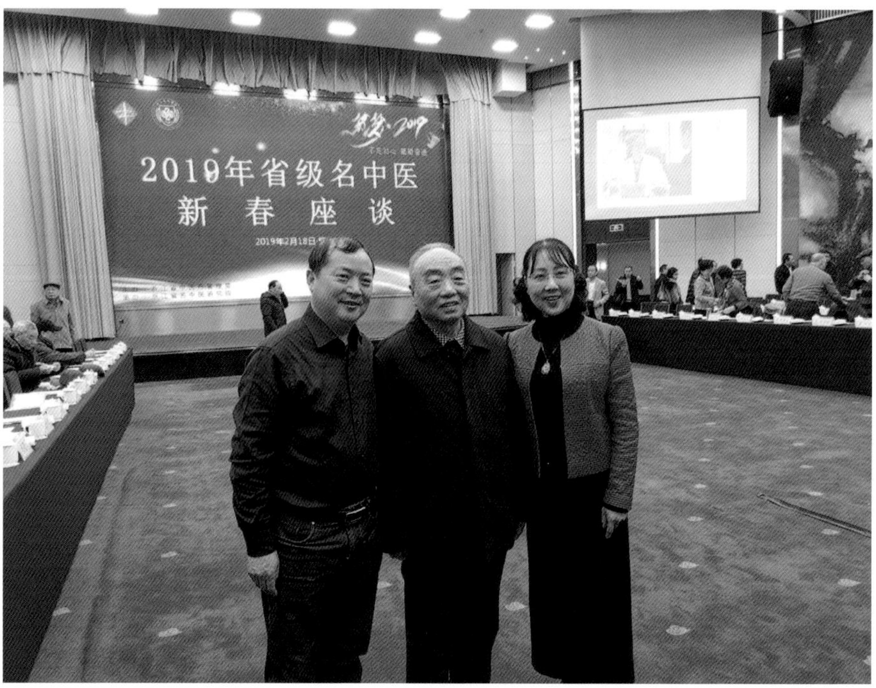

参加浙江省名中医座谈会（2019年2月）

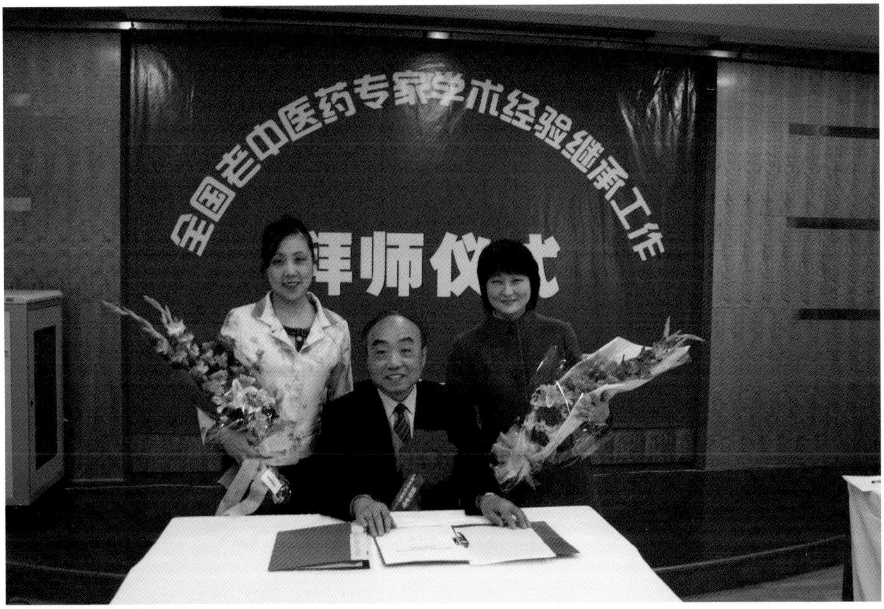

第四批全国老中医药专家学术经验继承工作拜师仪式(2008年12月)

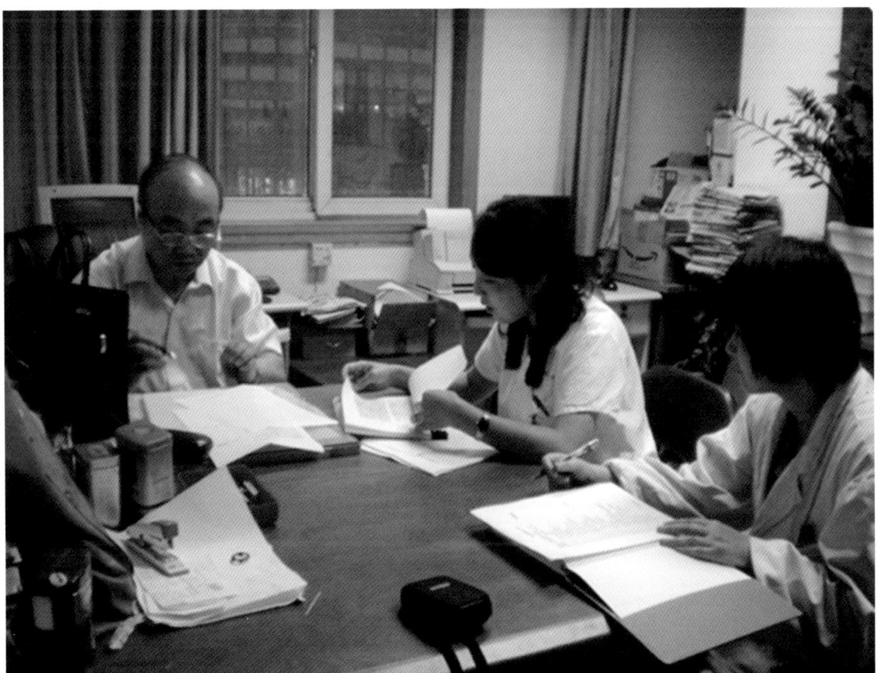

指导学术经验继承人(2010年8月)

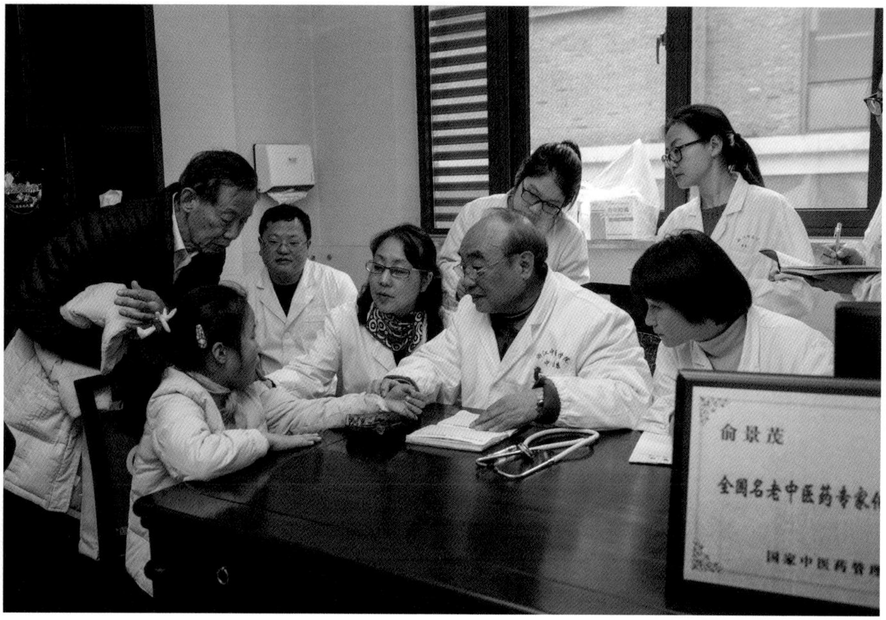

临床带教学生(2015年3月)

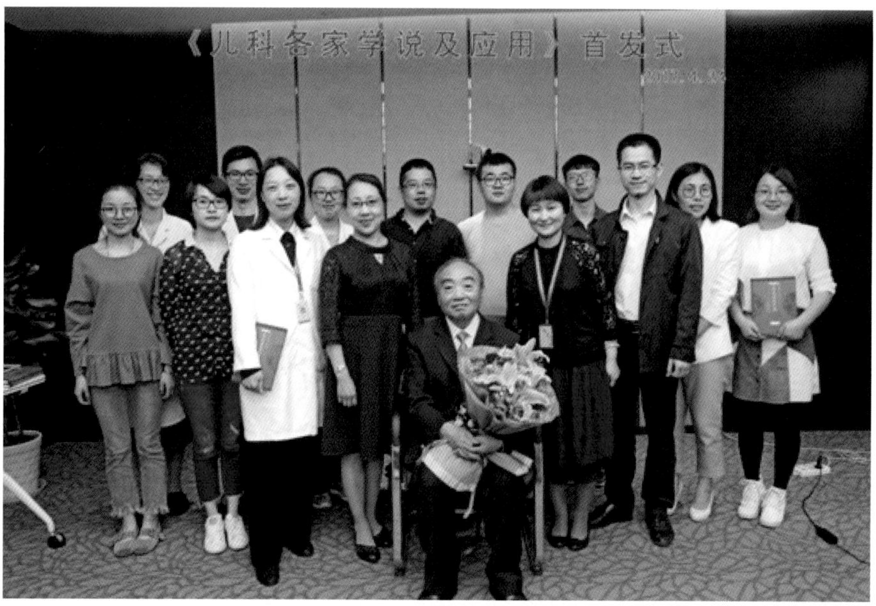

《儿科各家学说及应用》新书首发仪式(2017年4月,杭州)

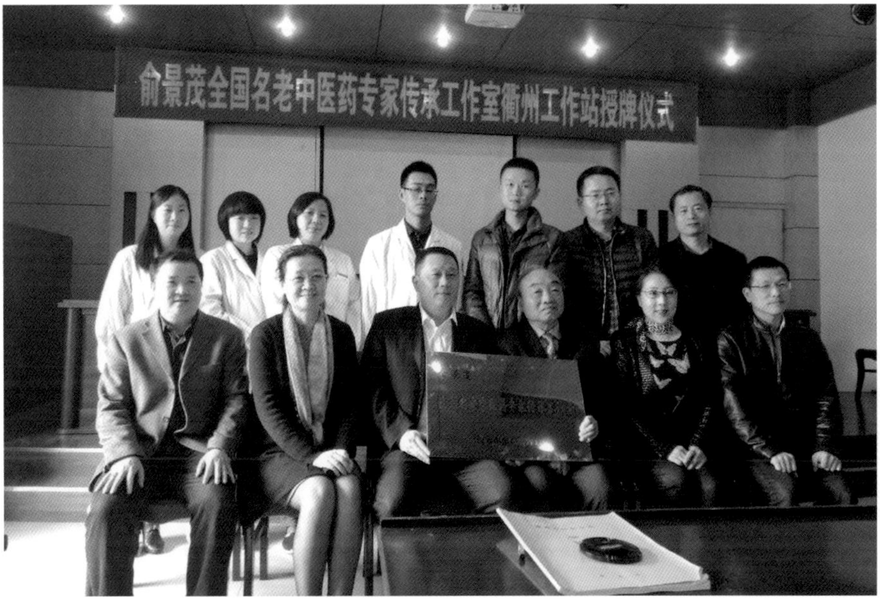
俞景茂全国名老中医药专家传承工作室衢州工作站授牌仪式

名中医工作室衢州工作站成立(2016年3月)

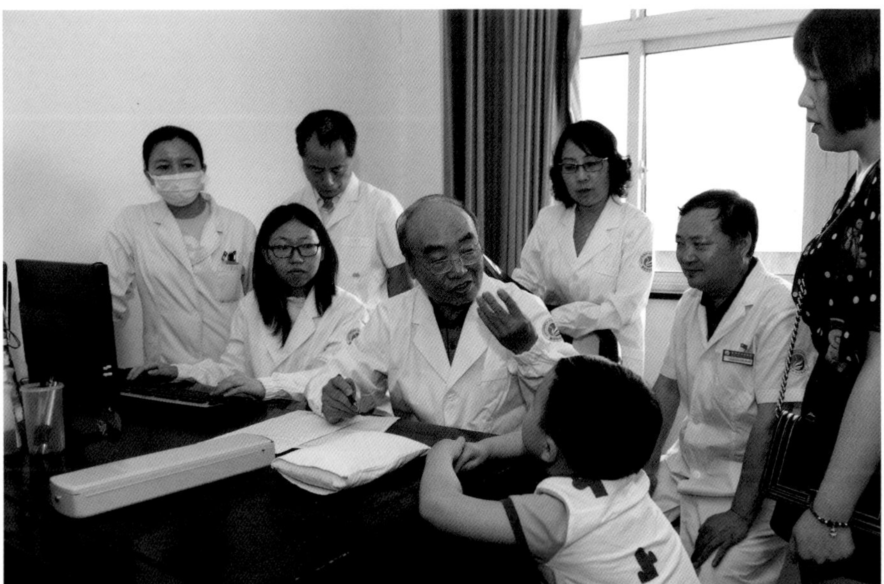

衢州工作站临床带教指导(2018年6月)

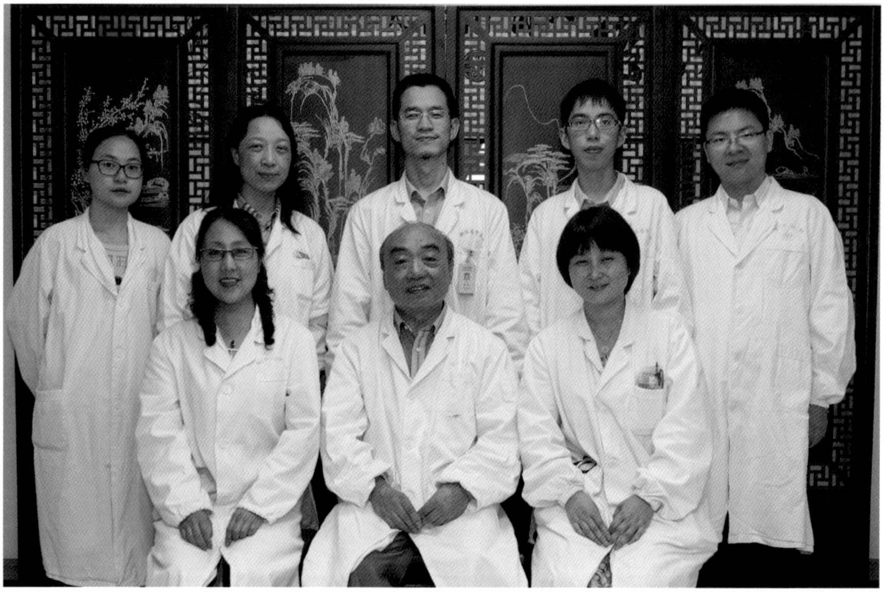

名中医工作室主要成员(2015年6月,浙江省中医院)

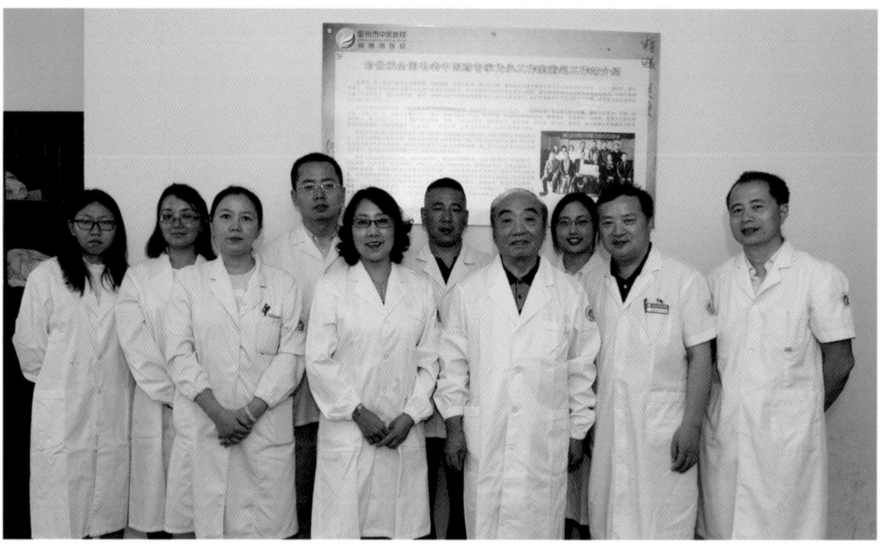

名中医工作室衢州工作站团队(2018年6月,衢州市中医医院)

《俞景茂学术经验传薪录》编委会

主　审　俞景茂

主　编　陈　华

副主编　李　岚

编　者（以姓氏笔画为序）

任　昱　邬思远　许先科　李　岚

李国芳　吴龙涛　邱根祥　张　洁

陈　华　俞景茂　徐宇杰　郭琼英

陶　敏　矫金玲　韩　桃　董逸翔

赖正清

内容提要

本书是俞景茂全国名老中医药专家传承工作室的阶段性专著,其学术渊源来自北京“小儿王”——王伯岳名中医。俞景茂学成回浙江后,传承发扬王伯岳的学术思想及临证经验,成为浙江省首批国医名师。在工作室团队的共同努力下,笔者撰写了这部学术经验传薪录,以反映同仁们的学术传承与心悟,可供中医、中西医结合儿科医师,中医院校学生,硕士、博士研究生研习。

范 序

我与俞景茂先生相识于20世纪80年代初，那时他从中国中医研究院研究生班毕业后分配到我校儿科教研室工作，而我是本校硕士研究生毕业后留校任教。同为青年教师，相似的经历、共同的追求，使我们成为志同道合的好朋友。记得早在1982年，我们就一起编写了为教学、临床以及科研提供方便的《金匮文摘》；1985年至1988年，我们又一起参加了何任先生牵头的“金匮要略校注”研究项目，朝夕相处，切磋交流，颇多启发。

俞景茂先生师从西苑医院一代儿科名医王伯岳，不仅临床经验丰富，而且医德高尚。他善于掌握儿科的特点，善于使用经方与时方，善于衷中参西，因此无论是早期在学校附属门诊部，还是后来到附属医院工作，其门诊处始终是门庭若市，深受病人好评。我女儿小时候生病大多请他诊治，每次都是药到病除，收效快捷。俞景茂先生推崇钱乙的《小儿药证直诀》，教学医疗之余，注重研究探索，先后出版了《小儿药证直诀类证释义》《小儿药证直诀临证指南》《小儿药证直诀译注》等著作，笔耕不辍。他主编过《中医儿科临床研究》的研究生规划教材，培养了一批学有专长的儿科人才。俞景茂先生不仅专业能力强，而且为人诚恳，工作务实，从不夸夸其谈、哗众取宠，因而也深得何老先生器重。我记得80年代初，何老先生受邀到中国中医研究院研究生班上课都是由他陪同，并且在颐和园结冰的昆明湖上拍过照片。也正因为他诚实做人，踏实做事，到学校工作后，很快就成为教师骨干，深受领导与同事的信任。他先后担任过儿科教研室主任、中医系副主任、附属第一医院分管教学工作的副院长等，为中医学科发展做出了贡献。他勤于探索，学术积淀深厚，在中医儿科界影响深远，先后担任中华中医药学会儿科分会副主任委员、世界中医药学会联合会儿科专业委员会副会长等职，2018年被评为浙江省首批国医名师，还被浙江省推荐为第二届国医大师的候选人。

《俞景茂学术经验传薪录》一书由俞景茂先生高足——我校医管处处长陈华教授牵头编写。该书分为学术师承渊源、学术思想概要、临床诊治经验撷要、临床医案选录、学术经验传承、处方手稿真迹六章，除记载俞景茂先生师承源流外，着重阐述其理论与临床研究的学术思想，介绍其对反复呼吸道感染、支气管哮喘、抽动障碍、遗尿、腺样体肥大五种疾病的诊治经验以及典型医案。该书突出学术思想与临床的紧密结合，切合实际，对中医儿科临床有重要的指导作用。

《俞景茂学术经验传薪录》书稿成后，俞景茂先生邀我作序，遂让我想起近40年前的一些往事，沧海桑田，感慨万千，于是欣然取笔，写了上述，聊为祝贺，是为序！

2018年中秋于浙江中医药大学

俞序

不觉已到了耄耋之年。从医50多年来，在医疗、教学、管理岗位上摸爬滚打，一路走来，领悟了一些道理，积累了一些经验，应该传承下去，使之后继有人，并将其发扬光大。

2012年冬，国家中医药管理局正式批建“俞景茂名老中医药专家传承工作室”。有了这个平台，继承发扬工作得以全面展开。

进入工作室的同仁们，大多是研究生学历，已在临床上工作多年，临证经验已较丰富，再来拜师修行，无疑是会有长进的。

工作室要建设好，必须要有“学高为师，身正为范”的学风。团队中有学问、有创建、有作为的人，都可以作为我们的老师，不搞一言堂。为了端正学风，一步一个脚印地前进，将“勤奋务实，开拓创新”作为我们的座右铭。通过临证带教、学术讲座、医案整理、论文修改、专著出版等，使工作室的学术活动内容丰满、活力充沛、与时俱进。

俗话说：“严师出高徒。”本书的学子们所写的每一篇传承领悟之作，都经我一审再审，生怕肤浅，更怕出错，以确有体悟并有创新者才选入。这样的审修，一可弥补临证忙、少讲解的不足，二可通过点评、修改文稿，用笔谈的方式传承学术经验，切磋学问，不失为传承工作中的另一条路径。

传道、授业、解惑是教师的职责。作为一门传统医学，传承是中医人的必备能力，教学相长，老师也不断地得到提升，鞭策老师活到老、学到老、工作到老、研究到老。

“人贵有志，学贵有恒”“师傅领进门，修行靠自身”，这些有益格言，勉励中医人才砥砺前行。中医学的传承并不局限于能看病、看好病上，还要懂理论、会讲课、善写作。但愿工作室团队的同仁们勤奋求学，青出于蓝而胜于蓝，为传承与弘扬中医儿科事业，担当起历史的使命。

谨以此书作为工作室继《儿科各家学说及应用》后第二部学术专著，供同仁们参读，不当之处，请批评指正。

俞景茂

戊戌孟秋于工作室

前 言

读经典、跟名师、做临床是中医成才的必由之路。精读经典是夯实中医理论知识、提高临床水平的基础，能为临证解惑，使读者受到启迪。跟随名师是学习名医临证经验、体会思辨方法、总结学术思想的最直接的中医传承形式，能学到许多在书本中无法学到的东西。做好临床是把理论知识与老师经验，通过自己的临床实践去运用体会，并不断加以总结，悟出其真谛，真正掌握老师的学术精华，从而获得创新提升。要想成为一名优秀的中医儿科医师，在读经典、做临床的同时，得到名师指点是必不可少且至关重要的。我们有幸作为全国名老中医药专家俞景茂学术经验继承人及俞景茂全国名老中医药专家传承工作室成员，跟随俞师学习，近年来侍诊于侧，耳濡目染，获益颇丰。

俞师勤求古训，博采众长，临证实践，学验丰富，创新性地提出了许多学术观点，为推动中医儿科的发展发挥了积极的作用。我们在俞景茂全国名老中医药专家传承工作室建设过程中，在俞师悉心指导下，通过跟师临证学习、研读老师著作、聆听专题讲座、师生答疑互动等方式，对俞师50余年来在儿科临床的诊治经验进行了总结，对其独特的学术思想开展了研究、挖掘与整理。

全书共六章：第一章从跟师名医王伯岳的历程，探究了俞师的学术师承渊源。第二章从“重基础，致力于《小儿药证直诀》研究”“集百家，重视中医儿科各家学说研究”“重病机，强调病机学说是辨证论治体系的核心”“治未病，提倡先证而治是辨证论治的充实和发展”“汇中西，注重以取长补短推动学术发展”“深研究，运用多元多靶点防治小儿哮喘”“创新论，提出养血疏风乃治疗过敏性疾病之策”七个方面概括了俞师的学术思想。第三章总结了俞师对反复呼吸道感染、支气管哮喘、抽动障碍、遗尿、腺样体肥大等疾病的临床辨治思路和诊疗特色。第四章精选了体现俞师临证特色优势的临床典型医案15例，实录了学术经验继承人整理并有指导老师评语的临床医案21例。第五章汇集了15位学术经验继承人和传承工作室成员的跟师学习体会和老师临证经验运用心得。第六章整理了俞师的医案评阅手稿4例，临证医案手稿2例，冬令膏方手稿2张。

俞师医术高超，医德高尚。我们在跟师学习的过程中，不仅增长了学识，开阔了眼界，更是被他对中医事业坚定执着追求和锲而不舍学习的精神深深感动和激励。他为人处世谦和大度，为学、行医严谨精专，时常教导我们"从医先学做人"，要夯实传统文化基础，在医德医风方面必须严以自律，在医疗学术上面需要勤于钻研；勉励我们只要不懈努力，一定能"青出于蓝而胜于蓝"。

由于时间较短，我们对老师的学术经验继承挖掘尚不够深入，在临床运用、领悟体会上还不够深刻，因此，本书仅仅总结了俞师的主要学术思想和临证特色，有待我们继续跟随老师不断学习，努力提高学识，进一步深入研究、挖掘，以期全面体现其学术水平，为后学者提供更多的学习经验，为中医儿科的学术传承和发展起到一定的推动作用。

编者

2019年12月

目 录

第一章　学术师承渊源

俞景茂教授于1978年被录取为中国历史上首批中医学专业研究生，师从著名中医儿科专家王伯岳（1912—1987）。王伯岳先生，字志崇，自号“药翁”，伯岳之名亦喻“百药”之意，四川省中江县人，出身于中医世家，三代业医，以儿科著称，是当代著名的中医药学家，是中医临床家、中医理论家、中医教育家，是中医儿科学泰斗。王伯岳是中国中医研究院研究员、首届中医儿科研究生导师，历任中国中医研究院学术委员会副主任委员、北京西苑医院儿科研究室主任、中华人民共和国药典委员会委员、中华中医药学会儿科分会首届会长、中国农工民主党中央委员、第六届全国政协委员等。他担任《中医儿科学》（人民卫生出版社出版）这一临床专著的主编，汇集古今儿科之精华，理论联系实际，在临床具有极高的参考价值，还著有《中医儿科临床浅解》《中医防治麻疹的方法》等著作。王伯岳学识广博，医术精湛，医德高尚，儒雅刚正，被百姓誉为“小儿王”。

一代名医王伯岳

⊙ 1. 中医世家，三代业医

1.1 王翁焜山，先药后医

王伯岳先生原籍四川省中江县。其祖父王焜山念及当时黎民缺医少

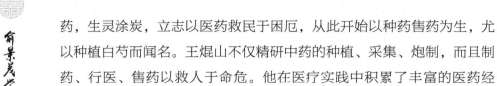

药，生灵涂炭，立志以医药救民于困厄，从此开始以种药售药为生，尤以种植白芍而闻名。王焜山不仅精研中药的种植、采集、炮制，而且制药、行医、售药以救人于命危。他在医疗实践中积累了丰富的医药经验，与子王朴诚创立成都“王荣丰堂”药店，先药后医遂成王家医学的一大特色。

1.2 医药兼修，朴诚创业

王伯岳之父——王朴诚（1877—1961），字联福，自幼随父焜山翁种药，父亲见其秉性善良，忠厚老实，便鼓励其好好读书，做一位既会种药，又会看病的好医生。他幼年时即被送往酆都（1958年后改为“丰都”），在当地颇有名望的医生兼私塾老师余养泉处读书学医，打下了极好的古文及中医基础，并立志继承父业，弘扬医学。

遵循“医药不可偏废，学医应先学药”之训，父亲又将王朴诚送至酆都县一家较大的中药饮片批发庄——“福源长”中药栈当学徒，使其对于中药的品种、性味、归经、炮制都很精通。3年后学成，王朴诚回到成都，开业行医，为方便病患取药，于清光绪二十九年（1903年）与父共创“王荣丰堂”药店，为患者提供质优价廉的药品，前来看病购药者络绎不绝。

1.3 精研儿科，药简效宏

行医之初，王朴诚擅长眼科和外科，但在那动荡不安的岁月里，百姓并不重视自身的健康，而视小儿的安危比天大，每日都有众多患儿及焦急的家长前来求诊，王朴诚急患者之所急，转而攻读研究中医儿科。不久，“王荣丰堂”便因善治小儿外感病及内伤杂病而声名鹊起，被成都百姓誉为“王小儿”。

针对儿童疾病特点，王朴诚历来主张防重于治，提倡“三分医药，七分调理”，对各种经方、时方、验方的应用，做到“师其方而不泥其药”，在治病时方可取得“方贵简洁，药用中和，既能祛邪又不伤正”的理想效果，反对小儿常吃药或乱吃药。其处方特色是药简量轻，兼顾小儿生理、病理特点，疗效显著，深受群众欢迎。

中华人民共和国成立以前传染病猖獗，尤其在儿科中肆虐，王朴诚对防疫祛病法进行了深入的研究：为了预防天花，自制牛痘疫苗，为成都的儿童接种；苦心研制出“凤衣散”，以吹喉治疗白喉；对于麻疹，根据麻疹发病的不同时期，自创各种验方，并针对变证、危证进行有效的治疗；对于高热惊厥的麻疹并发肺炎患儿，用自制“太乙救苦丹”救治；认为脊髓灰质炎（又称小儿麻痹症）是风寒湿诸气杂至为患，用自创“寄生汤加减方”“乌头寄生汤加减方”“羌活胜湿汤加减方”等治疗；治疗小儿流行性乙型脑炎（简称乙脑），常将银翘散与白虎汤合用，称为“银翘白虎汤”。

王朴诚在治疗小儿杂病，如胃咳、腹泻、水肿等方面颇有研究，重视顾护小儿的脾胃。治疗小儿咳嗽，他认为除外感外，内伤咳嗽多由饮食不节、内伤脾胃，造成脾胃不和，积热内盛所致，此为“胃咳”。因“饮食化热，冲肺作咳”，治法上提出“与其扬汤止沸，不如釜底抽薪”，以消食导滞为主，辅以止咳化痰的治本之法，并根据不同病情，组成“双解汤加减方”，疗效颇佳。对于治疗小儿腹泻，他创制“保和汤加减方”“加味理中汤”“香朴散加减方”“二香散加减方”。治疗小儿水肿，他提出治宜调营卫，别阴阳，行湿气，利水道，尤以调补脾土为要。治疗小儿发热，他总结出“早晚烧、手足心烧、阵阵烧是食积烧”。他提出许多浅显易懂又易于掌握的儿科辨证论治口诀，在医学生和患儿家长间长期流传。

1.4 医德高尚，约法三章

王朴诚医德高尚，时时告诫后人，医生不但要研究医术，会看病，而且要将良心医德放在首位，医生应将患者视为自己亲人，感同身受，尽心竭力为患者解除病痛，因此他常常济危扶贫。

在行医之初，他便为自己及家人立下三条规矩，并告知患者：一为不定诊费，贫者不给诊费一样予以诊治；二为不定时间，不论晨暮或夜半三更，患者随到随看，重病先看，看完方休；三为不说人短，不道己

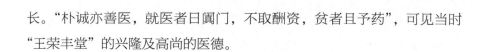

长。“朴诚亦善医，就医者日阗门，不取酬资，贫者且予药”，可见当时“王荣丰堂”的兴隆及高尚的医德。

1.5 举家赴京，再立新功

1955年，国家卫生部在北京成立中医研究院（现中国中医科学院），诚召全国各地名医进京就职，时年78岁高龄的王朴诚及长子王伯岳父子响应号召，举家从成都到北京，参加中医研究院建院初期的医疗、科研、教学及带徒等工作，并经常到北京儿童医院、中苏友谊医院、中国人民解放军第301医院等参加对病重患儿的会诊。王朴诚被授予一等二级老中医专家称号。王朴诚与儿科组的同仁们对小儿胃咳、小儿麻痹症、小儿腹泻、小儿水肿、小儿疝气等疾病进行了深入而广泛的临床研究，在病理和用药等各方面取得了突出成就。王朴诚因其医术精湛、疗效卓著而享誉全国。

⊙ 2. 饱读诗书，家传师授

2.1 易子而教，先文后医

王伯岳先生知识渊博，精于医道，旁通文史，谈医论药，说古道今，赋诗填词，样样精辟，对中国古代优秀文化的鉴赏评价常语惊四座，称得上是当时儿科界难以企及的长者。这与其家庭的熏陶和名师的指点是分不开的。

王伯岳6岁时即被父亲送至刘洙源先生私塾攻习文史，不仅学了《三字经》《弟子规》《幼学琼林》《千家诗》等启蒙读物，还读了《论语》《孟子》《诗经》《古文观止》等经典。读书10余年后，王伯岳回到“王荣丰堂”，此时王朴诚已经是颇负盛名的医生了，希望儿子学中医，但其主张学医应先学药。王伯岳16岁时又被父亲送到成都“两益合”药店当学徒，学习中药的性味功效，真伪鉴别，膏、丹、丸、散的配制，并在配方时，学习名医的处方。

王伯岳从“两益合”学徒满师后，其父已是成都妇孺皆知的儿科医生了，但朴诚先生本着“易子而教”的原则，为其择成都名医廖蓂阶先生学习。廖老擅长温病学，撰就《时病纲要》一书。跟廖老学习期间，王伯岳坚持记笔记，也就是“日知其所亡，月无忘其所能”，勤于动笔，加深理解，加强记忆，锻炼了其恒心毅力。

2.2 业精于勤，行成于思

王伯岳先生从学文、学药、学医，给父亲助诊，一直到独立应诊，自我总结经过了三个阶段：第一阶段是自是不彰，第二阶段是从失败中吸取教训，第三阶段是活到老学到老。在独立应诊后，王伯岳遵照“业精于勤”和“行成于思”，重视“勤”与“思”，仍然不断跟廖老学习，还去跟一些知名的医生，如卓雨农、唐伯渊、张澄庵、廖宾甫、陆仲鹤、曾念适等学习，虚心向他们请教，博采众方，丰富其诊疗知识。

经历起伏转折，王伯岳先生才懂得秦越人（即扁鹊）“人之所病病疾多，医之所病病道少”的意义，从而理解要治人之病，先要治己之病，治“道少”之病，在这个认识基础上，坚定了学中医、研究中医的信心与决心。王伯岳于1932年取得了中医师资格，开业行医。他善治小儿各种常见病、多发病和疑难杂症，进京后对小儿麻疹、肺炎、痢疾、肾炎、肾病综合征、心肌炎、贫血、肠胃病等开展了深入的专题研究，对研究生及进修生言传身教，一丝不苟，成就了一代名医名师。

2.3 传承发扬，融古贯今

王伯岳先生认为继承是中医的基础，而发展是事物进化的必然。他反对“厚古薄今”，也反对“今是而昨非”，坚持继承与发扬不可分割。他结合朱丹溪关于小儿“阳常有余，阴常不足”的理论，强调“三有余，四不足”的小儿生理病理特点；从五脏一体的整体观念出发，纠正了当时多种儿科医籍中只提小儿“肝常有余”“脾常不足”的偏向。

王伯岳对儿科危重病证，用中医理论加以探讨，采用中医药进行有效的防治。如对小儿感染性休克，他根据中医厥、闭、脱的理论进行深入研究，在《试论厥、闭、脱与微循环障碍的关系》一文中指出，感染性休克早期相当于中医的“闭证”，治以清热开闭法，晚期相当于“厥证、脱证”，治以回阳固脱法，体现了王伯岳融古贯今、中西医结合的主张。

⊙ 3. 慈幼保婴，一代名医

3.1 发展中医，不遗余力

王伯岳先生自在成都开业行医以后，声名远播，享誉海内外，却仍时时以患者为念，生前曾亲捡文天祥书“慈幼堂”碑拓做成横匾，悬挂于居室堂前，并挂“开门问疾苦，闭户阅沧桑”的条幅自警自励，正是他精擅儿科、慈爱为怀、济世救人、精益求精的象征。

王伯岳自1955年随父进京后，在中国中医研究院开启了行医生涯的新篇章。王伯岳不顾自己年已古稀，亲自承担大量撰稿、审稿和组织工作，高标准，严要求，精益求精，三易其稿，与江育仁教授一起主编，邀请全国中医儿科专家共同编写，完成了《中医儿科学》的书稿。全书143万字，以中医理论为指导，以小儿生理、病理为基础，以辨证论治为核心，突出中医儿科理、法、方、药的特点，是一部形式与内容统一、理论和实践结合、集古用今、非常实用、学术价值很高的大型中医儿科临床全书，是我国中医儿科学术发展与临床应用的一个里程碑，对中医儿科学科建设以及中医儿科学医疗、教学、科研具有重大的实用价值，影响深远。

1983年，王伯岳先生负责筹建了中华中医药学会儿科分会，召开了全国第一次中医儿科学术会议。这是我国有史以来第一个全国性权威性的中医儿科学术团体。

3.2 疫病防治，亲力亲为

1957年7月，北京、石家庄、东北等地发生了流行性乙型脑炎的疫情，卫生部成立了中西医救治组，进行集中隔离救治。王伯岳与王朴诚一起采用中医治疗，中医组治愈率略高于西医组，得到了西医专家的肯定，受到了卫生部的表彰。王伯岳发表了《对于“流行性乙型脑炎中医治疗法则”的探讨》一文，指出乙脑属于温病暑证范畴，可采用治疗温病的方法来治疗。王伯岳曾担任“麻疹肺炎专题医疗组”组长，到山西万荣县、稷山县诊治麻疹患儿，开办学术讲座，将自己的临床经验毫无保留地传授给农村基层医生。

3.3 著书立说，提携后学

王伯岳先生一生心中所关注的不仅是个人的医德医术，更关注中医药事业接班人的培养，将自己的经验总结整理成文，毫无保留地教给学生。王伯岳一生著述颇丰，主要有《中医儿科学》《中医儿科临床浅解》《中医防治麻疹的方法》《儿科辨证述要》《小儿急性肾炎》《关于小儿消化不良治疗述要》《运用温病学说治疗小儿肺炎》《痰证对小儿疾病的影响及其治法探讨》《从温胆汤和二陈汤谈中医方剂的发展》等。这些著作和论文，在中医学术界产生了深刻的影响。

20世纪六七十年代，为培养“赤脚医生”，王伯岳先生在《赤脚医生杂志》“中医儿科临床浅解”专栏连载了其对儿科疾病的诊治经验，用生动的临床病例，结合自己的体验，用通俗易懂的文字对疾病的病因、症候、治法及选方用药进行表述，治法简单易行，疗效显著，使学习者易于掌握。1958年，他的著作《中医防治麻疹的方法》由科学普及出版社出版发行；1964年11月，他与江育仁共同起草《麻疹合并肺炎中医诊疗方案》，并于1965年发表在《中医杂志》上，为开展麻疹肺炎的防治工作提供依据。

无论是对基层“赤脚医生”的培养，还是对“西学中医师”的培养，王伯岳都做了大量的工作，而对于研究生的培养，更是倾注了心血。他对学生而言既是严师，又是慈父，将学生视为家人，爱才惜才，“爱之深责之切”。“严格要求与热情爱护”是他培养学生的一条原则。王伯岳鼓励大家要学术争鸣，要“青出于蓝而胜于蓝”，一代胜过一代，去“占领一个个高地”，这样才能推动中医事业的不断发展。

⊙ 4. 勤求博采，集百家之长

王伯岳先生出身于医药世家，又从小受到川医名师的指点，养成了酷爱读书并持之以恒的习惯，常以扁鹊“入咸阳之妙”、孙思邈“大医精诚”及钱乙“为方博达，不名一师”来严格要求自己。王伯岳非常重视对《黄帝内经》《难经》《伤寒论》《神农本草经》等古典医著的研习。他常说，不学好《内经》，临床辨证就无“法”可依；不懂得仲景学说，临证施治就无“方”可循。王伯岳酷爱儿科，历代儿科各家名著，如《小儿药证直诀》《幼幼集成》《幼科发挥》《育婴家秘》等书均熟读研究。王伯岳曾作诗“上溯灵素下汉唐，更喜仲景与仲阳。金元四家承妙谛，勤求博采实青囊”来勉励后学。

王伯岳认为金元四家的学术思想对儿科的影响是巨大而深远的，他们的理论和观点，虽然各有侧重，但运用于儿科临床，能互相补充。如小儿相对的“阳旺阴弱”“动多静少”的生理状态和体质特点，用丹溪“阳常有余，阴常不足”的著名论点来表述，则比“纯阳”二字更富于辨证观点。他认为河间学说的核心是“六气皆可化火”，并认为“大概小儿病者纯阳，热多冷少也”。清代温病学家叶天士在其《幼科要略》中也有“六气之邪，皆从火化；饮食停留，郁蒸化热；惊恐内迫，五志动极皆阳”，故也强调“襁褓小儿，所患热病最多”。这种小儿病热证多、实证多、易化火的生理病理特点，为历代医家所共识。他认为小儿之病，临床上表里兼病、寒热夹杂、虚实互见的情况十分常见，故表里双解、寒热并用、补泻兼施及肺胃同治等成为儿科临床重要的治疗大法。他认为东垣学说以脾胃立论，小儿“脾常不足”，强调脾胃乃后天之本、气血生化之源，小儿生长发育，全赖脾胃之健运。对于张从正强调汗、吐、下三法，以攻邪为主，“邪去而正安”的学说，王伯岳认为小儿所患热证多，实证多，故其治法亦以除实祛邪为常用，适时而施，中病即止，符合“小儿易虚易实，肠胃嫩弱，不胜其毒”的特点。

王伯岳对温病学在儿科临床中的运用造诣更深。他认为小儿外感之病十之八九属温病。历史上很多著名儿科医家都有精深的温病学术造诣，而很多温病学家同时是儿科高手，如叶天士、吴鞠通等。名篇《三时伏气外感篇》就是王孟英根据叶天士的原著《幼科要略》删节而成。《幼科要略》是叶氏唯一亲手撰著的传世之作，并被后人评为“字字金玉，可法可传”。综上可见，“精研经典，师法仲景，博采众长，为我所用”是王伯岳治学的最大特点。

⊙ 5. 重视病机，善清灵用药

王伯岳先生临证，强调小儿病机变化的复杂性。他认为，小儿患病多为外感六淫、内伤饮食和虫积为患，既少情志所伤，又无房事劳倦之害。然一旦发病，则病机变化颇为复杂，“易虚易实”“易寒易热”在小儿表现尤其突出，很少有“纯寒”“纯热”“纯虚”“纯实”，而是以“表里兼病”“寒热夹杂”“虚实互见”为特点，且有偏胜偏衰的一面。因此，在治疗上必须掌握病机变化的趋势，因势利导，随证用药，这样才能收到良好的效果。

王伯岳在遣方用药方面，善于灵活用药，“师其方而不泥其药”。他认为，经方、时方都是历代医家长期临床实践的经验总结，对前人的有效方剂应该根据临床具体情况变通化裁，灵活运用。他认为小儿体质柔弱，抗病力弱，易患病，且发病急、变化快，因此所用之药须速效且给药途径简便，并努力做到用药量少。

王伯岳先药后医，自号“药翁”，对于中药熟谙于心，他认为知药懂医是医生最基本的条件，医以诊病，药以祛疾。因小儿脾胃娇嫩，易为药物所伤，而大苦大寒、辛香燥烈、攻消剋伐、金石重坠及有毒之品，皆能挫伤小儿脾胃，故临证用药极为审慎，若用则中病即止，从不过量。选方用药更注意配伍合理，组方简洁，药用中和，攻不伤正，补不碍邪。

譬如，治疗咳喘用麻黄，小儿仅用1～3g，只用炙麻黄而不用生麻黄，因生麻黄发汗力强，小儿阳常有余，阴常不足，故非小儿所宜，并在组方时加入等量甘草，既能增加麻黄平喘作用，又能避免过汗伤阴。

治疗小儿风寒感冒时，王伯岳治以辛温，独重紫苏，用量3～9g。紫苏叶长于发表而发汗之力较缓，紫苏梗善于理气宽中、行滞开胃。小儿风寒，多兼食滞，取一味而获二利，对“停食着凉”者尤宜。又用之配桔梗、枳壳，利膈宽肠，治小儿腹痛便难；伍杏仁、莱菔子清痰定喘，治小儿胸闷咳喘；对咳嗽日久，短气自汗者，用2份紫苏、1份人参煎汤服，以获佳效。

⊙ 6. 临证论治，擅调治脾胃

王伯岳重视小儿五脏辨证，尤其注重脾胃。脾胃为后天之本，气血生化之源，是生长发育的物质基础，是抗病防病的主力。所以治病用药，时时刻刻注意顾护脾胃，谨防“既伤于病，再伤于药”。

在论治方面，王伯岳宗东垣脾胃学说，对钱乙“脾主困”学说进行发挥，重视调理脾胃。小儿“脾常不足”，运化功能相对薄弱，易为各种因素所伤，一旦失调，就百病丛生。调治小儿脾胃，切不可一味壅补，而是以调理为主。但凡能使脾胃恢复纳化健运、升降协调、燥润相济的治疗方法，都属于调理的范畴。如脾胃寒湿者，治以温燥升运；脾胃燥热者，治以甘寒滋润；脾胃壅滞者，行滞以助运；脾胃虚弱者，甘温以补虚等。总之，调理之法，贵在健运，方须平正，药宜中和。

⊙ 7. 治疗积滞，于同中求异

治小儿积滞，王伯岳认为主要是因脾不健运，宿食不消，主张补养脾气以治其本，清热消积以治其标，权衡轻重，标本兼治。若体弱而病重者，则治本之剂多于治标之药。由于小儿肝常有余，脾常不足，肝旺则脾弱，抑肝则脾和。心为脾之母，心气不足则脾损，宁心可益脾。所以调治脾胃，还须兼察心肝两脏的虚实。

对于乳食积滞，可用保和丸、香橘丸。最常用的消导药物如神曲、麦芽、山楂。对于脾胃不和的积滞，可以用平胃散燥湿健脾，炒三仙（炒山楂、炒麦芽、炒神曲）导滞消积，枳术丸去湿补脾，并加藿香以化浊；对于脾胃虚弱的积滞，可用参苓白术散加减；对于积滞引起的潮热，可用七味白术散加味；若兼有外邪，热久不退，汗多而渴，病在膜原者，可以达原饮加味。小儿积滞潮热，兼见郁闷烦躁，使用菊花、桑叶、栀子、牡丹皮、夏枯草等疏散肝火之品，或用《幼科证治准绳》柴胡清肝散加减，此方对于久病伤阴、虚烦潮热具有一定的疗效。

由于积滞可引起痰湿，痰湿阻滞可出现短气乏力、自汗或呕吐、痰气上逆、虚烦、惊悸不眠等心胆虚怯的证候，因此用《千金要方》之温胆汤治疗痰湿阻滞、虚烦潮热，能收到一定的效果。

此外，小儿积滞可能伤阴，而出现夜热早凉等阴虚现象，可仿《温病条辨》青蒿鳖甲汤之意，滋阴退热。但积滞未消，单独养阴，既不能退热，胃气又较弱，故生地黄不宜用，而取青蒿泻热，治虚烦且不犯胃气，鳖甲补阴消积，知母、牡丹皮清散伏热即可。

⊙ 8. 外感热病，合辛温辛凉

小儿多寒温两感，若感受风寒，也多从热化，或素有里热，热为寒闭，均造成寒热夹杂之证。单用辛凉，往往汗出不透；单用辛温，又往往汗出热不解，发汗过度，易伤津耗液，引起变证。王伯岳主张辛温辛凉同用，以达风寒风热两解，或用表里双解之法，并且根据辨证而有所侧重。用辛温解表药时，一般表寒外束常用荆芥、防风；表寒郁闭较重、经脉郁滞，常用紫苏、羌活；表寒外束、肺气郁闭常用麻黄、桂枝。用辛凉解表药时，风热郁表之轻证常用桑叶、菊花；风热郁表之较重者常用金银花、连翘，并加薄荷、淡竹叶、大力子、蝉蜕之类，以清凉透达；若兼暑湿者，配合藿香、佩兰、香薷、荷叶之类。常用的方剂有荆防葱豉汤侧重于辛温，治偏于寒者；银翘散加减方着重辛凉，治偏于热者。

对于表里俱实证则用表里双解法，在上述辛温、辛凉解表达邪基础上，结合清泄里热。肺胃里热，偏于上焦者，常用黄芩、知母；阳明胃热，以中焦为主者，常用知母、石膏；里热更甚，偏于中下二焦者，常用石膏、寒水石。若三焦热甚，肠腑郁闭，则用大黄、厚朴以推荡之；若热已成毒，就配合清热解毒之品，如黄芩、黄连、大黄、蒲公英、紫花地丁、大青叶、板蓝根之类。

⊙ 9. 温病疫疠，重疏解养阴

王伯岳先生善治小儿温病，得益于他的老师廖蓂阶先生的真传。廖先生是伤寒温病大师、四川名医，自编《时病纲要》。著名中医药学家岳美中、沈仲圭与王伯岳一起将此书的主要内容加以注释，堪称温病临证精华。他对麻疹、麻疹合并肺炎、流行性乙型脑炎、猩红热、小儿肺炎、幼年类风湿关节炎全身型等小儿温病的治疗，均有独到的经验与显著的效果。临证治疗注重疏透清解、养阴存津的灵活运用。初期以疏泄透达为主，辛凉清泄，疏透达邪。中期与极期，以清泄开闭为主，重用苦寒，或通腑逐邪，或清心开窍，或泻肝息风。此时易出现厥闭脱证，应及时抓住病机开闭救脱。后期以养阴保津为主。

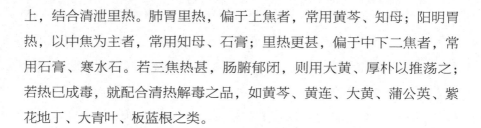

师从王伯岳的历程与心悟

⊙ 1. 拜读门下，深得教诲

俞景茂老师（以下简称俞师）于1978年报考中国中医研究院（现中国中医科学院），被录取为中国历史上首批中医学专业研究生，拜读于王伯岳先生门下，深得教诲，“读万卷书，行万里路”，造就“博学，审问，慎思，明辨，笃行”的治学之道。

俞师跟随王伯岳学习期间，王老悉心栽培，教学有方，别树一帜，注重学生能力的培养。凡是请王伯岳看病的患儿会让其学生先看，俞师先将门诊病历写好，开出处方，再由王老重新诊治，对病历进行修改，并作详细解释。内容包括四诊是否齐全确切、理法方药是否妥帖等。然后亲自为患儿开处方，交由学生誊写，经王伯岳签字后交给患儿家长。这种带教方法，使学生领悟到导师的真知灼见与自己的不当或谬误之处，不失为传授学术思想与临床经验的最佳带教方案，既使病家满意，又使学生有了学习锻炼的机会，从中学习继承导师的学术专长。王伯岳重视小儿体质特点，采用表里双解、寒温并用、补泻兼施、肺胃同治等原则治疗小儿病，重视顾护小儿脾胃，以二黄五子汤治疗小儿遗尿等，在俞师临证时均可见端倪。有一次，北京中医药学会儿科分会刘韵远主任请王伯岳前往儿科提高班讲课。王伯岳一方面因为忙，无暇前去授课，另一方面又想给学生以锻炼机会，于是就把上课的任务交给俞师。俞师精心备课，认真完成授课任务，良好的教学效果迅速反馈到王伯岳，王伯岳自信地说："强将手下无弱兵嘛！"他勉励学生将王氏儿科发扬光大。

王伯岳十分推崇儿科宗师钱乙，认为《小儿药证直诀》系儿科经典，其方可谓儿科之经方。王伯岳家中藏有各种版本的《小儿药证直诀》，他用毕生的精力研究钱氏学术，多次想将该书重新校勘注释，并将研究心得一并付梓。由于忙于诊务，未遂心愿，便将《小儿药证直诀》校注的任务布置给俞师。俞师在王伯岳指导下先读后校，先注后释，按证归类，渐有所悟，后又参阅各家，豁然开朗，方知钱乙学术之全豹非浅尝可得，其中奥妙有不在书中者，需前后互参，左右相顾，方能洞察。因此，他广注其义，参以己得，补以师授，三易寒暑，撰就《小儿药证直诀类证释义》一书。王伯岳审阅后，作出多次修改，三易其稿而后定，1984 年初由贵州人民出版社出版，从此奠定了俞师中医儿科学的基础，并为日后研究儿科各家学说创造了条件。

王伯岳言传身教，俞师勤奋好学、博览群书，毕业时王老赠七言诗于俞师："长桑越人两相知，禁方授受学有成；世间何来上池水，全凭磨

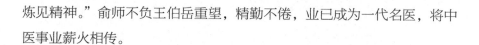

炼见精神。”俞师不负王伯岳重望，精勤不倦，业已成为一代名医，将中医事业薪火相传。

⊙ 2. 熟读经典，积淀国学

俞师治学非常严谨，认为中医治学之道要“背、勤、恒、精、博”。背，就是要背诵重要的中医经典，俞师认为这是掌握中医基础理论的一条必经之路，对《伤寒论》《金匮要略》《黄帝内经》《温病条辨》《汤头歌诀》《药性赋》《小儿药证直诀》等经典，俞师不仅熟读，对其中条文更能朗朗背诵。勤，则是要勤学、勤思、勤问、勤临床、勤总结，学习经典要不断思辨，不断向他人请教，反复实践，通过实践来验证理论，并在实践中不断提高，要善于总结，笔头要勤。恒，就是要有恒心，坚持不懈，经典学习不是一蹴而就的，是需要手不释卷，学习一生的，中医成才周期长，在当今浮躁的世风下，如无恒心，不能静心做学问，是很难得到真知的，所学亦不过是中医的皮毛而已。精，就是精研细读，反复揣摩，尤其是对经典著作如《伤寒论》《金匮要略》《黄帝内经》《小儿药证直诀》等，俞师至今仍在精研细读，不断有新的体会。博，就是涉猎广泛，采撷百家，能精通各种学问，旁及各家著作，不仅是医学，还要学习中国传统文化。俞师认为采撷百家，方能自成一家。俞师在医学上涉猎各家，对中医儿科各家学说研究有很深的造诣，在当今中医儿科界首屈一指，近年来出版的《实用中医儿科学》，以及研究生教材《中医儿科临床研究》等著作中有关中医儿科各家学说部分的内容，均系俞师执笔，若非博览群书，是很难写就的。

⊙ 3. 明辨笃行，方成名医

俞师认为，中医学是几千年来古人在长期与疾病作斗争的过程中，不断实践所总结出来的宝贵经验，为中华民族的繁衍昌盛做出了巨大的贡献，其精髓就是实践，其生命力在于疗效。只有多临床、多实践、勤总结，才能有所悟，有所提高。目前俞师仍每周坚持7个半天门诊，每日要为百余名患儿诊治，在繁重的临床工作中，善于总结提高。在小儿反复呼吸道感染、难治性哮喘、抽动障碍、遗尿症等疑难杂症上均提出了自己的见解，对小柴胡汤、柴胡桂枝汤、七味白术散、止嗽散等应用均有深刻独到的体会。这正是俞师长期不懈临床实践所得出的真知灼见。

俞师在临证时反复强调一定要以中医的思维诊治疾病，重视病因病机、整体观念、辨证论治、先证而治、治未病等理论是中医的主体，是中医有别于西医的优势所在。俞师常说，当下社会对医生的要求越来越高，对中医的要求更高，已与古时中医不同，因为常有患者在西医处多方诊治不效而求治于中医，此时经西药治疗后，病情复杂，故须细细辨证斟酌，抓主证，明确病机，方可取得疗效。而对于小儿，以前人多生而粗养，“广种而薄收”，但现在以独生子女或二胎子女多见，要确保万无一失，对中医儿科就提出了极高的要求。因此俞师诊疗时非常强调要重视小儿“脏腑娇嫩，形气未充”“稚阴稚阳”“易虚易实，易寒易热”的体质特点，注重病机分析，要辨证准确，遣方用药轻巧灵动，应先证而治，处处顾护小儿的脾胃，慎用苦寒、大补、大攻之剂，并在保证疗效的基础上，尽可能选择患儿可接受、口感佳的药味，可谓用心良苦。俞师曾治一空肠弯曲菌肠炎患儿，腹泻伴黏液脓血便2个月未愈，西药抗生素治疗无效，在其他中医处以葛根芩连汤治疗也无效。俞师辨证后认为此患儿是脾虚夹湿热，以七味白术散加减治之，数剂而愈，从这里就可感受到中医辨证论治的魅力所在。如以西医思路，肠道感染而投以苦寒清热之品，病必不除，反而更伤其脾胃。因此要重视分析其病机，只有准确辨证，才能药到病除。俞师告诫吾辈，时下只有疗效好才是硬道理，才能使中医生生不息。在临床时要善于积累经验，不断总结教训。只有不断进行临床实践，从临床中来，总结经验，再回到临床中去，方能提高疗效而出真知。

在长期的临床实践中，俞师广泛涉猎古代和近代名医的学术理论，继承但不拘泥于时方、经方，不偏信流派，结合自己的实践经验，融会贯通，不断证实和发展中医经典理论，开拓创新，形成自己独特的学术思想。

随着时代的发展，小儿的疾病谱不断在发生着变化，古时的“痧、痘、疳”等病证少了，但抽动障碍、性早熟、病毒感染性疾病等不断增多。治疗这些疾病，要在前人的基础上有所创新。俞师首先提出小儿反复呼吸道感染应分感染期、迁延期、恢复期三期进行辨证论治。感染期以治标为主，迁延期需标本兼顾，恢复期以固本为主。俞师自拟柴桂汤加味防治小儿反复呼吸道感染，提出和法是防治该病的基本大法。在对小儿哮喘的抗复发研究中，他指出风、痰、气、虚、瘀的相互作用是哮喘反复发作的病理基础，祛风、豁痰、理气、补虚、化瘀的综合应用，可望将哮喘根治于小儿阶段。他明确指出脊柱隐裂与小儿遗尿症的相关性，主张用温壮督脉的方法治疗遗尿症。

⊙ 4. 医德高尚，大医精诚

俞师深得王伯岳教诲，为人处世谦和大度，为学、行医严谨精专，生活非常简朴，最大限度地将时间花在给广大患儿的诊疗上，在医、教、研上，时时不忘继承发扬传统医学精髓，处处体现“大医精诚”，并言传身教，教导学生们“从医先学做人”，夯实传统文化基础，在医德医风方面严以律己，在医术上勤于钻研。

俞师时常教导学生要理解患者，急人所急，尽可能多地满足患者的就诊要求，从不计较个人得失。俞师年近八旬，常常不顾疲劳，出诊一坐就是几个小时，从早晨连续工作至夜晚，遇有外地远道而来的患儿，常加班诊病。俞师对每位患儿，都悉心诊治，虽然每日要诊治百余名患儿，但不管多忙，对每名患儿都必详询病史，仔细体检，所有患儿均书写详尽的脉案，包括症状、脉证、治法、方药，一一记录，一丝不苟，不厌其烦，并将煎服法、护理小儿的方法详细告知家长。对疗效不佳者，必在病案中如实记载，并重新审证求机，以求良效。正是俞师“以患儿为中心”的理念和行为、不计较个人得失的精神风范、“重视客观实际、实事求是”的医疗作风，以及精益求精的治学态度，赢得了学生的爱戴、同行的敬佩。俞师独具匠心的精湛医术，吸引了全国各地的众多患者前来就诊，从患者对俞师的信赖和感激中，更加深刻地体会到真真正正的名家的意义，俞师的崇高情操对我们起到了良好的示范作用，是我们永远学习的楷模。

⊙ 5. 言传身教，诲人不倦

俞师从事中医儿科的医疗、教学、科研工作已50余载，曾任浙江中医学院（现浙江中医药大学）中医系副主任。俞师在中医教育和人才培养方面做出了突出的贡献，培养博士、硕士研究生数十名，带教本科生、进修生等数百名，他们均已成为各家医院、院校及科研机构的骨干，可谓“桃李满天下”。俞师的讲课深入浅出，结合经典与临床，学贯中西，学验俱丰。近70岁高龄时，仍不顾工作之繁重，坚持为本科生讲授“中医儿科各家学说及应用”等课程。在教学实践中，俞师认为，书本知识始终是规范的东西，要把教材规范的知识变成活的理论和实践指导的原则，需要在教学过程中加以体现，要花功夫，不能照本宣读，要充实自己的见解、经验、体会和一些实例加以启发。

俞师为培养中医儿科人才，在繁忙的诊余，亦无一刻闲暇，参与编写了《实用中医儿科学》（副主编）、《中医儿科学》（副主编，硕士研究生教材）、《基层中医临证必读大系·儿科分册》（主编）、《中医儿科临床实践》（主编）、《小儿反复呼吸道感染的防治》（主编）、《小儿药证直诀临证指南》（编著）、《中医儿科临床研究》（主编）、《儿科各家学说及应用》（主编）等教材及著作。出版的总字数逾300万字。

2012年俞景茂全国名老中医药专家传承工作室建设项目启动以来，俞师悉心教学，倾心授业，热情答疑，通过专题讲座、临证带教、师生互动交流、继教班培训等方式，从经典理论学习到临床诊疗思路等，对师承同仁进行悉心指导，确立工作室座右铭为“勤奋务实，开拓创新”，树立“学高为师，身正为范”的学风。俞师对学生颇费苦心，严格要求，精益求精，将其50余年的临床经验倾囊而授。俞师的大师风范、人格魅力、精湛医术、对中医事业的执着、对弟子的关爱，激励着后学者不断奋发图强，为中医儿科事业发扬光大而奋斗。

（李岚整理）

参考文献

1. 朱锦善，王学清，路瑜．王伯岳医学全集[M]．北京：中国中医药出版社，2012：3-34.
2. 俞景茂．保婴泰斗，后学楷模——纪念恩师王伯岳诞辰100周年[J]．浙江中医药大学学报，2009，33(5)：705-708.

第二章　学术思想概要

重基础，致力于《小儿药证直诀》研究

⊙ 1. 熟读经典，扎实基础

俞师治学严谨，非常注重中医基础理论的学习研究，提出熟读《黄帝内经》《难经》《神农本草经》《伤寒论》《金匮要略》等经典是掌握中医基础理论的一条必经之路。中医经典是中医儿科学术的理论基础，只有充分掌握基础，才有可能在儿科领域中有所建树。他认为奠定中医儿科学术基础者当首推北宋儿科宗师——钱乙，钱氏在继承了《内经》《伤寒论》《颅囟经》等北宋以前医学成就的基础上，著有《小儿药证直诀》这本儿科领域的经典著作。俞师强调要做好一个中医儿科医生，必须深入研究钱乙的《小儿药证直诀》。

⊙ 2. 潜心研究，颇有建树

俞师在儿科临床中实践了50余年，经潜心研究，他认为钱乙的《小儿药证直诀》确立了小儿五脏辨证纲领，提出小儿脏腑柔弱、易虚易实、易寒易热和肾主虚的生理病理特点。钱氏对几种发疹性疾病，主张辛凉宣透、清利解毒；对急慢惊风提出了不同的治则；重视调护小儿脾

胃；善益小儿肾阴。钱氏自拟及化裁了一系列儿科方剂，形成了我国儿科学独特的理论体系，从而奠定了儿科学基础，如《四库全书总目提要》所说——“钱乙幼科冠绝一代”。钱氏学术思想对儿科学产生了深远的影响，如明代万全阐发钱氏的五脏辨证说，提出了小儿“脾常不足，心常有余，肺常不足，肝常有余，肾常虚”及“阴常不足，阳常有余”之说。清代吴鞠通阐发钱氏小儿体质说及儿科用药论，指出小儿“其脏腑薄、藩篱疏、易于传变；肌肤嫩、神气怯、易于感触；其用药也，稍呆则滞，稍重则伤，稍不对症，莫知其乡”“存阴退热，莫过于钱氏六味之酸甘化阴”。民国时期的恽树钰阐发了钱氏惊风说。

不仅如此，钱乙学说还对易水学派、养阴学派、脾胃学派、温病学派及方剂学的发展均产生了较大的影响。明代虞抟谓：“乙深造机之阃奥，而撷其精华，建为五脏之方，各随所宜。谓肝有相火，则有泻而无补，肾为真水，则有补而无泻；皆启《内经》之秘，尤知者之所取法也，世以婴孺医目之，何其知乙之浅哉。”张元素一向以“不用古方，自为家法”自许，但在遣药制方、药物补泻作用方面，也效法钱乙，结合脏腑的喜恶、病变的性质、药物的气味，而立《脏腑标本虚实寒热用药式》，将钱乙的五脏补泻诸方，列为五脏补泻的标准方剂。此外，钱乙在调治小儿脾胃的学术思想上，提出“脾胃虚衰，四肢不举，诸邪遂生”之论，并创白术散甘温除热，升提止泻，为李东垣所效法。钱乙化裁的地黄丸，被薛己、赵养葵等人所推崇，朱震亨也在钱乙的基础上创大补阴丸，开滋阴学说之先河。

俞师一直致力于《小儿药证直诀》的研究，学生时代即在王伯岳老师的指导下校注了钱乙的《小儿药证直诀》，此后撰写出版了《小儿药证直诀类证释义》《小儿药证直诀临证指南》《小儿药证直诀译注》三部研究性著作，先后发表了《〈小儿药证直诀〉辨疑四则》《钱乙论治小儿脾胃病初探》《钱乙在儿科方剂上的建树及其影响》《钱乙学术思想探要》《钱乙佚文探讨》《钱乙学术源流》等系列研究论文，系统完整地探讨了钱乙的学术贡献，对钱乙学术思想了然于心，且在临床中不断实践钱氏理论，颇有心得体会。

集百家，重视中医儿科各家学说研究

⊙ 1. 博采众长，开创新学

《黄帝内经》《难经》《本草经》《伤寒论》《金匮要略》等几部古典著作是中医儿科学术的理论基础，在此基础上形成的儿科各家学说是中医基础理论体系的充实与发展。在儿科学术发展的历史进程中，由于师承授受、历史条件及临床经验的不同，特别是两宋金元的学术争鸣和临床各科的成就相互渗透交叉，互相争鸣，使儿科领域内逐步形成各有特点的学术思想。其中蕴藏着许多医家各自的医学理论及脉证方药，对于同一疾病各有不同的学术见解和治疗特点。病虽一，而法各异，效必有别，但其中必有一法更契合病机，此乃自然之理。

俞师主张学习中医要做到“博”，即要涉猎广泛，采撷百家，能精通各种学问，旁及各家著作，不仅是医学，还要学习中国传统文化。对儿科各家学说必须通过深入钻研、系统整理、分析综合、举一反三，了解儿科专业基础理论的源流及其涉及的主要内容，弄清各家学术思想的特点及其相互影响，掌握各家认识疾病的观点和防治疾病的方法，撷取其中精华，综合各家之长，而不拘一家之言，进而开创新的学说，为中医儿科的教学、医疗、科研提供理论指导，更好地应变于临床，推动儿科学术的发展。

⊙ 2. 采撷百家，自成一家

俞师先后点校注释了《小儿药证直诀》《幼科折衷》等儿科古医籍，参编《儿科医籍辑要丛书》，发表了《儿科各家学说概论》《钱乙学术思想源流论》《儿科宗师钱仲阳》《陈文中儿科学术思想探要》《略论孙思邈对儿科学的贡献》《〈温病条辨〉的学术建树》《薛铠薛己儿科学术特点探讨》等论文，在继承的基础上发扬光大。他从历代著名医家著作评述及儿科基本理论的各家争鸣和现代研究纵横两个方面论述儿科各家学说，提出儿科领域内寒凉补泻学派争鸣的源流及对儿科学术的影响。他认为采撷百家，方能自成一家；在医学上涉猎各家，对中医儿科各家学说研究有很深的造诣，在当今中医儿科界首屈一指。近年来出版的《实用中医儿科学》、研究生教材《中医儿科临床研究》等著作中有关中医儿科各家学说部分内容，均由他执笔。俞师于1981年着手撰写《儿科各家学说及应用》一书，经过不断修订、充实和完善，在俞景茂全国名老中医药专家传承工作室弟子的共同努力下，于2017年3月由中国中医药出版社出版了《儿科各家学说及应用》专著，对从事中医儿科的学子及临床医生提高理论水平和临床疗效是大有裨益的。

在长期的临床实践中，俞师广泛涉猎古代和近代名医的学术理论，继承但不拘泥于时方、经方，不偏执于流派，结合自己的实践经验，融会贯通，不断证实和发展中医经典理论，开拓创新，形成了自己独特的学术思想。

重病机，强调病机学说是辨证论治体系的核心

⊙ 1. 理论核心，辨证求机

中医学理论体系的核心是什么？历来争议很大。有人认为脏腑经络学说是中医学理论体系的核心，有人认为辨证论治是中医学理论体系的核心，有人认为阴阳五行学说是中医学理论体系的核心，还有人认为整体观是中医学理论体系的核心。众说纷纭，莫衷一是。俞师认为病机学说才是中医学辨证论治理论体系的核心。脏腑经络、四诊八纲、阴阳五行、病因药理等基本理论，都是为明确病机服务的。辨证实质上是辨别

其发病机理。用八纲、脏腑等辨证方法，对脉证进行分析、归纳，辨清表里、寒热、虚实、阴阳，属何脏何腑等，分析出病机，强调用病机学说从本质上去认识疾病。

俞师认为病机学说阐明的是疾病的发生、发展、变化的机理和规律，其任务旨在揭示疾病的本质，是对疾病进行正确诊断和有效防治的理论基础。内容包括疾病发生的机理、病变的机理、病程演变的机理。其学说数见于《灵枢》《素问》《难经》《伤寒论》中，其中示人以规矩的首推《素问·至真要大论》中的病机十九条，它不仅谈病理，还谈病因、病位、辨证诸方面。病机十九条中所说的“谨守病机，各司其属，有者求之，无者求之，盛者责之，虚者责之，必先五胜，疏其血气，令其调达，而致和平”，是中医治疗疾病的全过程。《伤寒论》告诫后人，要“见病知源”，病机要“辨”才能得到，所以用“辨某某病脉证”为其篇名，形成了中医“观其脉证，知犯何逆”的“辨证求机”的逻辑思维。

⊙ 2. 临床论治，辨明病机

历代儿科学家在临床中，按照中医的基本理论，辨证求因，审因论治，从不拘泥于某方、某药或某一治法。中医临床，病种繁多，表现各异，治法不同，原因在于不同的疾病均有其特殊的病机。不同的病机赋予疾病不同质的差异性，而不同疾病与各自的病机存在着内在的不可分割的联系，这就是病机的特殊性。提出“辨脉证”只是手段，而目的则是辨病机。立法、选方、遣药，都须以病机为中心而变化。在疾病的发展过程中，甚至个别症状的微细变化，只要揭示病机的改变，方治即应随之改变。俞师指出辨证就是辨其病机，辨证论治就是辨其病机论治，认为病机学说是中医学理论体系的核心。

在儿科临床中要取得满意疗效，用药要恰当，而用药恰当的前提是辨证准确，如病位在表还是在里，病邪是寒是热，病性是虚是实，需辨证准确。否则比如病邪在表，本应当发汗解表，却投以凉遏，使邪不能外透；比如病已化热，而投以辛温，则可耗伤阴液，助阳生热。病必不除，反生变证。俞师提出必须重视分析病机，临证形成的证候病机结论取决于医生的辨证水平，准确辨证，才能药到病除，提高疗效。

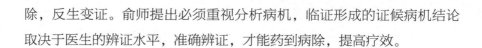

治未病，提倡先证而治是辨证论治的充实和发展

⊙ 1. 掌握特点，儿病防变

治未病的思想首见于《素问·四气调神大论》："是故圣人不治已病治未病，不治已乱治未乱，此之谓也。夫病已成而后药之，乱已成而后治之，譬犹渴而穿井，斗而铸锥，不亦晚乎？"《金匮要略·脏腑经络先后病脉证第一》谓"见肝之病，知肝传脾，当先实脾"，提出"先安未受邪之地"的预防疾病传变的观点。俞师对"治未病"非常重视，认为小儿发病容易，传变迅速，易虚易实，易寒易热，这就要求儿科医生对疾病的病因、症状、病机及进展做到全面把握、正确估计、先证而治，能为患儿提供正确的治疗及防病措施，而不能见症治症，待病已经发生，又手忙脚乱，难以治疗。防治儿科疾病，在辨证论治的基础上不能忽略"先证而治"，所谓先证而治是指在证候尚未出现之前予以治疗，防病于未然，是"治未病"的另一种表述。

⊙ 2. 先证而治，未病先防

"上工治未病"，未病要先发现，先预测，先防治。因为小儿疾病的变化发展远较成人为快，所以具有一定素质的儿科医师必须洞察疾病的变化，见微知著，先证而治，挫病势于萌芽之时，挽病机于欲成未成之际。例如有感冒夹惊病史的患儿，一旦感冒发热，必须注意预防惊厥，在感冒方药中预先加上平肝息风定惊之剂。又如哮喘一证，往往是先感冒，后咳嗽，再哮喘发作，因此必须在治疗感冒的同时预防哮喘，使病机截断于感冒阶段，从而预防哮喘发作。哮喘缓解并非意味着病已治愈，此时虽不咳不喘，无证可辨，但仍要注意预防，先证而治，未病先防。因为其风、痰、瘀、气、虚的病机尚存，继续综合治疗方能长期缓解。俞师在临床治疗毛细支气管炎、支原体感染、小儿湿疹、过敏性鼻炎时，都会考虑到这些疾病与哮喘密切相关，治疗时常未病先防。俞师认为既病要早治，将其控制于"苗期"。医者应把握疾病的变化规律，提前一步，在相应证候出现之前预先落实治疗措施，先发制病，药先于证，病势顿挫，防止传变，达到治未病、防传变的目的。

即使是治疗内伤杂病，采用虚补实泻、热清寒温之正治法时，尚需注意"补虚致滞，泻实伤正，寒祛热生，热清寒生"的变化。热之生温，而稍佐寒凉，凉之生寒，而稍佐温热，补益之时注意消导，攻下之时注意扶正。

汇中西，注重以取长补短推动学术发展

⊙ 1. 取长补短，衷中参西

自从西方实验医学传入中国以来，中国的传统中医学就经受了严峻的考验。中、西医学的相互比较，突显各自的优势与不足。战国时代的扁鹊早就说过："而医之所病，病道少。"（《史记・扁鹊仓公列传》）也就是说医生苦于治病的方法太少。许多以往的不治之症，用西医西药后成了可治之症。西方医学传入中国以后，迅速发展，解决了中医中药一些不能解决的难题，弥补了中医药的不足。中、西医药的互补成为历史的必然。

俞师认为中医历来是一个开放性的学科。中医学的基本理论涉及天文、地理、气象、环境、社会、军事等，其中不乏像西洋参、血竭、没药、胖大海等进口药物。生产力发展到今天，科学技术已无国界，中医

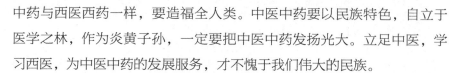

中药与西医西药一样，要造福全人类。中医中药要以民族特色，自立于医学之林，作为炎黄子孙，一定要把中医中药发扬光大。立足中医，学习西医，为中医中药的发展服务，才不愧于我们伟大的民族。

在“西为中用”这一思想认识的基础上，既要看到中医自身特色和优势，如整体恒动观、辨证论治精髓，又能引进有关微观辨病诊断知识及某些实用技能，为我所用，这是有利于发展中医学术的。对于中、西医两种医学的关系，认为两者学有专攻，各有特色，各行其道，应取长补短，互相补充，两者不是替代关系，更不是从属关系。要源于中医，衷中参西，继承发展，回归中医。2005年底，由俞师主编的《中医儿科临床实践》一书，充分体现了这一学术思想。该书以中医中药为主体，结合西医西药知识，密切联系当今临床实际，取长补短，扬长避短，恰到好处地将中西医贯通起来，这是俞师50余年临床医疗经验的结晶。

⊙ 2. 深入研究，创新发展

俞师认为中医中药的研究不可脱离临床。由于对中医药的研究缺少更好的方法与手段，因此目前大多借鉴西方实验医学的研究方法。在实验室里，在动物身上做实验，将数据进行统计学处理等，这对中医药的研究课题并不一定适用。因为人是一个有机的复杂生命体，中医中药的治疗效果已经在人体上得到印证，但并不一定在实验室里，在动物身上取效。因此临床研究观察对于中医中药的发展来说尤为重要，临床研究的关键是疗效。目前看来在很长一段历史时期中，中医中药的发展仍然需要依靠临证实践。

俞师认为要创新，就一定要集中进行专题研究。通过专题研究，以丰富对该课题的综合认识。掌握国内外研究成果，深入思考个人对该课题的创新成果，站在学科的前沿洞察学术的发展。只有持久深入地对某一专题进行深入研究，才能成为该专题的专家。俞师负责研制的遗尿停胶囊于1994年获浙江省中医药科技进步二等奖，“太子健冲剂治疗小儿反复呼吸道感染的临床及实验研究”于2001年获浙江省中医药科技进步三等奖，“太子健Ⅱ抗小儿哮喘复发的应用基础研究”于2004年获浙江省中医药科技进步三等奖。

深研究，运用多元多靶点防治小儿哮喘

⊙ 1. 阐明病机，综合治疗

俞师认为中药的作用，多依靠复方的综合效应，由于中医中药治病强调整体调节，中药复方的作用必定是多元多靶点的，这是中医中药与西医西药不同的出发点和归宿。

俞师提出结合了补虚、祛风、理气、豁痰、祛瘀的多元多靶点治疗是哮喘抗复发的治则。近年来随着对哮喘发病机制研究的深入，他认为哮喘与呼吸道慢性炎症、气道高反应性、气道重构、免疫、神经、感染等因素相关，并从器官、细胞、分子、基因等水平研究了哮喘的发病机制，发现多个器官、多种细胞，以及多种细胞因子、炎症介质参与了哮喘的发病，甚至从基因水平发现哮喘是多基因遗传疾病。总之，中医药在缓解期采取扶正固本等治法取得了较好的疗效，但无可讳言，目前中医药对支气管哮喘的治疗仍缺乏特效的方法及药物。因此，俞师根据哮喘的反复发作与虚、风、气、痰、瘀相关理论基础，提出多元多靶点的综合治疗原则。

⊙ 2. 抓住关键，分期辨治

小儿时期肺常不足，脾常不足，肾常虚，而肺、脾、肾三脏的不足，与伏痰的产生、反复的外感诱发哮喘发作等密切相关，因此哮喘的治疗离不开补虚。俞师认为中医的治疗优势在缓解期，此期当补益肺、脾、肾三脏，但在哮喘发作，出现正气欲脱之时，亦当扶正固本。哮喘

治疗，治痰是关键。痰为夙根，是哮喘发生的主要病理产物。发作期宣肺豁痰，治有形之痰；缓解期扶脾益肾，培土生金，调理脏腑功能，治无形之痰。哮喘是一种变态反应性疾病，与患儿的过敏体质有关，治风不可缺少，故治疗时应适当加入养血疏风之药，如丹参、当归，取“治风先治血，血行风自灭”之意，还可加入经筛选具有抗过敏作用的中药，如防风、蝉蜕、辛夷等。哮喘患儿存在着气机失调，故需加入陈皮、瓜蒌皮、川朴花等理气之品，不仅可调畅气机，改善气滞的状态，还可起到气行则痰化的目的。哮喘难治，痰瘀常互结，又久病入络，必兼有瘀滞，故在治疗中应适当配合活血化瘀药，如丹参、牡丹皮、桃仁等，以改善患儿因长期缺氧而形成的微循环障碍。

实践证明，缓解期采用扶正祛邪、消补兼施、多元多靶点的治疗方法，在阻止呼吸道慢性炎症、降低气道高反应性、逆转气道重构、改善小儿体质方面均有显著疗效。

创新论，提出养血疏风乃治疗过敏性疾病之策

⊙ 1. 了解环境，明确病因

随着时代的发展，环境、饮食、调护等情况的改变，小儿的疾病谱在不断发生变化，古时的“麻、痘、惊、疳”等病证少了，但过敏性疾病、多动症、抽动症、性早熟、病毒感染性疾病等明显增多了。治疗这些疾病，要在古人治法的基础上有所创新。当下大气污染日益加剧，儿科的过敏性疾病发病率呈上升趋势，诸如哮喘、过敏性咳嗽、反复呼吸道感染、过敏性鼻炎、荨麻疹、异位性皮炎、湿疹等，严重困扰当今儿童。这些疾病的共同点是血清总免疫球蛋白 E（总 IgE）升高，对空气、食物中的某些物质过敏。怎样从中医学理论的角度认识这些疾病的发生与发展，怎样纠正其过敏状态，改善其过敏体质，采取怎样的方法治疗

此类疾病，是当前摆在中医儿科面前的重大课题。

俞师认为，小儿哮喘反复发作的诱因与呼吸道感染、寒冷刺激，以及吸入螨、蟑螂、霉菌、皮毛、花粉等过敏原有关。病机虽繁，症候虽多，但其诱因多可纳入“风邪”范畴。《素问·玉机真藏论》云：“是故风者百病之长也，今风寒客于人……弗治，病入舍于肺，名曰肺痹，发咳上气。”《素问·太阴阳明论》云：“故犯贼风虚邪者……阳受之则入六腑，阴受之则入五藏。入六腑，则身热不时卧，上为喘呼。”风为六淫之首，可夹热、夹寒、夹湿、夹燥。肺开窍于鼻，外合于皮毛，风邪经口鼻或肌表而入，多先犯于肺系，与外界气候关系密切，风为春季主气，故哮喘多发作于冬春气候多变之际。过敏原致病发病突然、消失迅速、表现多端、反复发作的特点与风邪致病“善行而数变”的特征相似。风伤肺系，除常见肺卫表证外，亦常见皮肤黏膜瘙痒、瘾疹、鼻窍不通、鼻痒流涕等过敏症状。

⊙ 2. 辨证用药，改善体质

俞师提出，过敏体质与内风关系密切。内风的产生主要有禀赋不足、卫表不固、脾虚、血虚、血热、血瘀等原因，亦可由于外风留而不去而成内风。禀赋不足，先天遗传可有内风，外邪引动即可发作。因此，俞师在治疗小儿过敏性疾病时重在疏风。他认为在辨证论治的基础上，适当加用祛风抗过敏的药物有助于疾病的控制，如防风、徐长卿、辛夷、地肤子、白鲜皮、蝉蜕、荆芥、黄芩、皂角刺等。治疗反复发作的顽固性哮喘，俞师常使用虫类药，因虫类药可入络，使肺中伏痰顽瘀消散，肺气得以宣降，起到搜风解痉平喘的功效。常用虫类药为蝉蜕、白僵蚕、地龙、露蜂房等。如气道痉挛明显者，亦用全蝎，以起祛风、止痉、定喘的作用，能疏通气道的壅塞或血脉瘀痹，对缓解支气管痉挛有显著疗效。对伴有异位性皮炎、瘙痒难忍者亦加乌梢蛇、白花蛇等蛇类药。但虫类药又有燥血伤阴的弊端，如全蝎、露蜂房等有毒，需中病即止。另需配合如当归、丹参、牡丹皮、赤芍等活血养血之品，以达到养血疏风的目的。

风易夹湿，风湿相搏，外发肌肤，导致顽湿久治不已，强调治疗需疏风化湿，使风与湿不相搏，势必孤立，常用荆芥、防风、白鲜皮、苦参、青龙衣等。风易入络，久病亦易入络。脉络瘀阻，瘀热互结，导致病情缠绵，迁延不已，而疏风养血之中适加化瘀之味，如桃仁、益母草、丹参之属能提高疗效。气虚患儿卫外不固，风邪易袭。补气固表、养血疏风乃治本之策，玉屏风乃对证之方。四季脾旺不受邪。健脾助运，执中央而灌四旁，有利于过敏体质的改善。若有家族史或为早产、双胎、出生低体重、试管婴儿的患者，与先天肾气失充有关，此时又需补肾壮骨，阴中生阳，取加味地黄丸缓调之，有望控制病情，改善体质。

（陈华、李岚整理）

第三章　临床诊治经验撷要

反复呼吸道感染的临证思路及诊疗经验

⊙ 1. 强调审因论治，阐述病因病机

俞师提出从中医学角度认识小儿反复呼吸道感染，并在中医儿科学术界首次全面阐述了本病的病因病机，提出常见的病因有“禀赋不足，体质柔弱”“喂养不当，调护失宜”“少见风日，不耐风寒”“用药不当，损伤正气”“邪毒留伏，正气虚弱”五个方面。由于小儿脏腑娇嫩，肌肤薄弱，藩篱疏松，正气不足，对疾病的抵抗力弱，加上寒暖不知自调，一旦偏颇，致病因素不论从皮毛感受，还是从口鼻而入，均先及于肺。正气与邪毒的消长变化，导致了小儿反复呼吸道感染。

⊙ 2. 提出三期辨证，对应分期治疗

俞师提出小儿反复呼吸道感染的识证之要在于明察邪正的消长变化，强调应进行分期辨证治疗。临床诊疗过程中，俞师首次明确提出将本病分为感染期、迁延期和恢复期三个阶段。感染期以邪实为主，迁延期邪毒渐清而虚象显露，恢复期正暂胜而邪暂退，俞师认为应重点关注迁延期的辨证，在急性感染控制后，尚未进入恢复期的阶段，往往是病

情最易反复的阶段。治疗上，在感染期“急则治其标”，迁延期当标本兼顾，恢复期应以固本为主。治疗关键在于迁延期的灵活辨证、合理治疗，抓住该阶段的特点辨证施治，可以有效缩短病情反复迁延的过程，尽早进入恢复期，及时进行固本调理，提高机体的抗病能力。

⊙ 3. 注重小儿体质，突出调理肺脾

俞师注重小儿脏腑娇嫩，认为形气未充为“稚阴稚阳”之体的特点，提出小儿“肺常不足”“脾常不足”的生理特点，在反复呼吸道感染的发生发展中起着重要作用。俞师认为本病发生多由肺脾不足，易于受邪所致。同时，因呼吸道感染而反复使用攻伐中药或抗生素，进一步损伤肺脾之气，造成恶性循环，可导致病情反复不愈。俞师认为本病治疗各阶段都应注重调理肺脾：感染期当注重脾虚易夹滞、夹痰的特点，在祛邪清肺的同时兼顾脾胃，常用制半夏、陈皮运脾化痰，山楂、麦芽消积和中；迁延期需分清寒热轻重、虚实多少，重视调理肺脾，健脾运中，培土生金，使标本兼顾，正胜邪去而不留恋；恢复期当以固本为主，以补益肺脾为要，常用六君子汤合玉屏风散益气健脾、补肺固表。

⊙ 4. 迁延期的治疗，擅用和解少阳

小儿反复呼吸道感染迁延期常见病情反复不定，似有往复不已之势，俞师认为此为表未尽而正已虚，乃枢机失利，病在少阳，兼及太阳。他提出以和解表里、疏利枢机法治之。表里失和之证，若单一解表则复虚其表，一味固本则有碍其邪，故当采用和解少阳之法，斡旋枢机，使表解里和而愈。俞师常用小柴胡汤加减，若兼有腹痛或恶寒者，可合桂枝汤，取仲景《伤寒论》柴胡桂枝汤之意，使表解里和、邪去正复而渐趋稳定。

⊙ 5. 重视病久治血，佐用活血散风

小儿反复呼吸道感染迁延反复，病程较长，而小儿又具有“易寒易热、易虚易实”的病理特点，且脏腑娇嫩，形气未充，发病容易，传变迅速。故本病往往因外感风邪而起，病情迁延反复日久而致风邪入于血分，风血相搏。根据“治风先治血”的原则，俞师提出本病治疗当加蝉蜕、辛夷、防风疏散风邪，以赤芍、丹参、当归活血养血，以期运用活血散风之法，达到“血行风自灭”的目的。在寒热并用、消补兼施、表里同治的同时佐以活血散风，寒去而不生热，热清而不生寒，补而不碍邪，消而不伤正。

（陈华整理）

支气管哮喘的临证思路及诊疗经验

⊙ 1. 强调未病先防，先证而治求根治

对有湿疹等过敏病史或父母有哮喘遗传倾向的喘息性支气管炎、毛细支气管炎婴儿，俞师予以高度重视，提出需早期准确诊断，及时正确治疗是治愈哮喘的重要前提。由于发作次数有限，病理损伤轻浅，症状体征尚未典型，防微杜渐，先证而治，这部分患儿有望根治。反之，若迁延日久，反复发作，病理损害日重，根治就日益困难。基于小儿体质通过对定喘汤的化裁而创立“毛支饮”，药物由炙麻黄、杏仁、浙贝母、姜半夏、黄芩、桑白皮、葶苈子、款冬花、地龙、丹参、炙甘草组成，全方用药寒热适宜，注重在祛邪基础上保护小儿正气，以达到邪去而正不伤的目的。

⊙ 2. 重视个体差异，同病异治提高疗效

由于哮喘患儿的个体差异较大，病因各异，如经常规治疗未能奏效时，临床常常选择特异治疗方案，应根据一病可用多方、一方可治多病的原则，同病异治，以提高临床疗效。

2.1 标本兼顾法

本法适用于经其他多种方法治疗后尚不能控制症状者，故当标本兼顾。一方面宣肺化痰，降气平喘，另一方面益气健脾以绝生痰之源，扶正固本而令邪不可干。祛邪则外邪痰浊渐清，正复则外邪痰浊不能再犯。若专于攻邪治标，则痰随去随生，正气内馁，遇邪极易触发。方用人参定喘汤。

2.2 急则治本法

本法适用于哮喘持续不已，但坐不得眠，呼吸困难，张口抬肩，摇身撷肚，烦躁，口唇青紫，脉象沉细而数，此为“肺肾两亏，气阴耗伤，心肾阳衰，病情垂危”者。此时治标之剂已无济于事，固本之法当急投。方用参附汤、参蛤散。

2.3 养血疏风法

本法适用于因接触异物，如吸入花粉、尘螨及闻到油漆气味，或吃了鱼、蟹及其他水产后突然发作哮喘者，或半夜不明原因气急哮鸣者，或平素有药物食物过敏史、过敏性鼻炎史、婴幼儿湿疹史者。方用“二麻五仁汤”（俞师验方）。本法较适用于各类过敏原触发的哮喘。

2.4 健脾降逆法

本法适用于痰食哮喘。因饮食失节，脾失健运，胃气上逆，痰浊中阻者，宿食不消，浊气不降，则哮喘终不得平。方用保和丸加味。本法

亦适用于胃食管反流诱发的哮喘。

2.5 和解表里法

本法适用于哮喘缓解期，病情不稳定，反复不已，如有往来之势者。其症多汗、纳差、偶咳、畏寒、肢凉，平时易感冒，出现虚实寒热夹杂、表里同病的错杂现象。疏表则耗其正，峻补则碍其邪，清热则寒生，温燥则津伤，故宜和法缓调。方用柴胡桂枝汤加味。本法也适用于因反复呼吸道感染而诱发的哮喘。

⊙ 3. 注重综合调治，提出哮喘根治理念

“哮喘只能缓解，不能根治”观念长期束缚着对哮喘的防治，基于多年临证体会，俞师提出了小儿哮喘有自愈趋势的观点，应防微杜渐，截断于早期发作阶段。若婴幼儿时期不能控制，应争取在学龄前基本缓解。若学龄前仍不能控制，应争取在青春期发育前基本治愈。待青春期发育时，机体的免疫功能明显提高，仍可望根治。若青春发育后仍反复发作，引起气道重构，才会导致贻患终生。俞师认为哮喘的反复发作是风、痰、瘀、虚等相互作用的结果，发作期宣肺豁痰，疏风活血，改善气道阻塞及高敏状态，消除痰、咳、哮症状以治标；缓解期调理肺、脾、肾，益气固表，健脾助运，补肾填精，稳定机体内环境，增强机体的耐寒能力、抗过敏能力以及适应环境的能力。采用局部治疗与整体功能调节相结合，常规治疗与特殊治疗相结合，经过治标、标本兼顾及治本三阶段，使哮喘发作减少，甚至不发作，真正实现根治。

⊙ 4. 临床擅用麻黄，灵活配伍用量适当

麻黄具有明显的平喘作用，故为哮喘发作期首选药物，俞师强调临床用量当随病情、年龄而定，一般可用3～6g。哮鸣音、痰鸣音消失后，在哮喘迁延期，仍可继续使用2～4周，此期肺气壅塞已除，但气机逆乱

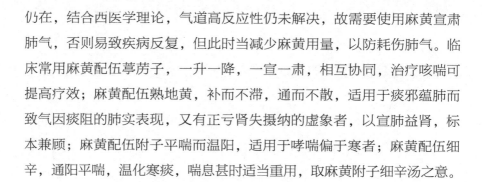

仍在，结合西医学理论，气道高反应性仍未解决，故需要使用麻黄宣肃肺气，否则易致疾病反复，但此时当减少麻黄用量，以防耗伤肺气。临床常用麻黄配伍葶苈子，一升一降，一宣一肃，相互协同，治疗咳喘可提高疗效；麻黄配伍熟地黄，补而不滞，通而不散，适用于痰邪蕴肺而致气因痰阻的肺实表现，又有正亏肾失摄纳的虚象者，以宣肺益肾，标本兼顾；麻黄配伍附子平喘而温阳，适用于哮喘偏于寒者；麻黄配伍细辛，通阳平喘，温化寒痰，喘息甚时适当重用，取麻黄附子细辛汤之意。

⊙ 5. 运用膏方调补，强调用药轻清灵动

哮喘患儿在冬令时节，从整体出发，运用膏方补虚疗疾，补益肺、脾、肾，可达到振奋正气，提高机体免疫功能，增强抗病能力，减少哮喘复发的作用。但小儿属纯阳之体，生机蓬勃，俞师提出应用冬令膏方需掌握“宜细辨，忌滥用”“宜平补，忌峻补”“宜灵动，忌呆滞”的治疗原则。

用方在三才汤的基础上化裁而成固本克喘膏：太子参150g，天冬120g，熟地黄150g，炙款冬花90g，生黄芪120g，补骨脂90g，丹参90g，椒目45g，炙甘草50g，大枣150g，川贝母粉（冲）30g，冰糖（烊入）250g，阿胶（烊入）250g，黄酒125ml，依法制成膏剂，每天早、晚各冲服1～2匙。诸药合用，清化痰浊，理气活血，消除壅塞，改善循环，降低气道高反应性，以治其标；益气养血，滋阴培元，肺、脾、肾三脏并补，使得脏腑健旺，五脏安和，气血和顺流畅，机体免疫功能增强，以治其本；祛邪与扶正相结合，标本兼顾，从而达到抗哮喘复发的目的，既与小儿哮喘反复发作的病因病机相符，又与小儿“易虚易实、易寒易热”的病理特点吻合，起补而不滞、温而不燥、消不伤正、痰化络通之功。

（李岚整理）

抽动障碍的临证思路及诊疗经验

⊙ 1. 强调审证求因，提出阴虚阳亢为主要病机

抽动障碍临床表现多样，病因病机较为复杂，病属本虚标实。俞师提出本病其标在风、火、痰、湿等邪气和病理产物，其本在肝、肺、肾三脏之不足，又可与心、脾相关。主要病机为阴虚阳亢，《小儿药证直诀》有“肝主风”“肾主虚”之说，小儿容易出现阴阳失调，在肾阴相对不足的情况下，易致水不涵木，肝阳化风，继而发生抽动。

⊙ 2. 辨清标本虚实，提倡平衡攻补调和阴阳

抽动障碍属本虚标实之证，但需分清是以标实为主，还是以本虚为主，临床诊治中将其分为急性期和缓解期。急性期以标实为主，抽动症状明显，当以控制抽动症状为首要目标，治以攻补兼施，平肝息风，补益肝肾，方以天麻钩藤饮加减，视抽动严重程度酌情加用全蝎、地龙、白僵蚕等，以增强息风定搐作用，但慎用蜈蚣，原因在于蜈蚣过于辛燥，走窜力强，易伤阴血。缓解期以本虚为主，肝肾阴虚逐渐显露，当求本而治，当寓攻于补，补虚不留邪，可以六味地黄丸加减治疗，以滋养肝肾之阴，同时可加用菟丝子、龟甲、枸杞子、制何首乌等增强补益作用，兼用沙苑子、天麻、钩藤以祛风，使补不碍邪，邪有出路。同时需重视“治风先治血”，佐以养血祛风之法，可用丹参、赤芍等，使“血行风自灭”。在缓解期的治疗中，若抽动症状逐步好转，需逐渐减少全蝎等搜风药物，以防更伤其阴。在整个治疗过程中，需时时着眼于肾阴肾阳的平衡，通过滋阴潜阳，使阴阳恢复平衡，防止病情的反复。

⊙ 3. 关注木火刑金，重视清肺润燥滋养肾阴

抽动障碍常常出现咽喉不利、喉间异声等表现，临床多以肝风内动立论。俞师认为此乃木火刑金、肺阴失养的表现，治疗当注重滋肺润燥，可选用沙参、麦冬、玉竹、石斛等滋养肺阴，同时加用金银花、桔梗、黄芩、桑白皮、杏仁、浙贝母清肺润肺，配合滋养肾阴，金水相济，使阴阳恢复平衡，则抽动自除。

（邬思远整理）

遗尿的临证思路及诊疗经验

⊙ 1. 强调下元虚寒为遗尿的主要病因病机

临床发现遗尿患儿往往存在先天不足，如早产、双胎、胎怯、脏腑及脊骨发育未全等，其神气未充，影响肾气固摄，致使膀胱失约易成遗尿。现代通过X线发现，顽固性遗尿的患儿，部分与隐性脊柱裂有关。肾为先天之本，肾主骨，先天肾气不足，肾虚则骨裂，督脉失畅，阳气不得通达，故膀胱失约而遗尿，使遗尿与肾的关系得到进一步证实。后天失养，如屡患咳喘泻利，或大病之后，常致脾肺气虚，肺经治节不行，脾气下陷，三焦气化失司，上虚不能制下，则膀胱失约，津液不藏，而成遗尿。俞师认为本病为肺、脾、肾功能失健，属虚证范畴，主要病机为下元虚寒，肾气不足，兼有肺脾气虚。

⊙ 2. 确立补肾固涩为小儿遗尿的主要治疗原则

小儿遗尿以虚证多见，常夜遗数次，小便清长，寐深而不易醒，日

间尿频而量多，经常感冒，神疲乏力，面色少华，食欲不振，大便溏薄，常自汗出。舌质淡红，苔薄白，脉沉无力。故俞师提出治疗拟补益脾肾，固涩下元，以二黄五子汤为基本方，其组成药物为黄芪、炙麻黄、菟丝子、补骨脂、韭菜子、桑螵蛸、金樱子、五味子、锁阳、黄柏、党参、炒白术、山药、炙甘草等。

二黄五子汤是治疗遗尿的常用基本方，但临床上需随证灵活加减运用，不能拘泥。以脾虚为主者，以党参、黄芪为君；以肾虚为主者，则以五子为重。寐深者，可加石菖蒲宣肺醒神；兼有里热者，加黄芩、铁皮石斛清热养阴；白天小便较频数者，加益智仁、乌药等温肾祛寒缩尿；纳呆、口中异味者，加生山楂、炒麦芽、鸡内金、砂仁助运理气，开胃消食；肾阳虚者，加巴戟天、肉苁蓉、淫羊藿、杜仲等温补肾阳，以暖膀胱；肾阴虚者，加山茱萸、龟甲滋肾敛阴，以缩小便；平时反复易感者，为“上虚不能制下”，合用玉屏风散益气固表；形体肥胖者，加苍术、半夏、陈皮等化痰去湿；骶椎隐裂、四肢欠温者，加桂枝温经通络；平时出汗较多、夜寐不宁者，去炙麻黄。

⊙ 3. 提出麻黄醒神是提高疗效的要素

遗尿患儿大多睡眠较深，不易呼醒，失去对排尿的警觉。俞师认为这与“心主神明”有关。治疗需促使睡眠变浅，使之容易觉醒。以往治疗常用石菖蒲、远志等开窍醒神药，但往往疗效不够显著。临床常用经验方“二黄五子汤”治疗遗尿，疗效显著，全方最妙之处在于一味麻黄开窍醒神。麻黄历来被看成是辛温解表药的代表，而麻黄性温，归膀胱经，能通阳化气，使膀胱得以气化，又可解膀胱之冷；且麻黄又归肺经，使肺气得以宣降，因“肺为水上之源”，肺的宣发功能得健，可促进水液的正常代谢。现代药理研究证明，麻黄中所含麻黄素为拟肾上腺素药，有兴奋α受体、β受体的作用，口服易吸收，并可通过血脑屏障，能兴奋大脑皮质和中枢神经，引起精神兴奋，增加膀胱括约肌的张力，使睡眠深度减弱。当患儿受到膀胱充盈刺激或在此之前，就容易自醒，或被唤醒，从而避免了遗尿。同时，俞师经多年的临床经验得出，麻黄不仅能使遗尿患儿睡眠变浅，警觉性提高，还有使人不失眠之妙。这是本方与其他治疗遗尿处方不同的特点之一。

⊙ 4. 运用壮督通络是脊柱隐裂治疗的关键

临床部分遗尿患儿，尤其是顽固性遗尿者，多存在腰骶部脊柱隐裂，研究认为腰骶部存在马尾神经，隐裂处被脂肪或纤维组织填充，可对马尾神经形成压迫，长期会引起神经变性，阻碍了递质的传导，使神经中枢不能接受和下达指令而导致遗尿。俞师结合中医理论认为脊柱正是督脉循行所过之处，督脉为“阳脉之海”，主一身之阳，脊柱隐裂，督脉失畅，阳气不得通达上下，膀胱失约而致遗尿。又因督脉行脊里，入络于脑，又络肾，且肾主骨，生髓，通于脑，可见脊柱隐裂，导致肾不能主骨生髓通脑，开合失司而致遗尿。肾为先天之本，脊柱隐裂多与先天禀赋不足有关。此类患儿在温补下元的基础上，重在温壮督脉，活血通络。对于脊柱隐裂遗尿患儿，俞师强调用药需加温肾阳之品，加巴戟天、肉苁蓉、淫羊藿、杜仲等温壮督脉，加丹参、桂枝等活血温通。由此温肾壮骨，疏通督脉，使五脏元真通畅，肾开合有度，膀胱气化得复，则遗尿自愈。

（李岚整理）

腺样体肥大的临证思路及诊疗经验

⊙ 1. 确立风邪外感、痰瘀互结为主要病机

风热之邪为腺样体肥大形成的外因，其从口鼻而入，首先犯肺，肺热蕴结，热聚成毒，积于鼻咽，致肺气宣降失司，清窍失于濡养，咽喉

开合不利；小儿素体肺脾不足，卫外不固，外邪易侵，反复外感，肺脾之气日渐耗伤，脾虚则运化不利，肺虚则水津不布，水津聚为痰浊，上扰咽喉，肺脾不足，气虚则血瘀，痰瘀互结，阻于鼻咽，此为本病形成的内因。本病当属本虚标实，风、热、痰、瘀是本病的关键致病因素，为标；肺脾不足，气虚致痰、致瘀，为本；风热外感致痰瘀互结为本病的主要病机。

⊙ 2. 紧抓病因病机，倡导分期而治

腺样体肥大与反复呼吸道感染相关，其病情变化贯穿于反复呼吸道感染的病程中。根据其病情变化特点，俞师提出将本病分为外感期、迁延期和缓解期，分期而治。

外感期：由于外感风热之邪，肺经蕴热，肺失宣降，清肃之令不行，则可见发热、咳嗽等症；咽喉开合不利，则可见寐时有呼噜声，张口呼吸；鼻窍失养，则可见鼻塞、呼吸声重；邪热上扰咽喉，则见咽红，乳蛾红肿。迁延期：此期邪气渐退，正气未复。邪气尚未廓清，留邪易发；卫外未固，新感易受。邪热未清，则咽红、乳蛾红肿，或身有低热；肺气不足，宣肃不利，清窍失养，咽喉开合失司，则见咳嗽、咽喉不利、鼻塞等症；脾气虚衰，营卫失和，则见胃纳不佳，动则多汗，或见恶心、便溏；津聚成痰，气虚致瘀，痰瘀互结于咽喉，则寐有呼噜声，张口呼吸。缓解期：此时风热外邪已清，但痰瘀之邪未除，肺脾虚象显露。病程日久，痰瘀胶结于咽喉，顽痰难祛，久瘀难除，则寐有呼噜声，张口呼吸；肺气不足，卫外不固，则多见恶风、多汗等症；脾气虚衰，中气不足，则见纳差、精神倦怠、动辄气短、乏力、面白少华等症；若热伤肺津，阴津受损，阴虚内热，则可见恶热、手足心热、口渴多饮、大便干结、小便短赤、咽红等症。

⊙ 3. 急则治其标，疏风通窍而结自散

腺样体肥大外感期以风热外邪为主，治疗当以清肃肺气、疏风通窍为要，方选银翘散加减。常用药物有金银花、连翘、淡竹叶、荆芥、淡豆豉、大力子、黄芩、青蒿、辛夷、蝉蜕等。通窍以细辛疗效为佳，但需注意用量及配伍，以防其辛温助火伤阴。若咳嗽较著，加杏仁、百部、款冬花等降气止咳。此期急则治标，仅通过疏风清热，不用活血散结的药物，即可达到改善寐时呼噜声、张口呼吸的目的，此谓“不散结而结自散”。从西医学角度分析，及时控制上呼吸道感染，减轻腺样体局部的炎症反应，使充血肿大的腺样体恢复正常，即可改善气道堵塞，缓解寐时呼噜声、张口呼吸等症状。

⊙ 4. 缓则治其本，扶正固本防复感

腺样体肥大迁延期邪气渐退，正气未复，痰瘀之象逐步显露，在治疗上当扶正祛邪、散结化瘀，扶正祛邪首选小柴胡汤。以柴胡、黄芩祛邪清热，党参、甘草、大枣补益中焦，扶正不留邪，祛邪不伤正。散结多用浙贝母、山海螺、皂角刺等，其中以皂角刺清热解毒、化痰散结力量最强，是治疗本病的要药；化瘀多用赤芍、丹参等，赤芍兼有清透血分邪热的作用。缓解期肺脾不足的虚象显露，当补益肺气，健运中州，佐以解毒散结、祛痰化瘀，常用异功散合玉屏风散加减，以恢复肺脾运化、输布水液的作用，使气机得以正常运行，气行则津行，气行则血行，此谓求本而治，但顽痰久瘀，难以急去，化瘀散结之法需贯穿整个迁延期和缓解期，以缓缓图效。

（邬思远整理）

第四章　临床医案选录

典型医案精选

⊙ 1. 和解少阳法治疗反复呼吸道感染

赵某某，男，6岁。2009年8月29日初诊。

主诉：反复呼吸道感染半年余。

病史：患儿近半年来反复呼吸道感染，每个月感冒1次以上，大便干结，2～3天一行。近有新感（指新一次的感冒），5天前曾发热，经治疗后初平。夜间磨牙，夜眠不宁，面色少华，形体偏瘦，咽红，舌红，苔薄白，脉浮数。有高热惊厥史5次，脑电图显示正常，无家族癫痫病史。

诊断：反复呼吸道感染（少阳不和）。

辨治思路：患儿素体肺脾不足，肺卫失固，故平时易感；脾失健运，热病后津液亏耗，肠燥津亏，传导失司，故有大便干结；脾失健运，气血不足，失于荣养，故形瘦，面色少华。本病以肺脾虚弱为本，但近有新感，咽仍红，虚实夹杂，少阳失和。治拟和解表里，养阴润肠，小柴胡汤加减。

处方：柴胡6g，黄芩6g，太子参6g，姜半夏6g，茯苓9g，蝉蜕4.5g，白花蛇舌草12g，浙贝母9g，丹参6g，生玉竹9g，鲜石斛20g，火麻仁9g，炒麦芽12g，生地黄12g，大枣12g，炙甘草3g。7剂。

二诊：大便转润，但偶有大便失约，夜寐不宁，磨牙减轻，咽红已平，舌红，苔薄白，脉浮数。治拟健脾益气，安神定志。

处方：太子参6g，炒白术6g，山药9g，生黄芪6g，菟丝子6g，炒酸枣仁9g，夜交藤12g，远志6g，茯苓9g，炒麦芽12g，生山楂9g，鸡内金6g，大枣12g，炙甘草3g。7剂。

三诊：大便失约已愈，每天一行，粗硬，多汗，磨牙未已，夜眠转安，咽红，舌红，苔薄白，脉浮数无力。考虑中气渐复，新感又起，治拟养阴清热。

处方：北沙参12g，鲜石斛20g，炒赤芍9g，火麻仁12g，钩藤9g，地骨皮9g，穞豆衣9g，黄芩6g，金银花9g，淡竹叶9g，炙甘草3g。7剂。

四诊：大便粗硬，多汗，夜寐稍有磨牙，有时头晕，咽红已平，舌质红，苔薄白，脉浮数。外邪已祛，治拟养阴助运。

处方：北沙参12g，鲜石斛20g，火麻仁12g，钩藤9g，地骨皮9g，黄芩6g，生山楂9g，牡丹皮6g，鸡内金6g，生地黄12g，天麻6g，炙甘草3g。7剂。

五诊：大便渐正常，便质已润，每天一行，磨牙减轻，咽不红，舌质红，苔薄白，脉浮数。治拟和解表里。

处方：柴胡6g，黄芩6g，太子参6g，姜半夏6g，茯苓9g，蝉蜕4.5g，白花蛇舌草12g，浙贝母9g，丹参6g，生玉竹9g，黄芪6g，防风4.5g，炒白术6g，干石斛6g，大枣12g，炙甘草3g。7剂。

按：本例患儿呼吸道感染反复不定，有往来不已之势，表未尽而正已虚，枢机失利，病在少阳。病机特点是表里失和，若单一解表则复虚其表，一味固本则有碍祛邪，故用和解之剂，使表解里和而愈。俞师擅用小柴胡汤加减治疗本病，方中柴胡疏表，黄芩、白花蛇舌草清里，太子参扶正，姜半夏化湿，茯苓健脾，蝉蜕疏风，浙贝母止咳，丹参养血，生山楂化滞活血，生玉竹养阴，大枣、炙甘草调和中州。全方寒热并用，消补兼施，表里同治，恰合小儿“易寒易热、易虚易实”的体质特点。此方可在反复呼吸道感染患儿急性感染基本控制后及时应用。

患儿肺脾本虚，感后中气下陷，大便溢出不觉，故加玉屏风散以益气固表。患儿多感冒，热病伤阴，阴虚内热，故易发热、便秘，故投以北沙参、鲜石斛等养阴生津之品。患儿有高热惊厥，故施以钩藤、天麻等平肝息风之品，先证而治，以防抽搐发生。

（李岚整理）

⊙ 2. 补益肺脾法治疗反复呼吸道感染伴遗尿

范某某，男，5岁。2010年3月31日初诊。

主诉：反复呼吸道感染1年余。

病史：患儿1年余反复呼吸道感染，每个月1～2次。最近1个月来鼻塞明显，伴有流涕，涕出时清时稠，多汗，多动少静，胃纳欠佳，夜间时有尿床，尿出不觉，难自醒。咽稍红，舌红，苔薄白，脉浮数无力。既往有高热惊厥病史。

诊断：反复呼吸道感染（肺脾气虚）；遗尿（肺脾气虚）。

辨治思路：此为反复呼吸道感染迁延期的少阳枢机失利之证。患儿肺脾两虚，气血生化乏源，宗气不足，卫外不固，故反复呼吸道感染。因旧感初已，新感又起，间隔甚短，病情时缓时著，迁延不愈，致虚实夹杂、营卫失和、表里并病。患儿肺脾虚弱，上虚不能制下，肺气不足故肾水不摄，下元不固则遗尿。治拟和解少阳，补益肺脾，小柴胡汤合玉屏风散加减。

处方：柴胡6g，黄芩6g，防风4.5g，炒白术6g，铁皮石斛6g，钩藤9g，石决明20g，炒酸枣仁9g，龟甲12g，生黄芪6g，太子参6g，制半夏9g，茯苓9g，蝉蜕4.5g，白花蛇舌草12g，浙贝母9g，丹参6g，制玉竹9g，大枣12g，炙甘草3g。7剂。

二诊：鼻塞流涕好转，动辄汗出，多动少静，夜尿仍不能自约，需由家长唤醒带去小便，舌红，苔薄白，脉细数。治拟补益肺脾，益气养阴。

处方：生黄芪9g，防风4.5g，炒白术6g，制天麻6g，龟甲12g，地骨皮6g，太子参6g，茯苓12g，生山楂12g，鸡内金6g，生玉竹9g，铁皮石斛6g，大枣12g，炙甘草3g。7剂。

三诊：鼻塞流涕已除，纳食欠佳，仍动辄汗出，小便难以自约，夜间仍需唤醒后去小便，偶有尿出不觉，夜寐不宁，舌红，苔薄白，脉细数。治拟补益肺脾，固摄下元。

处方：生黄芪6g，炒白术6g，防风4.5g，太子参6g，制玉竹6g，铁皮石斛6g，菟丝子6g，补骨脂6g，龟甲12g，地骨皮6g，生山楂9g，鸡内金6g，大枣12g，炙甘草3g。7剂。

四诊：小便渐能自约，本周夜寐尿床1次，纳食稍启，易汗，舌红，苔薄白，脉细。治拟原法出入。

处方：生黄芪6g，炒白术6g，防风4.5g，太子参6g，制玉竹6g，铁皮石斛6g，菟丝子6g，补骨脂6g，龟甲12g，地骨皮6g，生山楂9g，鸡内金6g，白鲜皮6g，砂仁6g，大枣12g，炙甘草3g。7剂。

五诊：小便渐能自约，本周夜间遗尿1次，纳稍增，仍易汗，舌红，苔薄白，脉细。治拟原法续进。

处方：生黄芪6g，炒白术6g，茯苓6g，陈皮6g，制半夏6g，菟丝子6g，补骨脂6g，巴戟天6g，铁皮石斛6g，龟甲12g，桑螵蛸12g，生山楂6g，鸡内金6g，砂仁6g，炙甘草3g。7剂。

五诊后患儿因外感出现发热、咳嗽，予以疏风清热，诸症缓解后继续予以上方加减补益肺脾，固摄下元，总疗程3个月余，遗尿缓解，小便自约，胃纳转佳。

按：本例患儿为反复呼吸道感染、遗尿肺脾气虚之证，病初因反复呼吸道感染迁延，处于虚实夹杂、营卫失和、表里并病阶段，治疗以小柴胡汤和解少阳，合玉屏风散益气固表，以顾护其本。因患儿有高热惊厥史，加钩藤、石决明镇惊平肝，蝉蜕、白花蛇舌草、浙贝母疏风清热，利咽散结。患儿肺脾虚弱，加茯苓、制玉竹健脾和中，铁皮石斛养阴清热，炒酸枣仁养心安神。患儿病情日久，又有遗尿病史，故加龟甲补肾养阴，丹参活血养血。共奏和解少阳、调和营卫、补益肺脾、益肾养阴之功。药后1周外邪渐尽，则以玉屏风散合四君子汤加菟丝子、补骨脂、巴戟天、龟甲、桑螵蛸等，逐渐从和解少阳、调和营卫到益气固表、健脾和中、固摄下元，以培补肺脾之气、滋养肺肾之阴，终收补益肺脾、益肾固摄之功。

患儿五诊后又因新感，予以疏风清热，外感缓解后守方治疗3个月余，患儿遗尿痊愈，随访半年无呼吸道感染。

反复呼吸道感染患儿（“复感儿”）部分伴有遗尿症，因复感儿肺气虚弱，卫外不固，上虚不能制下，故常可出现遗尿。治疗经补益肺脾，益肾固摄，患儿不但遗尿得以控制，而且呼吸道感染明显减少，体质改善，可谓治本之策。

（陈华整理）

⊙ 3. 清养肺胃法治疗反复呼吸道感染合并口疮

贺某，女，9岁。2010年7月14日初诊。

主诉：反复呼吸道感染近2年，伴口腔溃疡反复发作半年余。

病史：近2年来每月感冒1次以上，近半年出现口腔溃疡反复发作，疼痛不适，外感后尤甚，纳食欠佳，动辄汗出，倦怠乏力，夜寐欠宁。面色欠华，咽部稍红，口腔溃疡散在，舌红，苔薄白，脉浮数。

诊断：反复呼吸道感染（肺脾两虚）；口疮（虚火上炎）。

辨治思路：素体肺脾两虚，卫外不固，故平素遇邪易反复感冒；日久生化乏源，宗气不足，气血运行无力而乏力；脾气虚衰，失于运化而纳差；气血不足，无以濡养周身则面色欠华，卫阳虚于脉外则动辄汗出。小儿乃稚阴稚阳之体，阳常有余，阴常不足，反复感冒易耗伤阴液，致气阴两虚，气阴不足，阴虚火旺，虚火上炎，熏灼口舌而发为口疮。治拟和解少阳，清养肺胃，小柴胡汤加减。

处方：柴胡6g，黄芩6g，铁皮石斛6g，麦冬6g，生地黄12g，北沙参9g，炒赤芍6g，牡丹皮6g，生黄芪6g，防风3g，炒白术6g，生山楂6g，炙甘草3g。7剂。

二诊：口腔溃疡已愈，汗出略减，胃纳欠佳，大便干燥，舌红，苔薄白，脉细数。治拟调和气血，健脾助运。

处方：柴胡6g，太子参6g，炒白术6g，茯苓9g，生黄芪6g，铁皮石

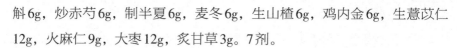

斛6g，炒赤芍6g，制半夏6g，麦冬6g，生山楂6g，鸡内金6g，生薏苡仁12g，火麻仁9g，大枣12g，炙甘草3g。7剂。

三诊：本周病情尚稳定，口腔溃疡未发，汗出减少，夜寐转宁，大便转润，胃纳渐增，舌红，苔薄白，脉细数。治拟补气固表，养血疏风。

处方：生黄芪6g，炒白术6g，防风4.5g，太子参6g，铁皮石斛9g，黄芩6g，生山楂6g，鸡内金6g，麦冬6g，生薏苡仁12g，制半夏6g，大枣12g，炙甘草3g。7剂。

四诊：胃纳渐增，口腔溃疡未发，舌红，苔薄白，脉细。治拟原法。

处方：生黄芪6g，炒白术6g，防风3g，北沙参9g，铁皮石斛6g，黄芩6g，生山楂6g，鸡内金6g，麦冬6g，丹参6g，茯苓9g，炒赤芍6g，生地黄12g，炒枳壳6g，炙甘草3g。7剂。

四诊后守方治疗4周，呼吸道感染未作，口腔溃疡未发，面色渐华，纳食转佳，汗出减少，大便调和，夜寐安宁。

按：本例患儿反复呼吸道感染2年，伴口腔溃疡反复发作半年余。素体肺脾不足，卫外不固，则遇邪易感，反复呼吸道感染；气虚日久，伤及阴液，而致气阴两虚，虚火上炎，熏灼口舌而致口疮反复不愈。

患儿病情反复，迁延日久，首诊时口疮隐现，疼痛不适。纳食欠佳，动辄汗出，倦怠乏力，夜寐欠宁。面色欠华，咽部稍红，口腔溃疡散在，脉浮数，舌红，苔薄白。为反复呼吸道感染迁延期合并复发性口腔溃疡，以肺脾气阴两虚为本，但病情迁延，时缓时著，证候错杂，虚实夹杂乃表里并病。故以和解表里、清养肺胃为先，予小柴胡汤加减和解表里、清泄里热，柴胡升其在表之清阳，黄芩降里之浊火，两相配伍以调和表里气血，斡旋气机；佐以玉屏风散加减益气固表，补脾实卫；北沙参、石斛、麦冬滋阴润肺，清热生津；生地黄加强滋阴之力，以达“先安未受邪之地”之功，以防伤及肝肾之阴。由于小儿疾病夹滞及久病夹瘀，故以炒赤芍活血而不伤中，牡丹皮散瘀而不伤阴，生山楂化滞消积行气，使其气血通行，亦使阴得滋补，虚火得清，邪无所恋。

初诊后口腔溃疡好转，邪渐去而正尚虚，遂予玉屏风散善后，加用太子参、薏苡仁、大枣等补脾益气，鸡内金、制半夏等消食开胃，使气血生化有源，健脾助运，培补后天。小儿本有阴常不足的特点，其肺脾阴虚之证尚需时日调护，北沙参、麦冬、石斛、生地黄滋养阴液，使脾运得健，则肺脾之阴得固。

本例反复呼吸道感染患儿伴有反复口疮发作，故初期治疗当抓住病情迁延反复、时缓时著、证候错杂、虚实夹杂的特点，进行表里同治，以和解少阳为先，使表邪得祛，里热得清。同时结合患儿体质，注重滋阴清热以降虚火，益气固表以培其本，并注重小儿易虚、易实、易夹滞夹瘀等特点，理气活血消积之品随证配伍，灵活加减运用，使邪不恋正，邪去而正安。通过调养体质，增强患儿机体抵抗力，从而预防反复发作。

（陈华整理）

⊙ 4. 清肃肺卫法治疗哮喘

倪某某，男，6岁。2009年3月11日初诊。

主诉：喘息反复发作3年余，再发1周。

病史：患儿自3岁起喘息反复发作，一年4～5次，以冬春季节为主。1周前受凉后咳喘又起，阵咳气喘，喉间痰鸣，夜间尤甚，经西药抗生素及糖皮质激素静脉滴注等治疗后好转。近日咳嗽偶作，无喘息，鼻塞，稍流清涕，纳少，时诉腹痛，位于脐周，呈阵发性。咽稍红，两肺呼吸音粗，未闻及干湿性啰音。舌红，苔薄白，脉浮数。有过敏性鼻炎史，查血IgE升高。

诊断：哮喘（表寒里热）。

辨治思路：患儿肺气不足，卫外不固，易为外邪所侵；脾气虚弱，运化失司，则易聚湿生痰。病情反复日久，素体肺脾不足，内蕴伏痰，近日外感风邪，引动伏痰，咳喘又作。为哮喘发作期，急者治其标，待咳喘控制后宜标本兼顾。治拟清肃肺卫，疏风豁痰。

处方：炙麻黄3g，杏仁6g，黄芩6g，浙贝母9g，川贝母3g，炙款冬花6g，桑白皮6g，丹参6g，炒赤芍6g，制半夏6g，辛夷6g，蝉蜕3g，生山楂9g，鸡内金6g，白鲜皮6g，炙甘草3g。7剂。

二诊：稍有咳嗽，无喘息，稍有鼻塞，流清涕，腹痛渐平，纳稍启，咽稍红，两肺呼吸音粗，未闻及干湿性啰音，舌红，苔薄白，脉浮数。治拟清肃肺气，豁痰运脾。

处方：炙麻黄2g，杏仁6g，浙贝母9g，川贝母3g，炙款冬花6g，制半夏6g，陈皮6g，黄芩6g，桑白皮6g，制玉竹6g，生山楂9g，丹参6g，炒赤芍6g，炙甘草3g。7剂。

三诊：近日新感，咳嗽加重，稍有喘息，鼻塞流涕，经雾化吸入治疗后咳喘略有好转，纳减，昨日呕吐2次。听诊两肺呼吸音粗，可闻及少许干啰音，咽红，舌红，苔薄白，脉浮数。治拟清肃肺气，豁痰利咽。

处方：炙麻黄3g，杏仁6g，浙贝母9g，黄芩6g，川贝母3g，炙款冬花6g，桑白皮6g，丹参6g，炒赤芍6g，制半夏6g，辛夷6g，蝉蜕3g，生山楂9g，鸡内金6g，白鲜皮6g，炙甘草3g。7剂。

四诊：咳嗽好转，呈间断咳，无喘息，神怠乏力，鼻稍塞，纳少，无呕吐，大便偏干，1～2天一行。两肺呼吸音粗，未闻及干湿性啰音，咽稍红，舌红，苔薄白，脉浮数。治拟清肃肺气，豁痰运脾。

处方：炙麻黄3g，杏仁6g，浙贝母9g，川贝母3g，炙款冬花6g，丹参6g，炒赤芍6g，制半夏6g，生山楂9g，鸡内金6g，鲜石斛20g，火麻仁9g，炙甘草3g。7剂。

五诊：咳初平，晨起乏力，稍有喷嚏，咽稍红，舌红，苔薄白，脉细数。治拟清肃肺气，疏风养血。

处方：炙麻黄2g，杏仁6g，浙贝母6g，川贝母3g，炙款冬花6g，制半夏6g，陈皮6g，桑白皮6g，黄芩6g，制玉竹9g，丹参6g，北沙参6g，当归4.5g，炙甘草3g。7剂。

六诊：咳已平，痰已消，夜汗较多，偶有脘腹不适，纳食一般，舌红，苔薄白，脉细。治拟益气健脾，调和中州。

处方：太子参6g，炒白术6g，茯苓6g，陈皮4.5g，浙贝母6g，炙款冬花6g，炒赤芍6g，丹参6g，生山楂6g，鸡内金6g，大枣12g，炙甘草3g。7剂。

六诊后守方治疗4周，病情好转后停药，随访8个月喘息未作。

按：患儿病情反复3年余，肺气不足，卫外不固，易为外邪所侵；脾气虚弱，运化失司，则易聚湿生痰。素体肺脾不足，内蕴伏痰，外感风邪，引动伏痰，而发为咳喘。

初为哮喘发作期，当攻邪以治其标，并结合四诊辨明寒热虚实，该患儿哮喘反复发作，往往因感冒诱发，初诊为表寒里热之证，治疗以定喘汤加减以外散表寒，里清痰热。因患儿病程日久，津液凝聚成痰，血行不畅致瘀，痰瘀互结于内而为“宿根”，故酌加丹参、炒赤芍等活血化瘀，浙贝母、川贝母等清肺化痰，辛夷、蝉蜕、白鲜皮等疏风抗敏。加强活血化痰散风作用，以利祛除致病因素。

咳喘初步控制后治宜标本兼顾，在祛邪的同时要兼顾患儿肺脾不足之本，佐以益气健脾、调和中州、疏风养血之法。尤其在治疗过程中咳喘症状控制后又反复者，不能专于攻邪治标，因痰随去随生，正气不足，遇邪极易触发。

进入缓解期后应以治本为主，患儿肺脾不足，当补益肺脾调整脏腑功能，稳定机体内环境，增强机体的耐寒能力、抗过敏能力及适应环境的能力，本例患儿经过治标、标本兼顾及治本三个阶段，使哮喘减少或减轻发作，随访8个月未见发作。

（陈华整理）

⊙ 5. 肺肾同治法治疗哮喘合并遗尿

蒋某某，男，6岁。2010年4月7日初诊。

主诉：反复咳嗽、喘息3年余，再发4天。

病史：3年余前感冒后出现咳嗽、喘息，经治疗好转，之后每次感冒后都易诱发咳嗽、喘息，每年发作3次以上。4天前受凉后咳喘发作，经输液、雾化等治疗后好转，现喘息初控，稍有咳嗽，略有气促，纳少，夜间遗尿。神情倦怠，形体消瘦，面色少华，两肺听诊呼吸音粗，未闻及干湿性啰音，咽红而肿，舌红，苔薄白，脉浮数无力。

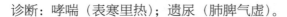

诊断：哮喘（表寒里热）；遗尿（肺脾气虚）。

辨治思路：患儿肺气不足，卫外不固，易为外邪所侵；脾气虚弱，运化失司，则易聚湿生痰。病情反复日久，素体肺脾不足，内蕴伏痰，外感风寒，引动伏痰，咳喘反复发作。患儿肺脾虚弱，上虚不能制下，肺气不足故肾水不摄，下元不固则遗尿。

处方：炙麻黄3g，杏仁6g，炙款冬花6g，桑白皮6g，浙贝母6g，川贝母3g，制半夏6g，菟丝子6g，补骨脂6g，生山楂6g，陈皮6g，黄芩6g，炒麦芽12g，炙甘草3g。7剂。

二诊：咳嗽渐平，哮喘初控，纳食稍增，小便仍未自约。面色少华，两肺听诊呼吸音粗，未闻及啰音，咽稍红，舌红，苔薄白，脉浮数。治拟原法出入。

处方：炙麻黄3g，杏仁6g，炙款冬花6g，桑白皮6g，浙贝母6g，川贝母3g，制半夏6g，菟丝子6g，生山楂6g，补骨脂6g，陈皮6g，生地黄9g，鸡内金6g，五味子3g，炙甘草3g。7剂。

三诊：咳嗽已平，纳食仍少，形体消瘦，面色欠华，小便未自约，夜寐难以自醒，舌红，苔薄白，脉细。治拟补益肺脾，固摄下元。

处方：太子参6g，炒白术6g，茯苓9g，生黄芪6g，菟丝子6g，补骨脂6g，巴戟天6g，炙麻黄3g，生山楂6g，鸡内金6g，砂仁6g，五味子3g，制半夏6g，炙甘草3g。7剂。

四诊：纳食渐增，形体较瘦，夜间尿床好转，小便渐自约，本周尿床1次，舌红，苔薄白，脉细。治拟补气健脾，养血疏风。

处方：炙黄芪6g，炒白术6g，茯苓9g，太子参6g，菟丝子6g，巴戟天6g，补骨脂6g，铁皮石斛6g，炙麻黄3g，韭菜子6g，鸡内金6g，丹参6g，当归4.5g，炒赤芍6g，炙甘草3g。7剂。

五诊：纳食转佳，小便渐自约，本周未尿床，舌红，苔薄白，脉细。治拟原法。

处方：炙黄芪6g，炒白术6g，茯苓9g，太子参6g，菟丝子6g，巴戟天6g，补骨脂6g，铁皮石斛6g，炙麻黄3g，韭菜子6g，鸡内金6g，丹参6g，炒赤芍6g，大枣12g，炙甘草3g。14剂。

六诊：病情稳定，遗尿控制，小便能自约，夜间能自醒，纳佳，舌红，苔薄白，脉细。治拟补益肺脾，固摄下元。

处方：炙黄芪6g，炒白术6g，茯苓9g，太子参6g，陈皮6g，巴戟天6g，补骨脂6g，鸡内金6g，炙麻黄3g，菟丝子6g，丹参6g，炒赤芍6g，韭菜子6g，桑螵蛸12g，炙甘草3g。14剂。

按：患儿病情反复、日久，素体肺脾不足，内蕴伏痰，外感风寒邪气，引动伏痰，致咳喘反复发作，迁延不已。外邪束表，内有痰热，初诊当外散表寒，内清痰热，方以定喘汤加减。因患儿有遗尿病史，故治疗中酌加菟丝子、补骨脂益肾固涩以固其本。三诊后咳嗽渐平，患儿外邪已尽，此时"缓则治其本"，以二黄五子汤加减补益肺脾，固摄下元。方中黄芪补气升提，提高机体的抗病能力，改善体质，减少外感诸疾以治其本；麻黄通阳化气，利水醒神以治其标；韭菜子温肾缩泉，恢复肾主开合之功能，使肾能葆真泄浊，固涩有力，开合有度，减少尿次，增加尿量，不致频出而遗尿。加补骨脂、巴戟天加强益肾固摄之功，加丹参、赤芍以活血养血。共奏益气固表、健脾和中、固摄下元，以培元固本。

遗尿患儿多睡眠较深，不易呼醒，是由于患儿缺乏夜间排尿的警觉性而导致的。故治疗需使睡眠变浅，易觉醒。临床观察发现麻黄有醒脑而不失眠之妙，因麻黄入肺与膀胱经，其性辛温，能通阳化气，且宣降肺气，通调水道，可使膀胱气化得以恢复，开合有度，遗尿便止。在治疗遗尿时，俞师擅于在温肾固涩的处方中加麻黄以醒脑开窍，使遗尿患儿睡眠中的排尿警觉性提高，以有效提高临床疗效。

（陈华整理）

⊙ 6. 养阴润肠法治疗便秘合并哮喘

李某某，男，5岁。2010年6月23日初诊。

主诉：便秘半年余。

病史：便秘半年余，平时大便5天一行，依赖开塞露后方能解出，多

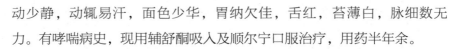

动少静，动辄易汗，面色少华，胃纳欠佳，舌红，苔薄白，脉细数无力。有哮喘病史，现用辅舒酮吸入及顺尔宁口服治疗，用药半年余。

诊断：便秘（气阴不足）；哮喘（肺脾两虚）。

辨治思路：患儿素有哮喘，为肺脾不足之体，因病情日久，气虚津伤，津液不足，肠道失润，传导失常致大便秘结。病情反复、日久，肺脾虚弱，脾失健运则胃纳欠佳；脾虚气血生化乏源，不能上荣于面，故面色少华，不能充养血脉则脉来无力；气虚卫外不固就会动辄汗出。治疗拟益气养阴，增液润肠，增液汤加减。

处方：麦冬6g，生地黄12g，北沙参9g，火麻仁12g，鲜石斛9g，地骨皮6g，黑白丑6g，陈皮6g，炒赤芍6g，炒枳壳6g，黄芩6g，炙甘草3g。7剂。

二诊：大便仍欠润，3～4天一行，纳食渐增，偶有脘腹不适，汗出肢冷，面色少华，稍有咳嗽，两肺听诊未闻及干湿性啰音，舌红，苔薄白，脉浮数。治拟清肃肺气，健运中州。

处方：太子参6g，炒白术6g，茯苓9g，陈皮6g，杏仁6g，制半夏6g，炒赤芍6g，黄芩6g，浙贝母6g，川贝母3g，火麻仁9g，鲜石斛12g，生山楂6g，鸡内金6g，炒麦芽12g，炙甘草3g。7剂。

三诊：偶有咳嗽，大便未畅，纳食偏少，时有呃逆，汗出减少，面色欠华，两肺听诊未闻及干湿性啰音，舌红，苔薄白，脉浮数。治拟清肃肺气，润肠通腑。

处方：北沙参6g，鲜石斛12g，炒赤芍9g，生地黄12g，炒枳壳6g，地骨皮6g，杏仁6g，浙贝母6g，川贝母3g，炙款冬花9g，砂仁6g，炙甘草3g。7剂。

四诊：大便转润，2～3天一行，纳食略增，面色欠华，汗出减少，偶有呃逆，舌红，苔薄白，脉细数。治拟原法出入。

处方：北沙参9g，鲜石斛12g，炒赤芍6g，生地黄12g，炒枳壳6g，火麻仁12g，黑白丑6g，炒麦芽12g，生山楂9g，鸡内金6g，麦冬6g，炙甘草3g。7剂。

五诊：咳嗽已平，大便已润，1天一行，汗出渐收，纳食尚佳，舌红，苔薄白，脉细。治拟原法续进。

处方：北沙参9g，鲜石斛12g，火麻仁12g，生地黄12g，麦冬6g，杏仁6g，浙贝母6g，川贝母3g，地骨皮9g，茯苓9g，黄芩6g，制半夏6g，陈皮4.5g，炙甘草3g，生山楂6g。7剂。

按：患儿便秘半年余，有哮喘病史，素体肺脾虚弱，气机运行不畅，传导无力及饮食不调，津液不足，肠道失润，均可引起结肠传导功能失常，糟粕停留日久而致大便秘结不通。治疗根据患儿肺脾两虚、气虚而津液不足的特点，以“增液生津，运脾通降”为总原则，以增液汤养阴生津，润肠通便。加陈皮、枳壳宽中理气，加火麻仁、黑白丑增润肠通便之功，以鲜石斛、地骨皮加强养阴清热之力。因患儿哮喘缓解期，偶有咳嗽，故增液汤中用玄参来换北沙参以养阴清肺，加浙贝母、川贝母、黄芩、杏仁清肃肺气，使肺气得宣，腑气得通。因小儿素体肺脾不足，其便秘不通为气虚津液不足之证，故治疗上以润通缓下为主，不可峻攻急下，以防更伤其正。同时注重补益肺脾正气，顾护其本，以防哮喘复发。治疗1个月后，使脾运得健，津液充足，则大便通畅。

（陈华整理）

⊙ 7. 健脾益气，养血祛风法治疗哮喘合并湿疹

邢某，女，4岁。2010年7月14日初诊。

主诉：哮喘反复发作后初控1个月余。

病史：哮喘反复发作经治疗后初控1个月余，偶有咳嗽，时作时止，纳食欠佳，鼻痒不适，时有目痒，腘窝处有湿疹，咽红，两肺听诊未闻及干湿性啰音，舌红，苔薄白，脉浮数。患儿有反复呼吸道感染及湿疹病史，反复喘息2年余。患儿是早产儿，目前口服顺尔宁控制，已口服1个月余。

诊断：哮喘（热哮）；湿疹（湿浊外泄）。

辨治思路：患儿哮喘反复发作后初控1个月余，本病的发生，都是外因作用于内因的结果，其发病的病机为内有壅塞之气，外有非时之感，膈

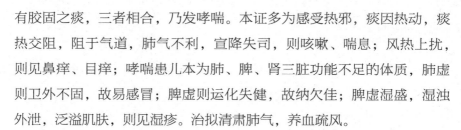

有胶固之痰，三者相合，乃发哮喘。本证多为感受热邪，痰因热动，痰热交阻，阻于气道，肺气不利，宣降失司，则咳嗽、喘息；风热上扰，则见鼻痒、目痒；哮喘患儿本为肺、脾、肾三脏功能不足的体质，肺虚则卫外不固，故易感冒；脾虚则运化失健，故纳欠佳；脾虚湿盛，湿浊外泄，泛溢肌肤，则见湿疹。治拟清肃肺气，养血疏风。

处方：炙麻黄2g，杏仁6g，浙贝母6g，川贝母3g，炙款冬花6g，桑白皮6g，制半夏6g，蝉蜕3g，丹参6g，荆芥6g，黄芩6g，辛夷6g，白鲜皮6g，炙甘草3g。7剂。

二诊：咳嗽迁延，咽红，鼻稍塞，有涕，纳可，皮肤湿疹好转，两肺听诊未闻及干湿性啰音，咽稍红，舌红，苔薄白，脉浮数。治拟清肃肺气，疏风豁痰。

处方：炙麻黄3g，杏仁6g，浙贝母6g，川贝母3g，桑白皮6g，黄芩6g，制半夏6g，辛夷6g，炒葶苈子4.5g，丹参6g，炙甘草3g。7剂。

三诊：咳嗽渐平，纳稍增，鼻仍塞，多涕，咽红渐平，两肺听诊未闻及干湿性啰音，舌红，苔薄白，脉浮数。治拟原法出入。

处方：炙麻黄3g，杏仁6g，浙贝母6g，川贝母3g，桑白皮6g，黄芩6g，制半夏6g，辛夷6g，地骨皮6g，丹参6g，荆芥6g，蝉蜕3g，白芷4.5g，细辛2g，炙甘草3g。7剂。

四诊：咳初平，纳可，鼻稍塞，咽红已解，两肺听诊未闻及干湿性啰音，舌红，苔薄白，脉浮数。治拟清肃肺气，疏风豁痰。

处方：炙麻黄3g，杏仁6g，浙贝母6g，川贝母3g，桑白皮6g，黄芩6g，制半夏6g，辛夷6g，地骨皮6g，丹参6g，荆芥6g，蝉蜕3g，生山楂6g，制玉竹6g，炙甘草3g。7剂。

五诊：咳嗽已平，纳增，大便干结，两肺听诊未闻及干湿性啰音，舌红，苔薄白，脉浮数。治拟清肃肺气，养血疏风。

处方：炙麻黄2g，杏仁6g，浙贝母6g，川贝母3g，桑白皮6g，黄芩6g，制半夏6g，炙款冬花6g，陈皮6g，生山楂6g，丹参6g，火麻仁9g，鲜石斛12g，炙甘草3g。7剂。

六诊：纳食尚可，大便已润，时有喷嚏，舌红，苔薄白，脉浮数。

停用顺尔宁。治拟原法出入。

处方：炙麻黄2g，杏仁6g，浙贝母6g，川贝母3g，桑白皮6g，黄芩6g，制半夏6g，炙款冬花6g，陈皮6g，生山楂6g，丹参6g，火麻仁9g，白鲜皮6g，生薏苡仁12g，蝉蜕3g，炙甘草3g。7剂。

七诊：皮肤瘙痒，偶有皮疹，咳嗽平，纳可，舌红，苔薄白，脉浮数。治拟清肃肺气，养血疏风。

处方：制半夏6g，茯苓9g，陈皮6g，杏仁6g，浙贝母6g，川贝母3g，炙款冬花6g，白鲜皮6g，黄芩6g，荆芥6g，北沙参9g，蝉蜕3g，生山楂6g，生薏苡仁12g，炙甘草3g。7剂。

八诊：入睡时有间断咳嗽，稍有流涕，纳可，肤痒好转，两肺听诊未闻及干湿性啰音，舌红，苔薄白，脉浮数。治拟清肃肺气，疏风化湿。

处方：杏仁6g，浙贝母6g，炙款冬花6g，川贝母3g，白鲜皮6g，生山楂6g，鸡内金6g，生薏苡仁12g，荆芥6g，茯苓6g，牡丹皮6g，蝉蜕3g，黄芩6g，炙甘草3g。7剂。

九诊：仍有间断咳嗽，有涕，纳可，肤痒缓解，两肺听诊未闻及干湿性啰音，舌红，苔薄白，脉细数。治拟健脾益气，疏风化湿。

处方：太子参6g，炒白术6g，茯苓9g，陈皮6g，制半夏6g，杏仁6g，浙贝母6g，炙款冬花6g，川贝母3g，黄芪6g，防风4.5g，白鲜皮6g，生薏苡仁12g，大枣12g，炙甘草3g。7剂。

十诊：咳渐平，肤痒已解，两肺听诊未闻及干湿性啰音，舌红，苔薄白，脉细数。治拟原法续进。

处方：太子参6g，炒白术6g，茯苓9g，陈皮6g，制半夏6g，杏仁6g，浙贝母6g，炙款冬花6g，川贝母3g，黄芪6g，防风4.5g，白鲜皮6g，牡丹皮4.5g，制玉竹6g，麦冬6g，大枣12g，炙甘草3g。7剂。

按：患儿哮喘反复发作，平时易感，外感后引动伏痰，痰热互结，阻于气道而发作。治疗根据“急则治其标”的原则，初期以“清肃肺气，疏风养血”为主，初诊以定喘汤宣降肺气，清化痰热；浙贝母、川贝母清热化痰；辛夷、蝉蜕疏风通窍；白鲜皮清热燥湿；丹参活血化瘀；荆芥祛风解表；炙甘草调和诸药。共奏清肃肺气、疏风养血之效。1

周后患儿咳嗽未平，咽红，鼻塞，有涕，治拟清肃肺气，疏风豁痰，予炒葶苈子加强化痰之效，白芷、细辛、辛夷疏风通窍。三诊后患儿咳渐平，纳渐启，大便干结，治拟清肃肺气，疏风养血，除宣肺止咳、清热化痰之品外，加用火麻仁润肠通便，鲜石斛养阴清热，陈皮理气健脾。六诊后患儿邪热渐清，皮肤稍痒，余症尚平，渐去宣肺平喘之药，加强健脾、疏风、化湿之效，予茯苓、生薏苡仁、白鲜皮、荆芥等。八诊后患儿诸症渐平，再予六君子汤合玉屏风散加味以补益肺脾，养阴清热。患儿治疗12周后病情好转，日渐康复。

注意在祛邪同时不忘扶正，当邪去正复之际，应逐渐加强补益肺脾之力，以起本固而邪不复受之效。患儿哮喘伴有湿疹，为过敏性体质，需抓住缓解期，及时予以固本调理，提高机体抗病能力，加强抗过敏能力，减少反复发作。

（陈华整理）

⊙ 8. 补脾益肾，温阳缩尿法治疗遗尿

李某某，男，7岁。2009年2月11日初诊。

主诉：遗尿2年余。

病史：患儿2年余前开始出现遗尿，每夜有尿床，尿出后不知且难以自醒，面色欠华，纳可，易汗出，舌红，苔薄白，脉沉细。患儿为早产儿，脊柱X线片提示腰1（S1）节段隐裂。

诊断：遗尿（脾肾两虚）。

辨治思路：小儿脾常不足，肾常虚。本例患儿为早产儿，先天脾肾不足，脾虚气血生化乏源，水液代谢紊乱，肾气不足，津液失于固摄而遗尿。治拟健脾益气，温肾固摄，二黄五子汤加减。

处方：党参6g，炒白术6g，山药9g，铁皮石斛6g，炙黄芪6g，杜仲9g，巴戟天6g，菟丝子9g，补骨脂6g，龟甲9g，炙麻黄3g，淡苁蓉6g，五味子3g，桑螵蛸12g，炙甘草3g。7剂。

二诊：本周每天夜间尿床2次，尿出后难自醒，纳可，汗出减少，舌

红，苔薄白，脉沉细。治拟原法出入。

处方：太子参6g，炒白术6g，山药9g，铁皮石斛6g，炙黄芪6g，菟丝子9g，韭菜子6g，巴戟天6g，龟甲12g，补骨脂6g，炙麻黄3g，金樱子12g，淡苁蓉6g，炙甘草3g。7剂。

三诊：本周尿床次数明显减少，夜尿偶能醒来自理，纳可，脘腹不适，有时隐痛，舌红，苔薄白，脉沉细。治拟和中缓急，补肾固胞。

处方：党参6g，炒白术6g，山药9g，炒赤芍9g，菟丝子9g，韭菜子6g，补骨脂6g，生山楂9g，鸡内金6g，浙贝母6g，砂仁6g，丹参6g，炙黄芪6g，大枣12g，炙甘草3g。7剂。

四诊：本周尿床1次，动辄汗出，腹痛时作，纳食一般，大便尚调，舌红，苔薄白，脉细。治拟补益脾肾，理气固胞。

处方：太子参6g，炒白术6g，炙黄芪6g，菟丝子9g，韭菜子6g，补骨脂6g，巴戟天6g，铁皮石斛6g，龟甲12g，桑螵蛸9g，炒赤芍9g，生山楂9g，炙麻黄3g，砂仁6g，炙甘草3g。14剂。

五诊：本周尿床1次，尿出即能自醒，纳可，大便尚调，腹痛已除，舌红，苔薄白，脉细。治拟温补脾肾，固摄下元。

处方：党参6g，炒白术6g，山药9g，炙黄芪6g，菟丝子9g，补骨脂6g，五味子4.5g，巴戟天6g，铁皮石斛6g，桑螵蛸12g，锁阳9g，炙麻黄3g，大枣12g，炙甘草3g。14剂。

五诊后患儿遗尿好转，随访半年，病情无复发。

按：遗尿大多为肾气不足、下元虚寒所致。《诸病源候论·小儿杂病诸候·遗尿候》提出："遗尿者，此由膀胱有冷，不能约于水故也……肾主水，肾气下通于阴。小便者，水液之余也。膀胱为津液之腑，既冷，气衰弱，不能约水，故遗尿也。"《仁斋小儿方论·遗尿证治》指出："其水出而不禁，谓之遗尿。睡中自出，谓之尿床，此皆肾与膀胱俱虚而夹冷所致也。"俞师认为，肾和膀胱互为表里，肾主司二便，膀胱主藏尿液，而尿液的储藏和排泄，均依靠肾气的气化作用来调节。小儿肾常不足，肾气不足则下元虚寒，气化功能失调，开合失司，则水液不约而遗尿。在治疗中，俞师善用"二黄五子汤"加减以温肾助阳，固涩下元。

二黄五子汤原方由黄芪、麻黄、桑螵蛸、菟丝子、补骨脂、韭菜子、焦栀子组成，临床上往往辅以锁阳、巴戟天、芡实、金樱子等温肾固摄缩尿。俞师认为，小儿遗尿多为肾阳不足，当以“温补脾肾，缩泉固摄”为主，在大量温肾药中佐以麻黄，既可醒神，又能促进膀胱的气化功能，从而使水液有所约束，提高疗效。现代药理研究证实麻黄具有较强的兴奋作用，与“警铃条件反射”原理相似。而遗尿是由于大脑皮质缺乏夜间排尿的警觉性，因而在温肾固摄的处方中加麻黄以醒脑开窍，使患儿受到膀胱充盈的刺激或在此之前就容易自醒，从而避免遗尿，可明显提高临床疗效。

（陈华整理）

⊙ 9. 清热通窍，活血散结法治疗腺样体肥大

柳某某，男，4岁6个月。2012年2月28日初诊。

主诉：夜寐有呼噜声半年。

病史：半年来患儿夜寐出现呼噜声，伴有张口呼吸，呼吸声较重，胃纳欠佳，咽红，扁桃体Ⅱ°红肿，舌红，苔薄白，脉浮数，有反复呼吸道感染病史，每次呼吸道感染后呼噜声加剧。查鼻咽部CT显示腺样体肥大。曾于耳鼻喉科就诊，建议手术摘除。

诊断：腺样体肥大（肺经蕴热，痰瘀互结）。

辨治思路：患儿肺卫不固，反复呼吸道感染，外邪从口鼻而入，首先犯肺，肺经蕴热，宣降不利，清窍浊蒙；脾常不足，运化失司，津液化为痰浊，加之反复感邪，迁延日久，邪郁瘀阻，致痰瘀互结，阻于咽喉，而成本病。治疗当清热通窍，活血散结。

处方：细辛2g，辛夷6g，蝉蜕3g，炒赤芍6g，浙贝母6g，北沙参6g，山海螺12g，三叶青6g，皂角刺6g，铁皮石斛6g，牛膝6g，黄芩6g，炙甘草3g。7剂。

二诊：呼噜声稍有减少，伴夜寐欠宁，容易惊醒，予前方出入。

处方：细辛2g，辛夷6g，蝉蜕3g，炒赤芍6g，浙贝母6g，北沙参

6g，山海螺12g，三叶青6g，皂角刺6g，铁皮石斛6g，炒酸枣仁9g，白芷6g，生黄芪6g，炙甘草3g。7剂。

三诊：3天前感冒，身热未平，体温38.2℃，有汗，咽红，扁桃体Ⅱ°红肿，呼噜声加重。此为风热外感，治以疏风清热，化痰散结。

处方：金银花12g，连翘9g，淡豆豉12g，荆芥6g，淡竹叶9g，大力子6g，青蒿9g，三叶青6g，黄芩6g，鲜石斛9g，桔梗6g，浙贝母6g，杏仁6g，玄参6g，蝉蜕3g，生山楂12g，炙甘草3g。4剂。

四诊：呼噜声渐消，热已解，鼻稍塞，有汗，咽稍红，舌红，苔薄白，脉浮数。此为少阳不和，痰瘀互结。治拟和解少阳，化痰散结。

处方：柴胡6g，黄芩6g，北沙参6g，浙贝母6g，铁皮石斛6g，三叶青6g，姜半夏6g，生山楂6g，炒赤芍6g，牡丹皮6g，皂角刺6g，山海螺12g，炙甘草3g。7剂。

五诊：呼噜声逐渐减轻，张口呼吸好转，汗仍多，时有鼻塞，胃纳转佳，扁桃体Ⅱ°肿大，舌红，苔薄白，脉沉细数。治以清热通窍，化瘀散结，辅以益气固表。

处方：辛夷6g，三叶青6g，黄芩6g，北沙参6g，丹参6g，生山楂6g，皂角刺6g，浙贝母9g，山海螺12g，生黄芪6g，炒白术6g，防风3g，茯苓6g，炙甘草3g。7剂。

五诊后患儿呼噜声较前明显减轻，汗出减少，后守方治疗6周余，呼噜声消失后停药。

按：腺样体又称咽扁桃体，反复呼吸道感染容易诱发腺样体肿大，出现夜寐打呼噜、张口呼吸等表现，严重者可影响鼻窦排泄，发生鼻窦炎。风、热是发病的重要病因，痰、瘀是主要的病理产物，"肺经蕴热，痰瘀互结"是本病的关键病机。本病需分外感期、迁延期和缓解期进行治疗。外感期为急性发作期，风热之邪为主要病因，急则治其标，通过疏风清热，即可达到"不治堵而堵自通、不散结而结自散"的目的。迁延期邪热未清，痰、瘀之象显露，治疗上重在清热通窍、化瘀散结。邪热位于上焦肺卫，清热多用黄芩、三叶青等；通窍多用辛夷、白芷、蝉蜕、细辛等，其中以细辛疗效为佳，但需注意用量及配伍，以防其辛温

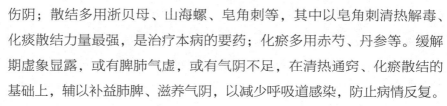

伤阴；散结多用浙贝母、山海螺、皂角刺等，其中以皂角刺清热解毒、化痰散结力量最强，是治疗本病的要药；化瘀多用赤芍、丹参等。缓解期虚象显露，或有脾肺气虚，或有气阴不足，在清热通窍、化瘀散结的基础上，辅以补益肺脾、滋养气阴，以减少呼吸道感染，防止病情反复。

（李岚整理）

⊙ 10. 滋阴潜阳，养血息风法治疗抽动障碍

杨某某，女，4岁。2011年4月12日初诊。

主诉：眨眼、耸鼻2个月余。

病史：2个月余来患儿出现时时眨眼、耸鼻，偶有咳嗽，晨起眼睑略水肿，纳可，咽稍红，舌红，苔薄白，脉浮数。患儿平时体质欠佳，有反复呼吸道感染病史。平时喜好油炸食品、饮料等食物。

诊断：抽动障碍（阴虚风动）。

辨治思路：患儿平素喜食油炸食品，素体阴虚内热，肾水不足，水不涵木，肝阳上亢，肝风内动，故有眨眼、耸鼻等症；抽动障碍中医虽无相应病名，但根据抽动的症状，可属中医慢惊风范畴，证属阴虚风动型。治疗当以滋阴潜阳，养血息风。

处方：天麻6g，钩藤9g，蝉蜕3g，荆芥6g，枸杞子6g，龟甲12g，炒赤芍6g，茯苓6g，车前子9g，白菊花6g，牡丹皮4.5g，白蒺藜6g，沙苑子6g，生薏苡仁12g，炙甘草2g。7剂。

二诊：抽动好转，眨眼、耸鼻减少，偶有咳嗽，晨起面稍水肿，咽稍红，舌红，苔薄白，脉浮数。治拟原方加减。

处方：天麻6g，钩藤9g，蝉蜕3g，枸杞子6g，炒赤芍6g，生地黄9g，沙苑子6g，白蒺藜6g，车前子9g，龟甲12g，北沙参6g，生薏苡仁12g，茯苓6g，杏仁4.5g，浙贝母6g，炙甘草2g。7剂。

三诊：抽动缓解，眨眼、耸鼻未作，晨起面稍水肿，咳嗽加剧，多汗，喉中有痰，纳可，多汗，舌红，苔薄白，脉浮数。外感又起，肺失宣降，治拟清肃肺气，养阴平肝。治拟止嗽散加减。

处方：桔梗6g，紫菀6g，白前6g，苦杏仁6g，浙贝母6g，川贝母3g，蝉蜕3g，荆芥6g，天麻6g，钩藤6g，白蒺藜6g，炒赤芍6g，北沙参6g，黄芩6g，炙甘草3g。7剂。

四诊：咳嗽已平，外感后抽动反复，眨眼、耸鼻加重，纳欠佳，咽稍红，舌红，苔薄白，脉浮数。治拟搜风清热，养阴平肝。

处方：天麻6g，钩藤6g，蝉蜕3g，石决明15g，全蝎3g，白蒺藜6g，炒赤芍6g，防风4.5g，桔梗6g，川贝母3g，北沙参6，黄芩6g，炙甘草3g。7剂。

五诊：抽动好转，耸鼻缓解，偶有眨眼，咽稍红，脉浮数，舌红，苔薄白。治拟滋阴潜阳，养血息风。

处方：天麻6g，生地黄12g，制何首乌12g，枸杞子9g，北沙参6g，龟甲12g，白菊花6g，白蒺藜9g，沙苑子6g，炒赤芍6g，麦芽12g，浙贝母6g，山海螺12g，茯苓6g，炙甘草3g。7剂。

六诊：抽动已平，眨眼、耸鼻未作，咽稍红，舌红，苔薄白，脉浮数。治拟原法。

处方：天麻6g，炒赤芍6g，生地黄12g，制何首乌12g，北沙参6g，龟甲12g，枸杞子9g，白菊花6g，白蒺藜9g，沙苑子6g，山海螺12g，茯苓6g，黄芩6g，三叶青6g，炙甘草3g。7剂。

继续"滋阴潜阳，养血息风"治疗2周后停药，随访1年患儿抽动未再发作。

按：抽动障碍因其表现为抽动，病程多长，故可归属于中医的慢惊风、抽搐等范畴。《素问·至真要大论》曰："诸风掉眩，皆属于肝。"因肝体阴而用阳，为风木之脏，主藏血，喜条达而主疏泄，肾阴不足，水不涵木，肝风内动。故本病与肝肾阴亏有关。

本例患儿平素喜食油炸食品，素体阴虚内热，肾水不足，肝风内动，故有眨眼、耸鼻等症。患儿首诊时，以抽动为主要症状，辨证为肝肾阴亏，肝阳上亢，风阳上扰，故治以补益肝肾，平肝息风，以天麻钩藤饮加减治疗，7剂后患儿抽动即明显减轻。但因平时易感，咳嗽时作，外感后又出现抽动，故需先治外感，以清肃肺气为先，兼予天麻、钩藤、蝉蜕等平肝息风。外感已平，则予以滋阴潜阳，平肝息风。另又予以生地黄、制何首乌、炒赤芍等养血活血，谓“治风先治血，血行风自灭”之理。

俞师善用全蝎治疗抽动症，全蝎主入肝经，性善走窜，既平息肝风，又搜风通络，为治痉挛抽搐之要药。虽祛风之力强，但辛燥有毒，小儿使用仍需谨慎。本例患儿年幼，病程尚短，病情尚轻，故全蝎未久用，剂量3g，中病即止。

（邬思远整理）

⊙ 11. 清肺豁痰法治疗毛细支气管炎

贾某某，男，10个月。2011年10月8日初诊。

主诉：咳嗽、气促时作1个月余。

病史：1个月余来咳嗽、气促时有发生，喉中痰鸣，咳嗽剧烈时有呕吐，纳欠佳，两肺听诊可闻及少许哮鸣音，舌红，苔薄白，脉浮数。患儿系足月剖宫产，出生后人工喂养，出生第45天即因“重症肺炎”住院治疗，至今共有4次因“支气管炎”“肺炎”住院病史，有严重的“湿疹”病史。

诊断：毛细支气管炎（痰热闭肺）。

辨治思路：患儿喂养失宜，护理不当，多次呼吸道感染后致肺脾气虚，易被风邪所袭，致肺气郁闭，宣降失司，清肃之令失职；脾虚失运，津聚成痰，痰浊阻于气道，气机升降失常，而出现咳嗽、气促、痰喘、哮鸣。治拟清肺降气，豁痰平喘。

处方：炙麻黄1.5g，杏仁6g，浙贝母4.5g，川贝母3g，黄芩6g，制半夏4.5g，炒葶苈子4.5g，百部4.5g，干地龙4.5g，桑白皮6g，荆芥6g，蝉蜕2g，炙甘草2g。4剂。

二诊：咳嗽、气促、痰鸣初控，偶有呕吐，纳减，两肺听诊未闻及干湿性啰音，舌红，苔薄白，脉浮数。治拟原法出入。

处方：炙麻黄1.5g，杏仁6g，浙贝母6g，川贝母3g，桑白皮4.5g，制半夏4.5g，黄芩4.5g，炒葶苈子4.5g，干地龙4.5g，百部4.5g，炒麦芽9g，砂仁4.5g，炙甘草2g。7剂。

三诊：咳嗽、气促、痰鸣经治疗后初平，近3天又作，咽稍红，皮肤有少许湿疹，两肺听诊未闻及干湿性啰音，舌红，苔薄白，脉浮数。仍拟原法。

处方：炙麻黄1.5g，杏仁4.5g，制半夏4.5g，陈皮4.5g，炙款冬花4.5g，桑白皮4.5g，黄芩4.5g，炒葶苈子4.5g，百部4.5g，干地龙4.5g，川贝母3g，炙甘草3g。7剂。

四诊：咳嗽、气促、痰鸣已平，纳少，皮肤少许湿疹，咽红渐消，两肺听诊未闻及干湿性啰音，舌红，苔薄白，脉浮数。拟原法续进。

处方：炙麻黄1g，杏仁4.5g，浙贝母4.5g，川贝母3g，炙款冬花4.5g，桑白皮4.5g，黄芩4.5g，白鲜皮4.5g，生薏苡仁9g，制半夏4.5g，炙甘草2g，茯苓6g。7剂。

五诊：咳嗽、气促未作，近日略有恶心，纳可，皮肤湿疹消退，两肺听诊未闻及干湿性啰音，舌红，苔薄白，脉浮数。治拟益气健脾，和中助运。

处方：制半夏6g，茯苓6g，陈皮4.5g，杏仁6g，浙贝母6g，川贝母3g，太子参6g，鸡内金4.5g，生山楂6g，砂仁6g，大枣12g，炙甘草3g。7剂。

按：患儿为剖宫产，人工喂养，平素护理不当。出生45天时患“肺炎”住院治疗，起病后肺脾气虚，易被风邪所袭，致肺气郁闭，宣降失司，清肃之令失职，痰浊阻于气道，故而出现咳嗽、气促、痰喘、哮鸣反复多次，为毛细支气管炎。

初诊拟清肺降气，豁痰平喘，予定喘汤加减。方中炙麻黄宣肺平喘，杏仁化痰降逆，浙贝母化痰止咳，川贝母润肺化痰，荆芥通窍，蝉蜕疏风利咽，制半夏化痰燥湿，桑白皮下气泻肺，黄芩清肺，炒葶苈子下气降逆，干地龙解痉豁痰，百部降气镇咳，炙甘草和中缓急。4剂后患儿明显好转，咳喘渐平，皮肤湿疹反复，继守原法，加白鲜皮祛风燥湿，生薏苡仁、茯苓健脾化湿。四诊后患儿咳嗽渐平，湿疹渐消，再以六君子汤加减以益气健脾，健运中州。共治疗6周而愈。

俞师在毛细支气管炎治疗中认为，炙麻黄为必用之味，因其辛温发散，年幼儿用之剂量宜轻，1岁以内婴儿宜用1～2g，炙麻黄合炒葶苈子一升一降，宣肃肺气，常配合使用。本病治疗中百部镇咳、干地龙解痉，能迅速缓解喘憋症状；浙贝母化痰，川贝母润肺，两者合用，取其化痰而不伤津，润燥而不碍湿，也为常用药对。

（陈华整理）

⊙ 12. 清肺养阴法治疗过敏性咳嗽

杨某某，男，6岁。2009年2月11日初诊。

主诉：反复咳嗽不愈2个月余。

病史：咳嗽反复迁延不愈2个月余，晨起或活动后咳嗽较著，喉间有痰，时有恶心，无呕吐，纳食欠佳，二便尚调，咽红，听诊两肺呼吸音略粗，未闻及干湿性啰音，舌红，苔薄白，脉浮数。过敏原检测尘螨过敏，否认有过敏性鼻炎、哮喘病史。

诊断：过敏性咳嗽（痰热蕴肺）。

辨治思路：外感风热之邪伤于肺卫，卫气郁遏，肺失清肃，肺气上逆而为咳嗽。邪郁日久，肺津失于输布，凝液成痰，停聚于内；宿痰伏藏于肺，痰热内蕴，气机郁滞，气血运行不畅，而致痰瘀胶结，病情迁延不愈。治拟清肃肺气，豁痰利咽，止嗽散合三拗汤加减。

处方：桔梗6g，紫菀6g，荆芥6g，百部6g，陈皮6g，白前6g，杏仁9g，浙贝母9g，炙款冬花9g，炙麻黄2g，丹参6g，制半夏6g，黄芩6g，蝉蜕3g，川贝母4.5g，炙甘草3g。7剂。

二诊：咳嗽减少，仍有间断咳嗽，咳痰转松，扁桃体肥大，夜寐有呼噜声，纳可，夜磨牙，两肺听诊未闻及干湿性啰音，舌红，苔薄白，脉浮数。治拟清肃肺气，疏风散结。

处方：桔梗6g，紫菀6g，荆芥6g，百部6g，川贝母4.5g，白前6g，杏仁9g，浙贝母9g，山海螺12g，茯苓9g，丹参6g，制半夏6g，黄芩

6g，蝉蜕3g，炙甘草3g。7剂。

三诊：咳嗽偶有，咽喉不利，扁桃体渐缩小，夜寐呼噜声减轻，纳少，两肺听诊未闻及干湿性啰音，舌红，苔薄白，脉浮数。治拟养阴清肺，散结消肿。

处方：北沙参9g，麦冬6g，黄芩6g，生地黄12g，山海螺12g，天花粉12g，玄参6g，浙贝母6g，鲜石斛20g，牛膝6g，桔梗6g，蝉蜕3g，生山楂6g，炙甘草3g。7剂。

四诊：咳嗽已平，扁桃体无红肿，夜寐呼噜声减轻，纳少，两肺听诊未闻及干湿性啰音，舌红，苔薄白，脉细数。治拟养阴清肺，活血化瘀。

处方：北沙参9g，麦冬6g，黄芩6g，生地黄12g，山海螺12g，天花粉12g，玄参6g，浙贝母6g，鲜石斛20g，牛膝6g，丹参6g，炒赤芍6g，炙甘草3g。4剂。

按：患儿病情反复2个月余，因外感风热之邪伤于肺卫，卫气郁遏，肺失清肃，肺气上逆而为咳嗽。邪郁日久，肺津失于输布，凝液为痰，停聚于内而成宿痰；宿痰伏藏于肺，气机郁滞，气血运行不畅，而致痰瘀胶结，病情迁延不愈。

本证为“外感咳嗽，痰热壅肺”之证，故治当清肃肺气，豁痰利咽。因本例病情反复2个月余，经多方治疗效果欠佳，观其咽喉常红，扁桃体肿大，夜寐有呼噜声，其病根在咽喉，因此用止嗽散以散其风热，三拗汤宣肺豁痰，并佐以活血化瘀、利咽散结之品以消肿散结。咳愈后以沙参麦冬汤滋养肺胃之阴，以固护其本而防疾病反复。调治1个月余后患儿痊愈。

（陈华整理）

⊙ 13. 疏风养血法治疗湿疹

谭某某，女，3岁。2009年6月24日初诊。

主诉：反复皮疹瘙痒1个月余。

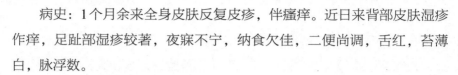

病史：1个月余来全身皮肤反复皮疹，伴瘙痒。近日来背部皮肤湿疹作痒，足趾部湿疹较著，夜寐不宁，纳食欠佳，二便尚调，舌红，苔薄白，脉浮数。

诊断：湿疹（风湿热盛）。

辨治思路：为“素体脾虚湿盛，外受风热之邪”所致风湿邪热相搏，发于肌肤则成湿疹。治拟清热疏风，健脾化湿。

处方：白鲜皮6g，生薏苡仁12g，荆芥6g，金银花9g，蝉蜕3g，茯苓9g，炒酸枣仁9g，炒麦芽12g，北沙参9g，生山楂9g，铁皮石斛6g，炙甘草3g。7剂。

二诊：肤痒好转，背部、足趾皮疹渐退，鼻尖部有湿疹，纳欠佳，大便尚调，舌红，苔薄白，脉浮数。

处方：太子参6g，炒白术6g，茯苓9g，陈皮6g，生薏苡仁12g，白鲜皮6g，牡丹皮6g，丹参9g，炒酸枣仁9g，炒麦芽12g，生山楂9g，鸡内金6g，荆芥6g，炙甘草3g。7剂。

二诊后守方治疗1周，湿疹渐消。

按：本病乃湿邪为害，为素体脾胃不足、调养失宜，致脾虚不运，聚而生湿，内生之湿邪与外感之风热相合，外发肌肤而致本病。治疗当以“清热疏风，健脾化湿”为法，佐以养血祛风。初用白鲜皮、荆芥、蝉蜕疏风，金银花清热，生薏苡仁、茯苓健脾化湿，佐以北沙参、铁皮石斛益气养阴，炒麦芽、生山楂健运中焦。皮疹渐退、肤痒好转后，去蝉蜕、金银花以减清热疏风之力，加太子参、炒白术、陈皮以增健运脾胃之功，并加牡丹皮、丹参以养血疏风。用药3周后疗效明显，渐愈。

湿疹患儿为过敏性体质，病情易反复，治疗应注重扶正固本。当以健脾除湿为要，并依据“治风先治血”的原则，适加养血疏风之品，以达邪去正安的目的。

（陈华整理）

⊙ 14. 益气固表法治疗汗证

唐某某，男，3岁。2009年9月23日初诊。

主诉：多汗近2年。

病史：近2年来动辄汗出，入寐时汗出淋漓，湿透衣被，后半夜略减少。曾服“童康片”及一些中药，稍有好转后又作。面色少华，喜吃零食，脐腹易作痛，舌红，苔薄白，脉细数。平素体质一般，每年感冒4～5次。

诊断：汗证（肺卫不固）。

辨治思路：患儿肺气虚弱，卫表不固，津液外泄而自汗、盗汗，平素反复，易罹外感。治拟益气固表。

处方：生黄芪6g，防风4.5g，炒白术6g，太子参6g，铁皮石斛6g，龟甲12g，麻黄根6g，地骨皮6g，穞豆衣6g，生山楂6g，炒麦芽12g，五味子3g，炒赤芍6g，大枣12g，炙甘草3g。7剂。

二诊：汗出明显好转，活动后稍有汗出，夜寐尚安，入睡时汗出渐收，纳启，无腹痛，二便可，舌红，苔薄白，脉浮数。

处方：生黄芪6g，防风4.5g，炒白术6g，太子参6g，铁皮石斛6g，龟甲12g，麻黄根6g，地骨皮6g，穞豆衣6g，生山楂6g，炒麦芽12g，五味子3g，鸡内金6g，大枣12g，炙甘草3g。14剂。

按：本例为汗证治疗验案。汗是由皮肤排出的一种津液，汗液能润泽皮肤，调和营卫。小儿由于形气未充、腠理疏薄，加之生机旺盛、清阳发越，在日常生活中比成人容易出汗。天气炎热，衣被过多，剧烈活动后出汗且无其他疾病，就不属病态。若动辄汗出，睡中后半夜汗出淋漓就是病态。

本证患儿面色少华，平时挑食，容易反复感冒，为“肺气虚弱，卫表不固”之证，治疗拟玉屏风散以益气固表。但因病程较长，反复不愈，长期多汗、盗汗，易致气阴两虚，故在益气固表的同时合以生脉散加减以养阴敛汗，治疗1周疗效明显，继续原法守方，2周而愈。

（陈华整理）

⊙ 15. 温阳利水法治疗睾丸鞘膜积液

金某某，男，2岁。2014年5月14日初诊。

主诉：发现右侧睾丸鞘膜积液3个月余。

病史：3个月余前患儿右侧阴囊明显大于左侧，透光试验（+），有反复呼吸道感染病史，常流口水，纳少，大便易溏，舌红，苔薄白，脉细数。

诊断：水疝（脾虚湿盛）。

辨治思路：本病的发病与脾、肾、肝三脏相关，主要病机为脾肾不足，肝郁寒凝。脾失健运，气化不利，三焦水道气机不畅，水湿流注，聚于睾丸而不散，脾失运化，则见纳少便溏，肺脾不足，易感冒；肾为先天之本，素有肾阳不足，则元阳不得温煦周身，水液气化蒸腾无力，流聚阴囊，而成水疝；此外，足厥阴肝经绕阴器，络睾丸，肝经枢机不畅，肝气郁滞，气滞则寒凝血瘀，与本病的发生密切相关。故治拟健脾利湿、温阳疏肝，五苓散合六君子汤加减。

处方：太子参6g，白术6g，茯苓6g，陈皮4.5g，小青皮2g，炒赤芍6g，生山楂6g，生黄芪6g，泽泻6g，车前子9g，荔枝核6g，小茴香4.5g，制半夏4.5g，猪苓6g，桂枝2g，炙甘草3g。7剂。

二诊：右侧阴囊明显缩小，鞘膜积液减少，纳仍较少，喜咬手指，大便正常，出现鼻衄，量少，舌红，苔薄白，脉细数。

处方：太子参6g，白术6g，茯苓6g，陈皮4.5g，小青皮2g，炒赤芍6g，生山楂6g，生黄芪6g，泽泻6g，车前子9g，荔枝核6g，小茴香4.5g，制半夏4.5g，猪苓6g，鸡内金6g，砂仁6g，炙甘草3g。7剂。

三诊：鞘膜积液进一步减少，纳食渐增，时有流口水，喜咬手指，偶有鼻衄，舌红，苔薄白，脉细数。

处方：太子参6g，白术6g，茯苓6g，泽泻6g，车前子9g，猪苓6g，荔枝核6g，小茴香4.5g，小青皮3g，牛膝4.5g，牡丹皮4.5g，白茅根12g，生山楂6g，鸡内金4.5g，炙甘草3g。7剂。

四诊：鼻衄未发，大便溏薄又起，舌红，苔薄白，脉细。

处方：太子参6g，白术6g，茯苓6g，泽泻6g，车前子9g，猪苓6g，荔枝核6g，小茴香4.5g，小青皮3g，牛膝4.5g，菟丝子6g，生山楂6g，鸡内金4.5g，炙甘草3g。7剂。

治疗后大便转实，守方治疗1周，两侧阴囊基本对称，透光试验（－），嘱停药观察，3个月后复诊未复发。

按：患儿初诊时有纳少、大便易溏、流口水等脾虚之象，脾虚则水运失司，下注阴囊，则见鞘膜积液，治以健脾利湿、温阳疏肝。方中五苓散合六君子汤健脾益气，温阳利水，加黄芪、生山楂健运脾气，加车前子通利小便，合以荔枝核、小茴香、小青皮疏肝行气、温阳散寒，炒赤芍活血化瘀。7剂后鞘膜积液显著减少，但出现鼻衄，此为血热妄行之故，遂去具温热之性的桂枝，变五苓散为四苓散以健脾利水，加鸡内金、砂仁以助脾运。三诊时仍有鼻衄，遂在健脾利水、疏肝温阳的基础上，予牡丹皮、白茅根凉血止血。四诊时，鼻衄好转，但出现便溏，故去具有寒凉之性的牡丹皮、白茅根，继续予以健脾利水，疏肝温阳，并予补益肾阳，加用菟丝子、牛膝以平补肾阳，巩固疗效。在治疗过程中，需考虑小儿易虚易实、易寒易热的体质特点，准确把握温热药物与寒凉药物运用的时机。本案中桂枝引起鼻衄，白茅根、牡丹皮引起便溏，即体现小儿易从阳化热和脾常不足的体质特点。俞师对于这些药物的取舍，体现了“中病即止”的遣药理念。同时，在方剂和药物的选择中，体现了俞师“选药平和，兼顾口感”的处方特色。

（邬思远整理）

师承医案实录

⊙ 1. 感冒（急性上呼吸道感染）案

童某某，男，4岁，2009年11月7日初诊。

主诉：发热咳嗽4天。

病史：患儿4天前发热，高热不退，维持在40℃左右，汗出不畅，用布洛芬混悬液（美林）等退热药，热退后旋升，伴咳嗽，阵咳有痰，无气促，用头孢呋辛、阿奇霉素等抗生素静脉滴注无好转。胃纳差，咽不利，夜寐不宁，二便尚调。患儿平时体质偏差，易感冒，有多次肺炎史，有2次喘息性支气管炎史。否认药物、食物等过敏史。

体格检查：一般可，咽红，心肺听诊阴性，面赤，舌红，苔薄白，脉浮数。

辅助检查：血常规示白细胞计数（WBC）5.6×10^9/L，中性粒细胞比例（N）46.2%，淋巴细胞比例（L）51.4%，C反应蛋白（CRP）＜1mg/L；胸片提示两肺纹理增多。

中医诊断：感冒（风热型）。

西医诊断：急性上呼吸道感染。

治则治法：辛凉解表，宣肺止咳。

处方：金银花12g，连翘9g，淡竹叶9g，鲜芦根20g，大力子6g，淡豆豉12g，桔梗4.5g，荆芥9g，黄芩6g，三叶青6g，青蒿6g，蝉蜕3g，炙麻黄2g，杏仁6g，大青叶6g，鲜铁皮石斛9g，生甘草3g，羚羊角粉0.3g（另吞）。4剂。

二诊：体温降至37.5℃左右，咳嗽逐渐增多，有痰难咯出，咽红，心肺听诊阴性，舌红，苔薄白，脉浮数。风热外邪渐祛，肺气失宣。治拟辛凉疏解，宣肺止咳。

处方：金银花12g，连翘9g，炙麻黄2g，杏仁6g，黄芩6g，鲜铁皮石斛9g，青蒿9g，鲜芦根20g，大力子6g，大青叶6g，炙款冬花6g，瓜蒌皮6g，桑白皮6 g，浙贝母9g，生甘草3g，羚羊角粉0.3g（另吞）。4剂。

三诊：热退，咳嗽好转，喘息未发作，胃纳欠佳，神疲乏力，咽稍红，舌红，苔薄白，脉浮数。治拟和解表里，益气固表。

处方：柴胡6g，黄芩6g，太子参6g，姜半夏9g，茯苓9g，蝉蜕4.5g，浙贝母9g，丹参6g，白花蛇舌草12g，生玉竹9g，黄芪6g，炒白术6g，防风4.5g，铁皮石斛6g，大枣12g，炙甘草3g。7剂。

继承人体会：儿科门诊中十之五六为上呼吸道感染的患儿，病原十之八九为病毒，西药尚缺少安全特效的抗病毒药物，病毒性感冒用抗生素治疗无效，不规范使用可产生耐药性，造成体质虚弱，反复易感。中医中药治疗病毒感染有优势，可因人、因时、因地制宜。在流感防治中，取得了很好的疗效。

小儿纯阳之体，感冒易于寒从热化，或热为寒闭，形成寒热夹杂证，单用辛凉药汗出不透，单用辛温药助热化火，故常辛凉辛温药并用。故俞师选用银翘散加减治疗小儿感冒。俞师认为治外感总以解表为第一要义，治疗原则为逐邪外出，使表邪仍从表解。古人有言："善治者治皮毛。"治外感病需从里达表，以逐邪外出、不留病根、不使外邪内陷为首要。切忌一见高热就以大剂苦寒药强遏，反致外邪凉遏而内伏，故俞师很少用石膏等药，因其寒凉不利于透邪，且易败胃。治疗时行感冒时，需加重清热解毒之品，如大青叶、板蓝根、三叶青等。

小儿感冒多兼夹证，可夹滞，夹痰，夹惊，中医辨证论治，处方因人而异。此例患儿体质较差，每次感冒后很快就发展为肺炎。外感疫邪较重时，稍有不慎，即可发生变症，发展成肺炎喘嗽，故需先证而治，"治未病"。患儿经中药治疗后，体温平稳下降，咳嗽未加剧，未发展成为肺炎，家长对此颇为满意。

指导老师点评：发热乃儿科常见之证，退热是儿科医生的一大法门，热大多因感冒引起，银翘散乃有效之方，此方辛凉平剂，适用于江南温热之地，重在辛凉宣透。为确保体温能尽快下降而不反弹，我常在处方中加入三青（大青叶、三叶青、青蒿）。大青叶这味药苦寒较甚，不宜重用，常用量3～6g即可，否则易吐。

（李岚整理，俞景茂点评）

⊙ 2. 乳蛾（急性扁桃体炎）案

洪某某，男，6岁。2009年3月11日初诊。

主诉：反复发热、咽喉肿痛1个月余。

病史：1个月余来反复发热，体温最高达39.5℃，伴咽喉肿痛，曾经西药输液及口服治疗后好转。但身热反复，1个月来发热3～4次，时有咽痛、咳嗽。近日患儿咽痛加剧，1天前起身热又起，体温38～39℃，汗出不畅，稍有咳嗽，无鼻塞流涕。纳食欠佳，二便尚调。夜寐多梦，呼噜声重。患儿平素容易感冒，喜食甜腻油炸食品。

体格检查：体温38.5℃，一般情况可，咽充血，扁桃体Ⅲ°肿大，心肺听诊无殊，舌红，苔薄白，脉浮数。

辅助检查：血常规示WBC $7.2×10^9$/L，N 46%，L 54%，血红蛋白（Hb）105g/L，血小板（Plt）$151×10^9$/L。

中医诊断：乳蛾（风热外侵）。

西医诊断：急性扁桃体炎。

治则治法：疏风清热，消肿利咽。

处方：金银花12g，连翘9g，黄芩6g，淡竹叶9g，荆芥6g，大力子6g，桔梗6g，浙贝母9g，山海螺12g，玄参6g，三叶青6g，天花粉12g，鲜铁皮石斛6g，炙甘草3g。5剂。

二诊：身热已净，咽痛好转，偶有咳嗽，咽红而肿，扁桃体Ⅱ°肿大，夜寐呼噜声减轻，纳食欠佳，二便尚调。舌红，苔薄白，脉浮数。治拟和法调之。

处方：柴胡6g，太子参6g，黄芩6g，制半夏6g，鲜铁皮石斛6g，生山楂9g，鸡内金6g，炒麦芽12g，浙贝母9g，山海螺12g，天花粉12g，三叶青4.5g，丹参6g，炙甘草3g。7剂。

三诊：扁桃体肥大好转，夜寐呼噜声渐消，纳食略增，易兴奋，难入寐，二便尚调。舌红，苔薄白，脉细数。治拟益气固表，养心宁神。

处方：北沙参9g，鲜铁皮石斛6g，浙贝母9g，山海螺12g，黄芩6g，生黄芪6g，炒白术6g，防风4.5g，炒酸枣仁12g，丹参6g，远志4.5g，茯神12g，生山楂6g，大枣12g，炙甘草3g。7剂。

继承人体会：乳蛾有急性乳蛾和慢性乳蛾之分，急性乳蛾起病急、病程短，而失治、误治伤阴后可致病程迁延、反复，不愈而成慢性乳蛾。本例为急性起病，经治后余邪未清，反复发作，近日新发，急则治其标，先以疏风清热，消肿利咽，方以银翘散为主，更加黄芩、三叶青以加强清热解毒之力，浙贝母、山海螺、玄参以增消肿利咽之功，天花粉散结消肿，鲜铁皮石斛清热养阴。热退表解后以小柴胡汤和法调之，使余邪得清，枢机得利。患儿平素易感，邪祛后再以玉屏风散加减益气固表以培其本。

本例乳蛾虽为急性乳蛾，但病情反复、病程迁延，故治疗当有别于急性乳蛾，清热解毒药应中病即止，以防苦寒伤胃；祛邪过程中不忘扶正，使邪从里而清，不留余邪；邪祛后更应固表培本，以扶其正，使“正气存内，邪不可干”，增强抗病能力。

指导老师点评：此案的要领是标本、先后、缓急，处理得当，其效自显。乳蛾可谓儿科呼吸道常见病。五官科医师针对局部的治疗比较多，一旦肿大，就建议手术摘除。能否从整体着眼，不手术而治愈？值得儿内科医师思考。这方面中医药有一定的优势，本案可见一斑。

（陈华整理，俞景茂点评）

⊙ 3. 聤耳（急性化脓性中耳炎）案

鲍某某，男，9岁。2009年6月17日初诊。

主诉：发热伴左耳痛3天。

病史：患儿3天来发热，体温39℃左右，伴左耳痛，有液体流出，汗出不畅，用多种抗生素静滴抗感染治疗均过敏，故求治于中医。面色少华，胃纳减少，大便溏烂。患儿既往体质偏差，平素易感，咳嗽。有青霉素、头孢菌素、阿奇霉素过敏史。

体格检查：一般可，咽红，扁桃体肿大，左耳牵拉痛，可见脓液流出，心肺听诊阴性，舌红，苔薄白，脉浮数。

辅助检查：血常规示WBC 15.6×10^9/L，N 75.2%，L 23.2%，CRP 52mg/L；五官科检查所见示左耳鼓膜充血，有脓液流出，诊为急性化脓性中耳炎。

中医诊断：聤耳（风热型）。

西医诊断：急性化脓性中耳炎。

治则治法：辛凉解表，清热解毒。

处方：金银花12g，白茅根12g，牡丹皮6g，连翘9g，淡竹叶6g，荆芥6g，桔梗6g，玄参6g，生地黄12g，三叶青6g，野荞麦根12g，皂角刺6g，生山楂6g，鲜铁皮石斛6g，炙甘草3g。4剂。

二诊：仍有低热，体温37.9℃，耳道内仍有少许脓液流出，咳嗽增多，咽红，扁桃体肿大，夜间呼噜声较重，心肺听诊阴性，胃纳欠佳，舌红，苔薄白，脉浮数。治拟辛凉解表，清热解毒。

处方：金银花12g，三叶青6g，鲜铁皮石斛6g，荆芥6g，山海螺12g，野荞麦根12g，连翘9g，淡竹叶6g，黄芩6g，天花粉12g，大力子6g，淡豆豉12g，桔梗6g，浙贝母6g，杏仁6g，玄参6g，生山楂6g，蝉蜕3g，炙甘草3g，羚羊角粉0.3g（另吞）。7剂。

三诊：热退，耳道渗液减少，稍咳嗽，咽红，扁桃体肿大，呼噜声未消，舌红，苔薄白，脉浮数。治拟和法调之。

处方：柴胡6g，黄芩6g，太子参6g，姜半夏6g，茯苓9g，蝉蜕4.5g，白花蛇舌草12g，浙贝母9g，丹参6g，生玉竹9g，炙甘草3g，大枣12g，三叶青6g，野荞麦根9g，山海螺12g，鲜铁皮石斛9g。7剂。

四诊：耳道渗出减少，神怠，纳少，面色少华，心肺听诊阴性，舌红，苔薄白，脉浮数无力。

处方：生黄芪6g，炒白术6g，太子参6g，铁皮石斛6g，黄芩6g，柴胡6g，炒麦芽12g，生山楂6g，鸡内金6g，三叶青4.5g，龟甲12g，炙甘草3g。7剂。

继承人体会：儿童抵抗力差，中耳周围骨壁薄，通向咽部的咽鼓管较成人的短、粗、直，这些结构上的弱点都造成小儿易患中耳炎。小儿上呼吸道感染常易并发中耳炎，常表现为耳痛、耳道流脓等。

患儿属易感儿，平时体质较差，此次上呼吸道感染后并发急性化脓性中耳炎，血常规示WBC及CRP偏高，提示细菌感染，故可用抗生素治疗，但患儿对多种抗生素过敏，故求治于中医。急性化脓性中耳炎属中医聤耳、脓耳的范畴，治疗以清热解毒、活血排脓为主。病初邪在表，需用银翘散加减，辛凉解表，发汗退热，在此基础上加用三叶青、野荞麦根、皂角刺，以清热解毒、活血排脓，治疗中耳炎。

但该患儿正气虚弱，故病程迁延，热退后，耳道仍渗液不止，若调摄稍有差池，即可病情反复或加重，故在恢复期以和解表里方调理，兼清热毒。待耳中渗液消失后，及时补气固表，提高免疫力，从本图治，防止再次发生呼吸道感染而并发中耳炎，或转成慢性中耳炎。

指导老师点评：治疗本例急性化脓性中耳炎患儿，先清、后和、再补而取效，清用银翘散加味，和用小柴胡汤加味，补用玉屏风合小柴胡善后，关键在清，在多种抗生素过敏的情况下，不得已用中药治疗，同样取效，可见中医药的优势。

（李岚整理，俞景茂点评）

⊙ 4. 咳嗽（喉软化症）案

陈某某，女，3个月。2010年1月5日初诊。

主诉：咳嗽、气急、痰鸣2个月余。

病史：患儿出生后不久喉中即出现痰鸣声，时有气急，咳嗽阵作，反复不愈。母乳喂养，吃奶量少，时有哭吵，大便溏烂，一天解5～6次，夹有黏液，无脓血。患儿生长偏缓，体重不增。第一胎，第一产，足月顺产，出生体重2.6kg。有喉软化症。

体格检查：一般可，面色苍白，咽稍红，听诊两肺呼吸音粗，闻及少许痰鸣音，舌红，苔薄白，脉浮数而细。

辅助检查：大便常规正常。

中医诊断：咳嗽（脾虚痰蕴）。

西医诊断：喉软化症。

治则治法：健脾化痰，清肃肺气。

处方：制半夏6g，陈皮4.5g，茯苓6g，炒葶苈子4.5g，浙贝母6g，川贝母3g，白僵蚕6g，杏仁6g，鹿角霜12g，炙麻黄1g，生山楂6g，干地龙4.5g，炙甘草3g。4剂。

二诊：咳嗽渐平，喉中痰声渐消，纳稍启，大便溏烂，一天解2～3次，听诊两肺呼吸音粗，面色苍白。舌红，苔薄白，脉浮数。治拟健脾化痰，和中助运。

处方：太子参4.5g，炒白术6g，茯苓6g，陈皮4.5g，制半夏4.5g，山楂炭6g，砂仁6g，鹿角霜12g，川贝母2g，浙贝母4.5g，防风3g，煨葛根9g，乌梅炭6g，炙甘草2g。5剂。

三诊：咳嗽又起，气促，喉中痰声重浊，鼻稍塞，听诊两肺可闻及干啰音及痰鸣音，纳少，大便稍烂，一天解2次。舌红，苔薄白，脉浮数。治拟清肃肺气，疏风豁痰。

处方：炙麻黄1.5g，杏仁6g，浙贝母6g，川贝母3g，炙款冬花6g，陈皮4.5g，桑白皮6g，黄芩4.5g，制半夏4.5g，炒葶苈子4.5g，白僵蚕4.5g，炙甘草3g。4剂。

四诊：喉中痰音重浊，气稍促，咳嗽减少，纳食欠佳，听诊两肺呼吸音粗，未闻及干湿啰音。舌红，苔薄白，脉浮数。治拟原法出入。

处方：炙麻黄1.5g，杏仁6g，浙贝母6g，川贝母3g，制半夏6g，砂仁4.5g，生山楂6g，黄芩4.5g，炒葶苈子4.5g，炙款冬花6g，鹿角霜9g，鸡内金3g，炒稻芽12g，炒麦芽12g，炙甘草3g。7剂。

五诊：咳嗽渐平，易呛奶，喉中有痰声，纳少，听诊两肺呼吸音粗，舌红，苔薄白，脉细数。治拟原法续进。

六诊：痰声渐消，偶咳，母乳不足，添加奶粉混合喂养，面色渐华，两肺听诊无殊，舌红，苔薄白，脉细。治拟清肃肺气，健脾壮骨。

处方：炙麻黄1g，杏仁4.5g，浙贝母4.5g，川贝母3g，炙款冬花6g，制半夏4.5g，生山楂6g，砂仁6g，鹿角霜12g，蝉蜕2g，化橘红4.5g，茯苓6g，黄芩3g，炙甘草2g。7剂。

七诊：稍有咳嗽，喉中有痰，纳渐启，体重渐增，大便转调，一天解1次。面色红润，两肺听诊无殊。舌红，苔薄白，脉细。治拟清肺化痰，健脾壮骨。

处方：杏仁4.5g，浙贝母4.5g，川贝母3g，炙款冬花6g，制半夏4.5g，生山楂6g，砂仁6g，鹿角霜12g，蝉蜕2g，化橘红4.5g，茯苓6g，荆芥4.5g，鸡内金4.5g，北沙参6g，炙甘草3g。7剂。

八诊：晨起喉中稍有痰声，无咳嗽，听诊无殊，舌红，苔薄白，脉细。治拟健脾助运，壮骨豁痰。

处方：制半夏6g，陈皮4.5g，茯苓6g，炒白术6g，杏仁6g，浙贝母6g，川贝母3g，桔梗4.5g，生山楂6g，砂仁4.5g，北沙参6g，炙甘草2g，鹿角霜12g。14剂。

患儿经中药治疗后诸症好转，咳嗽已平，喉中痰鸣渐消。胃纳尚佳，二便尚调。生长发育渐趋正常，体重明显增加，面色红润，乳牙始萌2颗。继以补脾壮骨调治2个月余。

继承人体会：本例为咳嗽（喉软化症）治疗验案，属脾虚痰蕴之证，初诊治疗当健脾化痰为主。但患儿咳嗽反复迁延，肺气失宣，升降失司，故合三拗汤清肃肺气，豁痰平喘。由于患儿喉软化症，生长偏缓，素体虚弱，肺脾不足，肾虚骨弱，治疗需注重治本，加鹿角霜温肾壮骨，同时因脾虚之体酌加生山楂以健脾助运。二诊咳嗽气急好转后，以六君子汤健脾化痰，和中助运。因患儿又出现腹泻，属脾虚运化失健，故加葛根、山楂炭、乌梅炭以运脾理气，涩肠止泻。

患儿因肺脾肾不足，治疗过程中仍反复患新的感冒，急则治其标，为风热犯肺之证，拟定喘汤清肺化痰。但需重视其本虚之体，时时顾护脾胃，并予健脾壮骨以固其本。外感渐清后，仍以二陈汤加味健脾助运，壮骨豁痰。邪尽咳除后再以六君子汤加味健脾壮骨，调理患儿体质。经治疗3个月余，患儿咳嗽平，喉中痰鸣声消失，面色红润，纳增齿萌，体重增加，生长发育渐趋正常。

本例患儿为喉软化症，该病是由于喉软骨发育不成熟、软化导致吸气时声门上部软组织向喉内塌陷引起的气道阻塞，为喉软骨与其他喉结构和组织发育不良的综合表现，临床上表现为喉喘鸣和不同程度的气道阻塞。发病最常见是在出生后2周，出生6个月时症状最为严重，之后稳定并逐渐缓解，18～24月龄时症状消失。半数以上患儿出现营养不良，其营养欠佳系吮奶或进食时呼吸迫促、呛咳、难以喂养所致，因此影响发育成长。上呼吸道感染对患儿威胁甚大，可因喉部水肿而进一步缩窄喉管，亦可继发肺炎或呼吸窘迫症。并发气管软化者症状更重，气管切开亦往往难以彻底缓解呼吸困难。因此，必须谨防上呼吸道感染，避免喉水肿。

本例患儿治疗中始终注意调理体质，增强其抗病能力，预防反复上呼吸道感染。尤其重视壮骨培本，始终用鹿角霜温肾壮骨，外感时以培本扶正而增加祛邪能力，邪去后以壮骨促进生长；同时注重调理脾胃，用二陈汤健脾化痰，六君子汤益气健脾，使脾运得健，后天得养，气血生化充足；由于小儿素体虚弱，用药需谨慎不可过用。麻黄为小儿咳喘治疗中的良药，但在使用麻黄宣肺时需掌握药量，不宜量大，尤其是体质虚弱的小婴儿，起效后应逐渐减量，中病即止，以防耗气伤正。

指导老师点评：本例初诊时系生后3个月，已经西医住院治疗，咳嗽气急痰鸣未已，喉中喘息声较著，听诊可闻及少许痰鸣音，可见病情仍迁延未已。从中医看来，此时表未解，而里未和，痰阻气道，加上肺气不足，成而未全，全而未壮，本虚而标实，法当先化痰止咳，解痉平喘，而后健脾补肾，壮骨促长。先后调治5个月余，终于诸症渐平，生长趋壮，病儿现已3岁，患病后又来复诊，发育良好，活泼可爱，体魄已健壮矣。

（陈华整理，俞景茂点评）

⊙ 5. 咳嗽（变应性喉炎）案

项某，男，14岁。2010年5月22日初诊。

主诉：咳嗽1个月余。

病史：患儿1个月余前咳嗽，咳声剧烈，难以自制，痰少难咯，声音嘶哑，咽痒明显，喜清嗓，多汗。在当地医院诊为慢性咽喉炎，曾间断服用抗生素、止咳糖浆、润喉片等治疗，无好转。我院五官科喉镜检查示变应性喉炎。

体格检查：一般可，咽红，扁桃体Ⅰ°肿大，肺部听诊无殊，形体略胖，舌红，苔薄白，脉沉。

辅助检查：喉镜显示杓状软骨黏膜苍白水肿，声带稍水肿，考虑变应性喉炎。胸片提示心肺膈未见明显异常。

中医诊断：咳嗽（风咳）。

西医诊断：变应性喉炎。

治则治法：清泻肺热，疏风利咽。

处方：炙麻黄3g，杏仁9g，桔梗6g，百部9g，紫菀6g，浙贝母9g，川贝母6g，桑白皮9g，制半夏6g，黄芩6g，荆芥6g，丹参6g，地骨皮6g，炙甘草3g。7剂。

二诊：咽痒声哑好转，仍有阵发性剧烈咳嗽，痰少，夜咳好转，纳可，汗减，听诊无殊，舌红，苔薄白，脉沉。

处方：百部9g，桔梗6g，川贝母6g，浙贝母9g，紫菀6g，威灵仙9g，荆芥6g，杏仁9g，白前9g，炒白芍6g，前胡6g，蝉蜕3g，丹参6g，黄芩6g，木蝴蝶4.5g，干地龙6g，白僵蚕6g，炙甘草3g。7剂。

三诊：咽痒声哑好转，仍有单声咳嗽，痰少，咳嗽减轻，夜咳好转，纳可，汗减，听诊无殊，舌红，苔薄白，脉沉。

处方：百部9g，桔梗6g，川贝母6g，浙贝母9g，紫菀6g，北沙参9g，荆芥6g，杏仁9g，白前9g，麦冬6g，前胡6g，蝉蜕3g，丹参6g，黄芩6g，木蝴蝶4.5g，炙甘草3g。7剂。

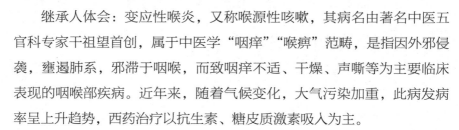

继承人体会：变应性喉炎，又称喉源性咳嗽，其病名由著名中医五官科专家干祖望首创，属于中医学“咽痒”“喉痹”范畴，是指因外邪侵袭，壅遏肺系，邪滞于咽喉，而致咽痒不适、干燥、声嘶等为主要临床表现的咽喉部疾病。近年来，随着气候变化，大气污染加重，此病发病率呈上升趋势，西药治疗以抗生素、糖皮质激素吸入为主。

干祖望认为：“痒证之作，可源于津枯，更有发自郁火。”《丹溪心法·咳嗽十六》中曰：“干咳嗽难治，此系火郁之证。”本例患儿平素喜食肥甘厚味辛辣之品，形体壮实，郁而化火，火邪炼液凝胶为痰，则痰黏难咯；又正值春季，春暖花开，风邪盛行，外感风邪，风痰夹郁火，壅结于喉，故咽痒而咳，声嘶，咯痰不畅，迁延不愈。因此，俞师治疗以止嗽散合泻白散加减。止嗽散化痰降气，温而不燥、润而不腻；方中以百部为君，百部含百部碱，能降低呼吸中枢兴奋性，抑制咳嗽反射而奏止咳之效；泻白散用桑白皮、地骨皮清泻肺热，降逆止咳。患儿病在咽喉，故加桔梗、木蝴蝶、大力子、威灵仙等利咽。久病必瘀，故加用丹参以活血，取“养血以疏风，血行则风自灭”之义。后加用北沙参、麦冬等以育阴润燥，白僵蚕、干地龙、白芍等疏风定痉。

俞师认为同一气道同一疾病，变应性喉炎有可能发展为咳嗽变异性哮喘，故需先证而治，治以清肃肺气，疏风抗过敏。本病亦需避免接触变应原，尽量找出致敏的变应原并加以防避，虽然完全避免接触变应原难以实现，但减少与环境中变应原的接触可缓解症状，并有助于提高药物的效果。

指导老师点评：本例连续不断地剧烈咳嗽，咳声响亮，难以自制，无法上课，与普通咳嗽不同，故暂且冠名为“风咳”。《素问·风论》曰：“风者善行而数变。”又说：“故风者百病之长也，至其变化，乃为他病也，无常方，然致有风气也。”说明风邪致病的多发性与多样性，先用止嗽散合桑白皮、地骨皮针对咳证，后用育阴润燥、疏风定痉之剂收功，故喉源性咳嗽除过敏因素外，尚要注意喉肌痉挛，故名之曰“风咳”。

（李岚整理，俞景茂点评）

⊙ 6. 鼻鼽（过敏性鼻炎）案

何某某，男，4岁。2010年12月8日初诊。

主诉：反复鼻塞流涕、喷嚏半年余。

病史：患儿半年余来，反复鼻塞、流涕，晨起喷嚏频频，诊断为过敏性鼻炎，经西药（具体不详）治疗效果不明显。平时易感，曾患肺炎住院3次。半月前因支气管肺炎住院治疗好转，近日时有咳嗽，晨起喷嚏频作，遇冷尤甚，鼻流清涕，鼻痒不适。胃纳欠佳，二便尚调。早产儿，人工喂养。

体格检查：一般可，咽红，扁桃体Ⅰ°肿大，两肺听诊无殊。舌红，苔薄白，脉浮数。

辅助检查：五官科检查所见示鼻黏膜充血，鼻甲轻度肿胀。

中医诊断：鼻鼽（肺脾气虚，余邪未净）。

西医诊断：过敏性鼻炎。

治则治法：补气固表，疏风通窍。

处方：柴胡6g，太子参6g，炒白芍6g，生黄芪6g，黄芩6g，制半夏6g，铁皮石斛6g，地骨皮6g，辛夷6g，蝉蜕3g，生山楂6g，炒白术6g，防风3g，炙甘草3g。7剂。

二诊：咳嗽已平，鼻塞、流涕好转，鼻痒已除，晨起喷嚏仍多，咽稍红，扁桃体无肿大，胃纳略增，寐时汗出。两肺听诊无殊，舌红，苔薄白，脉浮数。治拟原法出入。

处方：柴胡6g，太子参6g，炒白芍6g，生黄芪6g，黄芩6g，制半夏6g，铁皮石斛6g，苍耳子6g，辛夷6g，蝉蜕3g，生山楂6g，丹参6g，防风3g，白芷6g，炙甘草3g。7剂。

三诊：晨起稍有鼻塞，无流涕，喷嚏减少，咽红已消，胃纳尚可，二便尚调，夜寐汗出仍多，舌红，苔薄白，脉细。治拟益气固表，健运中州。

处方：太子参6g，炒白术6g，生黄芪6g，制半夏6g，茯苓6g，防风

3g，陈皮6g，辛夷6g，蝉蜕3g，丹参6g，生山楂6g，穞豆衣6g，铁皮石斛6g，炙甘草3g。14剂。

药后患儿无鼻塞流涕，遇冷后偶有喷嚏，纳便尚调。继续原法续进2周，停药后随访8月未复发。

继承人体会：患儿1年余来因“支气管肺炎”曾住院3次，体虚余邪未尽而新感又起，加之早产、人工喂养，先天不足，后天喂养失宜，而致素体肺脾不足。且久病和抗生素治疗亦损伤正气，内无以充养，外无以御邪，脾土虚则无以生养肺金，肺气虚则易为外邪侵袭，两脏互损，易感而无力祛邪外出，易致表里失和，余邪久恋不去。

患儿首诊时为肺脾气虚，余邪未净，以小柴胡汤和解表里，加辛夷、苍耳子、白芷加强疏风通窍之功。三诊后患儿诸证渐缓，唯汗出仍多，乃肺气虚弱、体表不固，则予玉屏风散益气固表，合六君子汤益气健脾以补益肺脾而固本，再诊原法巩固治疗共6周。随访8个月又感冒1次，经中药治疗4天而愈。

本例患儿过敏性鼻炎，且反复易感，治疗在和解表里基础上要加强疏风通窍，药用蝉蜕、辛夷、苍耳子、白芷，因蝉蜕、辛夷具有抗过敏作用，可适当延长用药时间；又考虑风邪入于血分，患儿病久易风血相搏，故加丹参活血养血，运用活血散风之法，以加强疏风养血作用。

指导老师点评：过敏性鼻炎与中医学上的鼻鼽基本相同。反复上呼吸道感染（感冒）往往兼有鼻炎症状。感冒与鼻炎的鉴别，主要从是否有全身症状来进行判断。目前，本病发病率上升很快，与空气污染密切相关，临床要在治标的同时注意治本，补气固表、疏风通窍是其主要治法。

苍耳全株有毒，以果为最，常于服用后2天发病，有上腹胀闷、恶心、呕吐、腹痛、腹泻、乏力、烦躁等症，为安全计，临床尽量少用或不用。

（陈华整理，俞景茂点评）

⊙ 7. 鼾眠（腺样体肥大）案

邱某某，男，5岁。2009年11月4日初诊。

主诉：夜寐打鼾，张口呼吸3年余。

病史：自2岁入托儿所时起经常感冒，多汗，时有咳嗽，反复鼻塞流涕，夜寐时打鼾明显，张口呼吸，胃纳尚可，二便尚调。有高热惊厥史。

体格检查：一般可，咽充血，扁桃体Ⅱ°肿大，两肺听诊无殊，舌红，苔薄白，脉浮数。

辅助检查：CT示腺样体肥大。

中医诊断：鼾眠（肺脾气虚，痰瘀阻滞）。

西医诊断：腺样体肥大。

治则治法：补气固表，疏风散结。

处方：生黄芪6g，防风4.5g，炒白术6g，山海螺12g，炙麻黄3g，黄芩6g，辛夷6g，细辛2g，炒赤芍6g，铁皮石斛6g，蝉蜕3g，地骨皮6g，北沙参6g，炙甘草3g。7剂。

二诊：夜间睡眠时仍有鼾声，咽稍红，纳可，易汗出，鼻易塞，张口呼吸，两肺听诊无殊，舌红，苔薄白，脉浮数。治拟原法出入。

处方：山海螺12g，炙麻黄3g，黄芩6g，辛夷6g，细辛2g，炒赤芍6g，铁皮石斛6g，生黄芪6g，防风4.5g，炒白术6g，蝉蜕3g，炙甘草3g，地骨皮6g，北沙参6g，浙贝母6g，茯苓9g，白芷4.5g，丹参4.5g。7剂。

三诊：鼻稍塞，有涕，张口呼吸，夜寐时鼾声渐消，动辄易汗，舌红，苔薄白，脉浮数。治拟原法续进。

处方：辛夷6g，蝉蜕3g，炒赤芍6g，丹参6g，铁皮石斛6g，北沙参6g，荆芥6g，浙贝母9g，地骨皮6g，牡丹皮6g，生地黄12g，炙甘草3g，生黄芪6g。14剂。

四诊：鼻塞好转，无流涕，张口呼吸，今有间断单声咳，寐时鼾声渐平，易汗出，两肺听诊无殊，舌红，苔薄白，脉细数。治拟补气固表，平肝散结。

处方：生黄芪6g，防风4.5g，炒白术6g，太子参6g，铁皮石斛6g，麦冬6g，炒赤芍6g，龟甲12g，浙贝母9g，辛夷6g，炙甘草3g，蝉蜕3g，地骨皮6g，大枣12g。14剂。

五诊：鼻塞好转，夜寐鼾声渐消，汗出渐收，纳可，二便尚调，舌红，苔薄白，脉细数。治拟补气固表，疏风散结。

处方：生黄芪6g，防风4.5g，炒白术6g，茯苓9g，铁皮石斛6g，地骨皮6g，麦冬6g，浙贝母9g，黄芩6g，天麻6g，山海螺12g，炙甘草3g，钩藤9g，炒赤芍6g。14剂。

继承人体会：本例患儿有反复呼吸道感染史，因腺样体肥大致夜寐鼾声严重，张口呼吸，多处就医后建议手术治疗，家长为避免患儿手术痛苦而求助中医。

因患儿属肺脾气虚之体，反复呼吸道感染，外邪内犯于肺，郁久化热，热郁不散，上蒸咽喉，致咽喉开合不利，肺气失司；且脾虚运化失司，津液化为痰浊，病情日久痰瘀互结，阻于咽喉，而成本病。故治疗以玉屏风散益气固表，山海螺、浙贝母化痰散结，辛夷、细辛、白芷疏风通窍，炒赤芍、牡丹皮、丹参活血祛瘀。由于患儿有高热惊厥史，故病情反复时加天麻、钩藤平肝息风，以防惊厥。同时在复感初愈过程中，酌加铁皮石斛、麦冬、地骨皮益气养阴，以防气阴两伤。治疗2个月余患儿呼噜声消失，未再感冒。

幼儿期卫外不固，体质不坚，为抵御外邪入侵，腺样体往往自然增大，以防病抗病，可形成生理性肥大。但在机体抵抗力下降时，由于反复呼吸道感染或受到附近器官及组织炎症的影响，腺样体可出现病理性肥大。西医多主张手术切除，但扁桃体和腺样体对儿童特别是3～5岁的小儿咽部和整个上呼吸道的局部免疫功能有重要的作用，极少数患儿手术后还可能出现寰枢椎脱位，若不及时治疗将导致颈椎稳定性丧失，并可引起严重的神经系统后遗症。由于手术多采用刮除术或摘除术，存在手术后腺样体继续肥大的隐患。因此，运用中药内服治疗腺样体肥大是值得进一步研究并推广的方法。

指导老师点评：腺样体位于鼻咽部，属中医学上的颃颡部位，为足厥阴肝经之所过。《灵枢·忧恚无言》所说“颃颡不开，分气失也”与现在西医说的腺样体肥大相关。人与自然是一个整体，天人相应，近年来由于空气中的有害气体增多、长期置身于空调房间内等，导致该病发病率有明显上升趋势。

手术治疗是不得已而为之，可以说不是最佳治疗方案，家长对手术治疗的顾虑较多，要寻找不手术而治愈的内科方案。中医药在这方面有其优势。我新拟之处方，此方从小儿生理病理特点出发，结合本病的病因病机及临床表现而制订，由于病例数还不够多，时间尚短，有待进一步提高完善。

（陈华整理，俞景茂点评）

⊙ 8. 咳嗽（支气管炎）案

章某某，男，7岁。2010年5月8日初诊。

主诉：“先心”术后反复咳嗽3个月余。

病史：患儿在先天性心脏病（室间隔缺损）手术后，反复咳嗽3个月余，迁延不愈。近日咳嗽加剧，咽喉不利，喉间有痰，咳痰不畅，夜间、晨起咳嗽明显，稍有鼻塞，无流涕。纳食尚佳，二便尚调。平时多汗，反复易感。

体格检查：一般可，面色欠华，咽充血，两肺听诊呼吸音粗，未闻及干湿性啰音，舌红，苔薄白，脉浮数。

辅助检查：胸片示两肺纹理增粗。

中医诊断：咳嗽（风热犯肺）。

西医诊断：支气管炎。

治则治法：清肃肺气，疏风豁痰。

处方：桔梗4.5g，紫菀6g，荆芥6g，百部6g，杏仁6g，浙贝母6g，川贝母3g，制半夏6g，陈皮4.5g，白前6g，炙款冬花6g，炙甘草3g。7剂。

二诊：咳嗽明显减少，咳痰转松，咽红稍减，鼻塞已除。纳食尚可，平时易感，动则易汗出。听诊两肺呼吸音略粗，舌红，苔薄白，脉浮数。治拟和法调之。

处方：柴胡4.5g，黄芩6g，太子参6g，生黄芪6g，防风3g，炒白术6g，制半夏6g，杏仁6g，浙贝母6g，丹参6g，铁皮石斛6g，大枣12g，炙甘草3g。7剂。

三诊：先天性心脏病手术后半年余，咳嗽已平，白天活动时多汗，纳便尚可，两肺听诊无殊，舌红，苔薄白，脉细数。治拟补益心脾，扶正固本。

处方：太子参6g，炒白术6g，茯苓6g，生黄芪6g，丹参6g，当归4.5g，炒赤芍6g，铁皮石斛6g，麦冬6g，生山楂6g，鸡内金6g，黄芩6g，炒枳壳4.5g，大枣12g，炙甘草3g。7剂。

四诊：外感后咳嗽已愈，面色渐华，汗出渐收，纳便尚调。舌红，苔薄白，脉细。治拟原法续进。

处方：太子参6g，炒白术6g，茯苓6g，陈皮4.5g，杏仁6g，浙贝母6g，川贝母3g，炙款冬花6g，丹参6g，制玉竹6g，铁皮石斛6g，生黄芪6g，当归4.5g，大枣12g，炙甘草3g。14剂。

继承人体会：本例为“外感咳嗽，风热犯肺”之证，初诊当清肃肺气，疏风豁痰。治疗以止嗽散宣利肺气、疏风止咳，加制半夏理气化痰，杏仁、炙款冬花宣肺化痰，浙贝母、川贝母润燥化痰，以达温而不燥、润而不腻、散寒不助热、解表不伤正的目的，用药1周后咳嗽明显好转。二诊患儿仍有咽红，稍咳，病情处于虚实夹杂、寒热错综阶段，治疗予以小柴胡汤加减和解表里。患儿有先天性心脏病史，手术治疗后刚半年，因素体虚弱，心肺不足，故邪清后当以归脾汤加减补益心脾，扶正固本以善其后，巩固治疗。

先天性心脏病患儿，体质较弱，容易反复呼吸道感染，由于抵抗力弱，往往易致病情迁延不愈。治疗当顾护正气，重视扶正固本。感邪后在祛邪的同时要注重固本，以扶正祛邪为主；邪清后当调养体质，补益心脾，使气血旺盛、体魄健壮、抵抗力逐渐增强。

指导老师点评：《素问·咳论》有“五脏六腑皆令人咳，非独肺也……此皆聚于胃，关于肺”之论，是对咳嗽发病机理的总概括。五脏皆令人咳，症候表现各异，五脏久咳移于六腑，其共同的病机转归是“聚于胃，关于肺”。

胃为水谷之海，五脏六腑之本，五脏六腑各因其经而受气于阳明，胃气与五脏六腑相通，五脏六腑受邪必因而复聚于胃，胃气不足，则邪来乘之。五脏六腑之咳，皆由五脏六腑之病变通过胃而传于肺，所以论咳一定要注意和中养胃，饮食宜忌，以此来领悟止嗽散的配伍意义。

（陈华整理，俞景茂点评）

⊙ 9. 哮喘（毛细支气管炎）案

周某某，男，8个月。2009年2月7日初诊。

主诉：反复咳喘1个月余。

病史：患儿于1个月余前患毛细支气管炎后，咳嗽喘息反复不已，喉间痰鸣，时有气促，汗出较多，抗生素等西药治疗已2周余，仍咳喘。患儿系早产儿，早产1个月，出生后放暖箱8天，出生体重2.45kg，人工喂养，有婴儿湿疹史，无哮喘家族史。

体格检查：神清，精神可，稍气促，咽稍红，听诊闻及少许痰鸣音，舌红，苔薄白，脉浮数而细。

辅助检查：胸片示两肺纹理增多。

中医诊断：哮喘（热性哮喘）。

西医诊断：毛细支气管炎。

治则治法：清肃肺气，降逆平喘。

处方：炙麻黄1.5g，杏仁6g，浙贝母4.5g，炙款冬花6g，姜半夏4.5g，桑白皮4.5g，黄芩4.5g，干地龙6g，炒葶苈子6g，炙甘草2g，丹参4.5g，川贝母2g，荆芥4.5g，蝉蜕2g。7剂。

二诊：咳嗽渐平，气已顺，纳欠佳，咽稍红，听诊阴性，舌红，苔薄白，脉浮数。

处方：炙麻黄1.5g，杏仁6g，川贝母3g，浙贝母6g，炙款冬花6g，桑白皮6g，陈皮4.5g，姜半夏4.5g，黄芩4.5g，干地龙6g，炙甘草3g。7剂。

患儿病情趋于稳定，拟前方加减治疗1个月。

三诊：咳已平，喘未作，活动时稍气短，大便干结，咽稍红，心肺听诊阴性，舌红，苔薄白，脉浮数。

处方：太子参4.5g，炒白术6g，姜半夏6g，陈皮4.5g，茯苓9g ，杏仁6g，浙贝母6g，川贝母2g，炙款冬花6g，枳壳4.5g，无花果6g，火麻仁12g，麦冬12g，炙甘草2g，丹参6g。14剂。

继承人体会：毛细支气管炎又称喘憋性肺炎,是指由多种致病原感染引起的急性毛细支气管炎，以喘憋、三凹征和喘鸣为主要临床特点。本病以六个月左右婴儿发病为最多，患毛细支气管炎后，气道常处于高反应状态，部分患儿可反复出现喘息、喉间痰鸣，以西医抗生素治疗及抗炎平喘治疗疗效欠佳，最终可发展为哮喘。毛细支气管炎可属中医哮喘及肺炎喘嗽范畴。中医治疗可分期论治，病初以定喘汤、麻杏石甘汤加减泻肺清热平喘，迁延期应平喘清肺化痰，恢复期应健脾益气，养血疏风以杜生痰之源，改善气道高反应性，防止向哮喘发展。

本例患儿系早产儿，人工喂养，故肺脾肾三脏本虚，而患毛细支气管炎后，正气无力祛邪外出，肺气失宣，痰热蕴肺，故咳喘反复迁延，喉间痰鸣，患儿本虚而标实，肺脾肾本虚，而痰热为实。治疗初起以定喘汤加减清肺平喘，炙麻黄、桑白皮、炒葶苈子泻肺平喘，杏仁止咳平喘，川贝母、炙款冬花润肺下气，浙贝母、姜半夏止咳化痰，黄芩清肺热，干地龙清热解痉平喘，丹参活血，荆芥、蝉蜕疏风抗敏，炙甘草调和诸药。患儿年幼，本虚，汗多，麻黄剂量不宜过大以防开泄太过。咳喘平后当守方再治，待病情稳定后再从肺脾肾图治，兼以疏风养血抗过敏，从而防止向哮喘发展。

指导老师点评：中医药治疗小儿毛细支气管炎有优势，体现在既能改善喘憋症状，又能预防复发，可按中医“哮喘”论治，毛细支气管炎不愈，势必成哮喘或者就是哮喘的“苗期”。

由于毛细支气管炎罹患者多为婴幼儿，故麻黄应慎用，尤其是婴儿，宜轻不宜重，且一定要用炙麻黄，勿用生麻黄。干地龙解痉、平喘、豁痰，在所必用。待喘憋症状消失后，仍需用六君子汤调理，方可使病情渐趋稳定。

（李岚整理，俞景茂点评）

⊙ 10. 哮喘（支气管哮喘）案

许某，男，13岁。2009年12月12日就诊。

主诉：反复咳喘10余年。

病史：患儿自1岁起即出现反复咳嗽，喘息发作，诊断为支气管哮喘。每年发作5～6次，曾用舒利迭、顺尔宁等药，用时哮喘发作减少，但停药后又反复发作。4年前开始服膏方，近4年来感冒减少，今年流感亦未染上。已逐渐停用舒利迭、顺尔宁等药，病情稳定，哮喘已3年未发。现鼻稍塞，不咳嗽。既往患儿易感冒，易咳喘，有婴儿湿疹史。

体格检查：一般可，气平，咽稍红，心肺听诊阴性，舌红，苔薄白，脉数而小。

辅助检查：血IgE＞1000ng/ml；过敏原检测提示粉尘螨阳性。

中医诊断：哮喘（肺脾气虚）。

西医诊断：支气管哮喘缓解期。

治则治法：健脾益气，养血疏风。

处方：太子参150g，炒白术150g，生黄芪200g，茯苓200g，当归90g，白芍120g，铁皮石斛60g，浙贝母90g，炙款冬花120g，制玉竹120g，生山楂90g，丹参90g，参三七30g，枸杞子60g，蝉蜕30g，辛夷60g，炙甘草30g，大枣250g，阿胶250g，冰糖250g，黄酒150ml，以上依法制成膏，早上空腹、晚上睡前各服1勺，忌服萝卜、海鲜、辛辣之品等。遇有感冒、吐泻则停服。

继承人体会：哮喘的反复发作与伏痰关系密切，而痰的产生又应责之于肺不能布散津液，脾不能运化传输水津，肾不能蒸腾气化水液，以致津液停聚为痰饮，伏于肺，成为哮喘的夙根。哮喘发作期可用西药抗炎平喘，但治标容易根治难，哮喘的治疗重在如何预防反复发作。因此，哮喘缓解期的治疗尤其重要。哮喘应采用综合治疗，如冬春服药、夏季敷贴、冬令膏方等，有利于疗效的提高。通过冬令膏方调理，补肺健脾益肾，扶正以祛邪，增强免疫功能，以达到根治哮喘的目的。本例患儿膏方以太子参、炒白术、生黄芪、茯苓、炙甘草健脾益气；铁皮石斛、制玉竹、白芍滋养肺阴；浙贝母、炙款冬花止咳；当归、丹参、参三七活血养血以疏风；生山楂活血助运；枸杞子补益肝肾；蝉蜕、辛夷疏风抗过敏。全方共奏“健脾益气，养血疏风”之功。

哮喘缓解期治本需补益肺脾肾三经，提高小儿的抵抗力、耐寒力与抗过敏能力。哮喘由伏痰所致，即所谓的呼吸道慢性炎症，故治痰是关键，缓解期当扶脾益肾，培土生金，调理脏腑功能，治无形之痰。应加丹参、当归、蝉蜕、辛夷等养血疏风之药以抗过敏。久病入络，必兼有瘀滞，故应适当配合丹参、参三七等活血化瘀药以改善患儿因长期缺氧而形成的微循环障碍。小儿膏方宜在辨证基础上慎用，不宜滥用。宜以太子参、黄芪、铁皮石斛等平补，不宜用别直参、紫河车等峻补，以免出现性早熟等。一般小儿膏方剂量是平常药量的10倍左右，依法制成膏后，早、晚空腹各服1勺，1个月内服完，服药期间忌服萝卜、海鲜及辛辣之品等。遇到感冒、吐泻时则停服。

本例患儿服用膏方已4年，哮喘控制良好，已停用所有西药，平时亦未服中药，仅在冬令时节服用1个月膏方，哮喘已3年未发 。

指导老师点评：支气管哮喘在“儿童支气管哮喘诊断与防治指南”中分为三期：急性发作期、慢性持续期和临床缓解期。临床缓解期中医药治疗有其优势。膏方是其中的一项特色医疗，总的原则是滋养气血，补益肺脾肾三脏。小儿生机蓬勃，发育迅速。患病后康复亦快，需要进补的患儿不多。只要病愈，体质就壮实了，小儿进补尤要慎重。

（李岚整理，俞景茂点评）

⊙ 11. 体虚感冒（反复呼吸道感染）案

陈某某，女，5岁。2010年1月19日初诊。

主诉：咳嗽迁延，反复感冒1年余。

病史：患儿平时反复易感，每月感冒1～2次，近1个月来时有咳嗽，偶有鼻塞流涕，晨起频频打喷嚏，纳食欠佳，入寐时多汗，小便频数难约，夜间尿床，肢末不温。患儿曾患支气管炎3次，无哮喘史。

体格检查：一般可，面色萎黄，呼吸平，咽稍红，两肺听诊无殊，舌红，苔薄白，脉沉小。

辅助检查：血、尿常规及胸片结果均无异常。

中医诊断：体虚感冒（肺脾气虚）；遗尿（肺肾两虚）。

西医诊断：反复呼吸道感染；遗尿症。

治则治法：健脾益气，培土生金。

处方：太子参6g，炒白术6g，生黄芪6g，桂枝3g，炒赤芍6g，防风4.5g，生山楂6g，鸡内金6g，地骨皮6g，菟丝子9g，韭菜子6g，铁皮石斛6g，龟甲12g，大枣12g，炙甘草3g。7剂。

二诊：平时易感，近日咳嗽时作，咳痰不畅，咽红。小便难约，夜寐尿床。心肺听诊无殊，舌红，苔薄白，脉浮数。治拟和解表里，清肃肺气。

处方：柴胡6g，黄芩6g，太子参6g，制半夏9g，茯苓9g，蝉蜕4.5g，杏仁6g，浙贝母9g，丹参6g，制玉竹9g，生黄芪6g，防风4.5g，炒白术6g，大枣12g，炙甘草3g。7剂。

三诊：咳嗽渐缓，咽稍红，纳食略增，大便尚调，夜寐尿床。舌红，苔薄白，脉细数。治拟原法出入。

处方：柴胡6g，杏仁6g，浙贝母6g，北沙参6g，黄芩6g，铁皮石斛6g，桔梗6g，百合12g，制玉竹6g，生山楂6g，鸡内金6g，炙甘草3g。7剂。

四诊：咳嗽已平，咽红渐消，夜寐不宁，小便频数难约，夜间仍尿

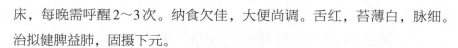

床，每晚需呼醒2～3次。纳食欠佳，大便尚调。舌红，苔薄白，脉细。治拟健脾益肺，固摄下元。

处方：太子参6g，炒白术6g，茯苓9g，生黄芪6g，铁皮石斛6g，菟丝子6g，金樱子12g，生地黄12g，龟甲12g，生山楂6g，鸡内金6g，补骨脂6g，大枣12g，炙甘草3g。7剂。

五诊：患儿面色渐华，小便渐约，白天小便仍较频，玩耍时偶难约，夜间仍需家长呼醒小便。纳食尚佳，大便尚调。舌红，苔薄白，脉细。治拟健脾益肺，补肾固摄。

处方：太子参6g，炒白术6g，茯苓9g，生山楂6g，生黄芪6g，铁皮石斛6g，菟丝子6g，金樱子12g，生地黄12g，龟甲12g，补骨脂6g，大枣12g，炙甘草3g。7剂。

患儿药后小便已约，尿次减少，夜尿能自醒，以原法续进14剂。随访1年，患儿未再尿床，仅感冒2次，经中药治疗而愈。

继承人体会：本例患儿肺、脾、肾三脏本虚，加之平时易感，耗伤正气，使脾肺气虚日甚，气血生化不足，后天无以充养先天，累及肾气，故反复呼吸道感染与遗尿并见。

本病反复迁延日久，病在正虚而不在邪多，治疗上遵循以补益固本为主，兼以祛邪的方法。初诊时患儿咳嗽迁延，肢末不温，小便难约，夜汗多，脉沉小，故以健脾益气，培土生金为先，和调气血及表里阴阳，以玉屏风散合黄芪桂枝五物汤健脾补肺，益气养血。韭菜子、菟丝子、龟甲补肾之阴阳，补肾气以温阳固水；佐地骨皮、铁皮石斛养阴以防久病伤阴，生山楂、鸡内金消食和胃。而二诊时患儿新感又起，此时出现虚实夹杂、寒热错综之象，故治疗当和解表里，清肃肺气。以小柴胡汤合玉屏风散，佐以止嗽散加减治疗。四诊后咳嗽、咽红渐愈，外感已除，则以六君子汤合缩泉丸健脾益肺，固摄下元，并加铁皮石斛、生地黄、龟甲养阴补肾，使金水相生，互为开合固摄。病情稳定后继以健脾益肺，补肾固摄巩固治疗，以强其体魄筋骨，断其反复之因，共经8周治疗而愈。

本例反复呼吸道感染患儿伴有遗尿，故治疗当抓住其本为肺脾两虚，肾气不足。病情迁延反复，出现虚实夹杂之证时，当辨明虚实轻重。初期表里同治，以和解少阳为先，使表邪得祛，里热得清。同时结合患儿体质，注重益气固表以培其本，益肾补气固摄下元。通过调养体质，增强患儿机体抵抗力，从而预防反复感冒。治疗中在顾护和补益的基础上，因其病症之主次，易方四首，在卫外、和调、养阴、祛邪及补益之间，随证灵活运用，不妄加更改，亦不拘泥于守方，通过对于小儿体质与疾病的发生、发展及转归的认识，选择适当的和调补益之机，兼以祛邪，使病向愈。

指导老师点评：上虚不能制下是遗尿的一个重要病机，肺气虚，小溲不能约，一旦肺气充实，金水相生，肾气壮实，不治尿而尿自约。反复呼吸道感染与遗尿往往相互关联，反复呼吸道感染控制后，遗尿往往不治而愈，这是因为体质强壮后，遗尿自愈。治疗也有共性，总以“补益肺气，固摄下元”为治。此案先治体虚感冒，后补益肺肾而收功。

肾主二便，为元阴元阳之所宅，阴阳互根，诚如张景岳所言“善补阳者，必于阴中求阳，则阳得阴助而生化无穷；善补阴者，必于阳中求阴，则阴得阳升而泉源不竭，此之谓也”。

（陈华整理，俞景茂点评）

⊙ 12. 咳嗽（感染后咳嗽）案

葛某某，女，4岁。2009年2月3日初诊。

主诉：反复咳嗽2个月余。

病史：支原体肺炎后，反复咳嗽2个月余，晨起及夜间易咳，阵发性咳嗽，咳嗽甚时呕吐，有痰难咯出，无气促，无喘息，无发热，伴鼻塞有涕，曾服用头孢类抗生素、阿奇霉素、氯雷他定片（开瑞坦）等药，仍反复咳嗽，胃纳尚可。患儿曾有支原体肺炎病史。

体格检查：一般可，呼吸平，咽稍红，两肺听诊未闻及干湿性啰音，舌红，苔薄白，脉浮数。

辅助检查：胸片示双肺纹理增多。

中医诊断：咳嗽（风咳）。

西医诊断：感染后咳嗽。

治则治法：清肃肺气，祛风抗敏。

处方：止嗽散加减。炙麻黄2g，杏仁6g，炙款冬花6g，桔梗6g，百部6g，陈皮4.5g，浙贝母6g，川贝母3g，荆芥6g，紫菀6g，白前6g，丹参6g，蝉蜕4.5g，黄芩6g，炙甘草3g。4剂。

二诊：咳嗽未已，夜间咳多，咳剧时作呕，咽稍红，纳可，鼻塞有涕，舌红，苔薄白，脉浮数。

处方：桔梗6g，紫菀6g，荆芥6g，百部6g，陈皮6g，白前6g，丹参6g，炙麻黄2g，杏仁9g，浙贝母6g，川贝母4.5g，炙款冬花9g，佛耳草9g。3剂。

三诊：药后咳嗽明显减少，胃纳一般，鼻塞有涕，舌质红，苔薄白，脉浮数。

处方：桔梗6g，紫菀6g，荆芥6g，百部6g，陈皮6g，白前6g，杏仁9g，浙贝母6g，川贝母4.5g，炙款冬花9g，炙麻黄2g，丹参6g，北沙参6g，制玉竹6g。7剂。

继承人体会：支原体肺炎近年来在儿童中发病呈上升趋势，经阿奇霉素等治疗后，患儿病情好转，但部分患儿可出现慢性咳嗽，属感染后咳嗽，服抗生素治疗往往疗效欠佳。研究证实支原体感染除可引起黏膜损伤外，激活的B淋巴细胞还可以刺激机体产生特异性MP-IgE，增加呼吸道炎性介质的释放和趋化性，部分可发展为哮喘。因此，支原体肺炎患儿常出现气道高反应性症状（如咳嗽、喘息），而且持续时间长。如以咳嗽为主要症状，亦可属于过敏性咳嗽范畴。

支原体感染后长期咳嗽是介于外感与内伤咳嗽之间的一种虚实夹杂型的咳嗽，其特点是反复咳嗽，多因外感或内伤饮食诱发而咳，可辨为风咳，因此治疗时应注意祛风抗敏。发病时，治以泻肺止咳，祛风抗敏，症状缓解后，以“补肺固表，疏风养血”之法治疗。

该患儿支原体肺炎后，气道呈高反应性，对环境中致敏因子过敏，而使咳嗽迁延不愈，又喜饮冷，形寒饮冷则伤肺，故患儿易外感，易咳，可属“风咳”范畴。以止嗽散为主加减治疗。紫菀止咳、百部润肺止咳，两者性温而不热，润而不寒；桔梗善开宣肺气、白前降气化痰，荆芥疏风解表，亦有抗过敏作用；陈皮理气化痰，炙甘草缓急和中，调和诸药。全方起到“止咳化痰，疏表宣肺”的作用。因患儿咳久，且当时咳甚，故用少量炙麻黄宣肺，杏仁降逆，炙款冬花止咳祛痰，浙贝母清肺止咳，川贝母润肺，黄芩清肺，蝉蜕疏风。久病必瘀，患儿咳嗽日久，故加用丹参以活血疏风，血行风自灭。咳甚时给予止嗽散加麻黄、杏仁等以降逆止咳，祛风抗敏。症状缓解后，又以“补肺固表，疏风养血”之法缓图，以增强体质，减轻呼吸道感染。

指导老师点评：《素问·咳论》有“五脏六腑皆令人咳，非独肺也”之说，可见多种因素均可导致咳嗽，今时“过敏性咳嗽”一病，与中医学的“哮咳”“风咳”较为接近。

风为百病之长，善行而数变，过敏性咳嗽以咳为主，呈阵咳状，白天能自然缓解，听诊可无啰音，但有过敏史，IgE常升高，寒热虚实征象并不显著，只要咳嗽治愈，病就好了一半。如何止咳？程钟龄《医学心悟》之止嗽散不寒不热，不补不泻，只以止咳为要务，为止咳之要方。方中君药当推百部，然百部镇咳虽佳，但有小毒，不宜重用、久用，中病即止，咳止之后，再以“滋养肺胃，疏风育阴”之法善后，以防病情反复，临床取效甚多。

（李岚整理，俞景茂点评）

⊙ 13. 口疮（复发性口腔溃疡）案

潘某某，女，6岁。2009年3月4日初诊。

主诉：口腔溃疡反复2个月余。

病史：患儿2个月余来口腔反复溃疡，缠绵难愈，经中西医治疗效果不明显。近日口腔溃疡点增多，疼痛加剧，妨碍进食。纳食减少，小便短赤，时有腹痛，位于脐周，呈阵发性，无恶心呕吐，大便偏干，1～2天一行。平素体质较差，反复易感，动辄汗出。

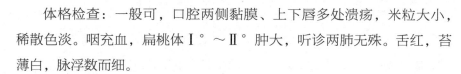

体格检查：一般可，口腔两侧黏膜、上下唇多处溃疡，米粒大小，稀散色淡。咽充血，扁桃体Ⅰ°～Ⅱ°肿大，听诊两肺无殊。舌红，苔薄白，脉浮数而细。

辅助检查：血常规示WBC 5.6×10^9/L，N 52%，L 48%，Hb 125g/L。

中医诊断：口疮（虚火上浮）。

西医诊断：复发性口腔溃疡。

治则治法：滋阴降火，清热缩泉。

处方：北沙参9g，鲜石斛20g，麦冬6g，炒赤芍9g，鸡内金6g，炒麦芽12g，生山楂9g，生黄芪6g，龟甲9g，怀山药9g，大枣12g，炙甘草3g。7剂。

二诊：口腔溃疡初平，进食时仍感疼痛，纳食增加，尿量增多，尿色深黄，大便转调，每天一行，腹痛好转。舌红，苔薄白，脉细数。治拟滋养气阴，固护卫表。

处方：北沙参9g，生黄芪6g，防风4.5g，炒白术6g，麦冬6g，黄芩6g，生薏苡仁12g，炒赤芍9g，丹参6g，生山楂9g，菟丝子6g，补骨脂6g，铁皮石斛6g，大枣12g，炙甘草3g。7剂。

继续2周调治后患儿口腔溃疡愈合，纳便转调，腹痛未作，反复易感好转。经随访半年，口腔溃疡未复发。

继承人体会：本例为口疮治疗验案。口疮皆属火热上炎所致，但有实火与虚火之分。根据起病、病程、溃疡溃烂程度，结合伴有症状区分虚实。凡起病急，病程短，口腔溃烂及疼痛较重，局部有灼热感，或伴发热者，多为实火证；起病缓，病程长，口腔溃烂及疼痛较轻，易反复发作者，多为虚火证。本证患儿口腔溃疡反复2个月余，且平素易反复感冒，素体虚弱，乃气阴不足，阴虚火旺，虚火熏灼口舌而发为口疮，为虚火上炎之口疮。故治疗首诊以沙参麦冬汤加减滋阴降火，清热缩泉，用药1周好转后以沙参麦冬合玉屏风散加减滋养气阴，固护卫表，加菟丝子、补骨脂以益肾培本，炒赤芍、丹参活血养血，用药2周后口疮痊愈，随访半年未复发。

本证治疗在辨明口疮虚实的基础上，结合患儿体质，注重滋阴清热以降虚火，益肾固表以培其本，并佐活血予以调养，使其体质增强而防反复发作。

指导老师点评：本例口疮属复发性口腔溃疡，多因阴液不足，水不制火，虚火上炎，阳浮于上所致；亦因脾胃虚损，邪毒乘虚侵入口腔，导致口疮反复不已。清其虚火，济其阴津，调其脾胃，方能巩固疗效，此案可见一斑。

所写体会妥帖，患儿腹痛主要为反复感冒所致，肺与大肠相表里，肺气一虚，传导失司，气机失畅，挛急而为痛。外感减少，腹痛自然渐已，不治痛而痛自愈。

（陈华整理，俞景茂点评）

⊙ 14. 泄泻（慢性肠炎）案

张某某，男，9个月。2010年05月18日初诊。

主诉：腹泻2个月余，伴黏液血便2周。

病史：患儿2个月余来大便次数增多，一天解4～5次，黄色稀糊样，已改服腹泻奶粉、双歧杆菌三联活菌散（培菲康），大便仍溏。2周前曾发热，大便夹黏液脓血，一天解7～8次，每次量少，便时哭吵，经检查为空肠弯曲菌肠炎，服用呋喃唑酮（痢特灵）、阿奇霉素等多种抗生素无好转。颜面部湿疹，作痒状。患儿生后人工喂养，既往体质较差，易感冒、咳嗽，易腹泻。

体格检查：一般可，呼吸平顺，无脱水貌，咽稍红，心肺听诊阴性，腹胀气，舌红，苔薄白，脉浮数。

辅助检查：2010年5月2日大便常规示白细胞或脓细胞（+++），隐血（+）；大便空肠弯曲菌（+），轮状病毒（+）。2010年5月18日大便常规示白细胞或脓细胞（++），红细胞2～4个，隐血（+）。

中医诊断：泄泻（脾虚夹湿热泻）。

西医诊断：空肠弯曲菌肠炎。

治则治法：健脾益气，清肠化湿。

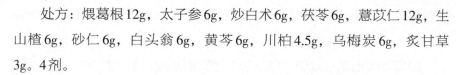

处方：煨葛根12g，太子参6g，炒白术6g，茯苓6g，薏苡仁12g，生山楂6g，砂仁6g，白头翁6g，黄芩6g，川柏4.5g，乌梅炭6g，炙甘草3g。4剂。

二诊：大便一天解5～6次，有泡沫，夹少许黏液，脓血未见，腹仍胀气，肤痒好转，湿疹减少，纳可，听诊阴性，舌红，苔薄白，脉浮数。

处方：太子参4.5g，炒白术6g，茯苓6g，山药6g，砂仁6g，山楂炭6g，黄芪4.5g，黄芩4.5g，川柏6g，乌梅炭6g，小青皮2g，鸡内金4.5g，白鲜皮4.5g，防风2g，炙甘草2g。4剂。

三诊：大便一天解2次，糊状，已无黏液脓血，肤痒好转，湿疹减少，腹胀好转，纳增。大便常规检查示黄色糊状，镜检阴性。咽无充血，听诊阴性，舌红，苔薄白，脉浮数。治拟健脾益气。

处方：太子参4.5g，炒白术6g，茯苓6g，山药6g，砂仁6g，山楂炭6g，黄芪4.5g，黄芩4.5g，乌梅炭6g，陈皮4.5g，鸡内金4.5g，炒麦芽12g，白鲜皮4.5g，炙甘草2g。7剂。

药后大便成形而停药。

继承人体会：空肠弯曲菌肠炎多见于夏季，以6～24个月的婴幼儿多见，临床症状与菌痢相似，起病急，大便黏液样或脓血便。常以西药呋喃唑酮（痢特灵）、阿奇霉素等治疗。但本例患儿系人工喂养，脾胃本虚，平时即易腹泻，复感空肠弯曲菌后，赤白而下，西医用多种抗生素治疗而未效，腹泻迁延，而阿奇霉素等抗生素本身亦有腹泻、腹痛的副作用。故本例患儿脾胃一伤再伤，如按西医思路，属空肠弯曲菌肠炎，而仅投芩连（指黄芩、黄连）之类的药清热利湿，病必不除，且苦寒更伤脾胃。俞师抓住病机，着眼于整体，从本图治，清补并进，攻敛兼施。以七味白术散加减，重用煨葛根升清止泻，生津止渴；太子参、炒白术、茯苓健脾益气，化湿止泻；乌梅炭酸敛止泻，合甘草酸甘化阴；黄芩、白头翁、川柏清大肠湿热，砂仁温中化湿，行气消胀。全方健脾益气助清肠化湿而祛邪，清热祛邪而不伤脾胃，酸甘化阴以护津液，故能正气来复，邪亦渐清。再投以健脾益气之剂以善后。一诊即效，二诊而愈。故临证当宗中医辨证论治之法，方能取效。

指导老师点评：空肠弯曲菌肠炎临床症状，早期应属中医学的湿热痢，抗生素治疗病情很快能控制，但本例腹泻已迁延2个月余，久泻伤阴，不能囿于湿热交结而用苦寒，需七味白术散补气升提，黄芩、川柏、白头翁清热燥湿，寒温并用，消补兼施而取效。

钱乙是小儿脾胃病的论治大家，限于当时的科技水平，纠正早期脱水伤津，有一套有效的方法。我读《小儿药证直诀》悟出七味白术散是钱乙纠正小儿腹泻早期脱水的良方。陈复正说的“盖白术散为渴泻之圣药。倘渴甚者，以之当茶水，不时服之，不可再以汤水，兼之则不效矣”可以佐证。

（李岚整理，俞景茂点评）

⊙ 15. 泄泻（秋季腹泻）案

郑某某，女，2岁。2010年1月12日初诊。

主诉：腹泻3天。

病史：患儿3天来腹泻，大便黄色水样，一天解十余次，多泡沫，无黏液脓血，鼻稍塞，时有哭吵，正值秋季腹泻流行，大便查轮状病毒阳性，胃纳减少，口干，不欲饮，小便黄少。已服双歧杆菌三联活菌散（培菲康）、蒙脱石散（思密达）等药，仍腹泻。患儿既往体质较差，平时易感冒，易腹泻，胃纳较差，有支气管哮喘史。

体格检查：一般可，口唇稍干，咽红，心肺听诊无殊，腹稍胀气，肠鸣音活跃。舌红，苔薄白，脉浮数。

辅助检查：大便常规示黄色水样，镜检阴性。大便轮状病毒检查提示阳性。

中医诊断：泄泻（脾虚夹风寒泻）。

西医诊断：轮状病毒肠炎伴轻度脱水。

治则治法：清上和中，表里双解。

处方：煨葛根12g，炒白术6g，茯苓9g，防风4.5g，砂仁6g，山药6g，山楂炭6g，薏苡仁12g，麦芽12g，黄芩4.5g，北沙参6g，炙甘草

2g。4剂。

二诊：患儿大便已成形，稍干，腹胀肠鸣已消，咽红已解，尿量增多，稍咳，脉浮数，舌红，苔薄白。治从中调以善后。

处方：北沙参6g，炒白术6g，茯苓6g，薏苡仁12g，麦芽12g，炒稻芽12g，山楂炭6g，鸡内金6g，生黄芪4.5g，砂仁6g，浙贝母6g，川贝母3g，大枣12g，炙甘草2g。7剂。

继承人体会：秋季腹泻指由于感染轮状病毒而引发的肠炎，流行于秋冬季，常见于2岁以内婴幼儿，本病起病急，常伴上呼吸道感染症状，大便常在10次以上，量多，易造成脱水及酸中毒。由于本病系病毒感染性疾病，目前西医治疗以补液维持水电解质酸碱平衡为主，无特效的抗病毒药物。本病的治疗，中药具有较大的优势，可缩短疗程，改善恢复期症状，以及减少输液等优点。

本例患儿素体肺脾虚弱，平时易感，有哮喘史，胃纳不佳，大便时溏，故肺脾虚弱为本。卫外不固，感受时邪而成外感泄泻，泻下无度致阴液渐伤，故患儿寒热虚实夹杂，寒热均不明显，故俞师既未用温燥之藿香正气散，又未用苦寒之葛根芩连汤，而取七味白术散之义，表里双解，逆流挽舟。重用葛根，解表生津，升发脾胃清阳之气而止泻；防风以祛风解表胜湿；黄芩清里；炒白术、茯苓、山药、薏苡仁以健脾利湿止泻；砂仁性温行气化湿，温中止泻；山楂炭、麦芽止泻助运；北沙参养阴生津。整方寒热虚实兼顾，既无藿香正气散温燥伤阴，又无葛根芩连汤苦寒伤胃，正合小儿易虚易实、易寒易热的特点。方药口味亦为小儿所接受，故能数剂而起效。

指导老师点评：秋季腹泻属中医学感受六淫之邪而致的腹泻，有风寒表证者属风寒泄泻，宜藿香正气散加减；有风热表证者属风热或湿热泄泻，可用葛根芩连汤加减，由于风寒风热之邪，内干肠胃，升降失调，脾运失司，小肠不聚而成泄泻。本例患儿体质虚弱，胃纳较差，易腹泻，易感冒，是肺脾之气不足之象，故用七味白术散升清解毒，健脾止泻，是治疗秋季腹泻的一种变法。

（李岚整理，俞景茂点评）

⊙ 16. 浸淫疮（湿疹）案

谭某某，女，3岁。2009年6月24日初诊。

主诉：反复皮疹瘙痒1个月余。

病史：患儿1个月余来全身皮肤反复皮疹，伴瘙痒。初起以面部为主，后延至颈部、躯干及四肢，瘙痒明显，局部脱屑或渗出，曾予激素类药膏外用后好转，但近日胸背部皮疹又痒，足趾部皮疹增多，渗出较著，全身皮肤瘙痒不适，夜寐不安。纳食欠佳，大便偏烂，每天一行。有婴儿湿疹史。

体格检查：一般可，咽轻红，心肺听诊无殊。全身散在湿疹，胸背部及双足趾部密集，见局部渗出。全身皮肤见抓痕。舌红，苔薄白，脉浮数。

辅助检查：过敏原检测提示鸡蛋白、蟹过敏。

中医诊断：浸淫疮（风湿热盛）。

西医诊断：湿疹。

治则治法：清热疏风，健脾化湿。

处方：白鲜皮6g，生薏苡仁12g，荆芥6g，金银花9g，蝉蜕3g，茯苓9g，炒酸枣仁9g，炒麦芽12g，北沙参9g，生山楂9g，铁皮石斛6g，炙甘草3g。7剂。

二诊：全身皮肤瘙痒好转，背部、足趾皮疹渐退，鼻尖部有少许点状皮疹。纳食欠佳，大便尚调。舌红，苔薄白，脉细数。治拟健脾化湿，养血疏风。

处方：太子参6g，炒白术6g，茯苓9g，陈皮6g，生薏苡仁12g，白鲜皮6g，牡丹皮6g，丹参9g，炒酸枣仁9g，炒麦芽12g，生山楂9g，鸡内金6g，荆芥6g，炙甘草3g。7剂。

继续守方治疗1周后皮疹尽消，嘱避免接触致敏物品，不进食致敏食物，随访8个月未复发。

继承人体会：小儿湿疹临床多见，本病病因乃湿邪为害，为素体脾胃不足、调养失宜，致脾虚不运，聚而生湿，内生之湿邪与外感之风热相合，外发肌肤而致本病。治疗当以清热疏风，健脾化湿为法，佐以养血祛风。初用白鲜皮、荆芥、蝉蜕疏风，金银花清热，生薏苡仁、茯苓健脾化湿，佐以北沙参、铁皮石斛益气养阴，炒麦芽、生山楂和中助运。皮疹渐退、肤痒好转后去蝉蜕、金银花，以减清热疏风之力，加太子参、炒白术、陈皮以增健运脾胃之功，并加牡丹皮、丹参以活血疏风。用药3周后疗效明显，病情初愈。

湿疹患儿为过敏性体质，病情易反复，应当避免与过敏原接触，治疗需注重扶正固本。当以健脾除湿为要，并依据“治风先治血”的原则，适加养血疏风之品，以达邪去正安之目的。

指导老师点评：小儿湿疹是一个难治之症。中医药有其一定的优势，但要努力挖掘。其实它不仅是一种皮肤病，还要从整体着眼，是一种全身性的疾病，会导致日后多种疾病的发生，哮喘就是其中一种继发性疾病。健脾化湿、养血疏风、清热解毒是临证常用之法，内服加外洗可以并进。

（陈华整理，俞景茂点评）

⊙ 17. 遗尿（遗尿症）案

张某某，女，12岁。2009年11月28日初诊。

主诉：小便不约8年余。

病史：患儿小便不约8年余，夜间有少许漏出，白天亦于漏出后始觉，无尿频尿痛，扁桃体肥大日久。患儿体质欠佳，平时易感冒，易扁桃体发炎，有高热，有肺炎史3次，否认哮喘等病史，否认手术、外伤等病史，否认传染病史，否认药物等过敏史。喜食油炸食品。

体格检查：一般可，咽充血，扁桃体Ⅲ°肿大，心肺听诊无殊，舌红，苔薄白，脉浮数无力。

辅助检查：尿常规示阴性。腰骶部X线下未见隐裂。

中医诊断：遗尿（脾肾两虚）；乳蛾（热毒壅结）。

西医诊断：遗尿症；扁桃体炎。

治则治法：清上摄下。

处方：浙贝母9g，山海螺15g，黄芩6g，北沙参9g，玄参9g，生地黄15g，金银花12g，三叶青6g，牛膝6g，菟丝子9g，巴戟天9g，补骨脂6g，皂角刺9g，麦冬6g，炙甘草3g。7剂。

二诊：扁桃体肥大，小便仍未约，尿出次数减少，脉数，舌红，苔薄白。治拟原法出入。

处方：浙贝母9g，山海螺12g，黄芩6g，铁皮石斛6g，生黄芪12g，山药9g，三叶青6g，生地黄15g，制萸肉6g，龟甲12g，太子参9g，炙麻黄3g，北沙参9g，补骨脂6g，菟丝子9g，炙甘草3g。7剂。

三诊、四诊都以原方加减各服1周。

五诊：咽红好转，扁桃体肿大改善，小便已能约，每次尿量增多，舌红，苔薄白，脉沉小。原方加减继服2周好转后停药。

继承人体会：小儿5周岁以上夜间仍不能自主控制排尿（自约）即为遗尿，早在《素问·宣明五气》就明确指出“膀胱不利为癃，不约为遗溺”，《诸病源候论·小儿杂病诸候五·遗尿候》说：“遗尿者，此由膀胱有冷，不能约于水故也。”历代医家多认为小儿遗尿多系虚寒所致，常用温补之法治之。

患儿素有肺脾肾三脏不足，平时易感，故肺脾气虚，上虚不能制下；肾气不足，下焦虚寒，气化失调，不能固摄膀胱，则夜间频频遗溺。辨证为脾肾两虚证。但患儿又有热毒蕴结于乳蛾不去，故本例患儿寒热虚实夹杂。治疗以浙贝母、山海螺、皂角刺消肿散结，北沙参、玄参、生地黄、麦冬养阴清热，金银花、黄芩、三叶青清热解毒，牛膝、菟丝子、巴戟天、补骨脂以温补下元，固胞缩泉。

俞师以清上温下为治疗原则，根据病情变化而有轻重不同，病初扁桃体红肿明显，以清上为主，经治后好转，转而以温下为主，又恐过于温热，阴虚生热，扁桃体红肿更甚，故仍兼以清上。正是《素问·标本病传论》“间者并行”治法的体现。

患儿通过补益脾肾，清热消结治疗后，小便能自约，易感纳差，扁桃体肿大等诸症亦有改善，药后疗效显著。

指导老师点评：本例患儿上有乳蛾肿大，下有尿出不觉，上实而下虚，乳蛾肿大需清热而散结消肿，遗尿需温补下元。如何兼顾？先治其标实，清热散结为先，热清后可温补，清热时不忘下焦虚寒，温补时不忘上焦热结，“间者并行”，但亦要根据患儿体质特点及病情，有所侧重，这样患儿乳蛾与遗尿皆愈。

（李岚整理，俞景茂点评）

⊙ 18. 慢惊风（抽动障碍）案

江某，男，14岁。2009年7月1日初诊。

主诉：反复伸颈、点头1年余，伴喉中异声半年。

病史：患儿1年余来，出现反复伸颈、点头动作，偶有腹部肌肉抽动，因发作次数不多，家长未予以重视。近半年来患儿时诉咽喉不适，似有物梗状，喜清嗓子，时有伸颈、点头动作，腹部肌肉抽动加剧，喉中时有发声，含糊不清。纳食尚佳，体力尚可，多动少静，夜寐较迟。

体格检查：一般可，咽充血，咽后壁滤泡增生，扁桃体无肿大，心肺听诊无殊，舌红，苔薄白，脉细数。

辅助检查：脑电图正常。

中医诊断：喉痹（阴虚火旺）；慢惊风（阴虚风动）。

西医诊断：慢性咽炎；抽动障碍。

治则治法：养阴润肺，清热利咽。

处方：北沙参12g，铁皮石斛6g，生地黄12g，麦冬9g，炒赤芍9g，七叶一枝花9g，金银花9g，桔梗6g，瓜蒌皮9g，浙贝母9g，杏仁9g，黄芩9g，丹参9g，天麻6g，炙甘草3g。14剂。

二诊：咽喉不适好转，咽稍红，偶有清嗓子、喉中发声，伸颈、点头动作减少，稍有腹部肌肉抽动，纳食佳，二便尚调。舌红，苔薄白，脉沉细。治拟清肺利咽，平肝定搐。

处方：北沙参12g，铁皮石斛6g，生地黄15g，牛膝6g，桔梗6g，天麻

9g，钩藤9g，白芍9g，龟甲12g，麦冬6g，制何首乌15g，炙甘草3g。14剂。

三诊：患儿清嗓子、喉中发声渐消，咽稍红，伸颈动作仍有，腹部肌肉抽动好转，腰肌收缩偶作。纳便尚调，舌红，苔薄白，脉沉细。治拟原法出入。

处方：北沙参12g，铁皮石斛9g，生地黄15g，牛膝6g，桔梗6g，天麻9g，钩藤9g，龟甲12g，秦艽6g，制何首乌15g，炒赤芍9g，全蝎3g，炙甘草3g。14剂。

四诊：咽红渐消，清嗓子、喉中发声渐平。伸颈、收腹动作渐消。夜寐仍较迟，纳便尚可，舌红，苔薄白，脉沉细。治拟滋养肝肾，疏风缓急。

处方：北沙参12g，铁皮石斛9g，生地黄15g，牛膝6g，沙苑子9g，天麻9g，钩藤9g，龟甲12g，制何首乌15g，炒赤芍9g，枸杞子9g，白菊花9g，忍冬藤12g，炙甘草3g。14剂。

患儿药后抽动好转，清嗓子、喉中发声消失，偶有腹部及腰背肌肉搐动。继续原法出入治疗2个月余诸症皆消。

继承人体会：本例为抽动障碍治疗验案。抽动障碍发病原因是多方面的，其标在风、火、痰、湿，其本主要责之于肝、脾、肾三脏之不足。本证患儿有慢性咽炎，为反复咽喉不利、嗓音加重的诱因，故治疗初期当养阴润肺，清热利咽为先，以沙参麦冬汤加铁皮石斛、生地黄清热养阴，金银花、七叶一枝花清热利咽，黄芩、桔梗、瓜蒌皮、浙贝母、杏仁清肺化痰，炒赤芍、丹参祛风活血，天麻平肝息风。从肺论治，使风邪得散，痰浊得清，喉部嗓音异常声渐除。

患儿有腹部肌肉抽动及伸颈、点头动作，此乃久病及肾，肾阴亏虚，水不涵木，虚风内动之故，治疗当滋阴潜阳，平肝息风。加全蝎、沙苑子、天麻、钩藤平肝息风，生地黄、龟甲、牛膝、制何首乌、枸杞子滋养肝肾，炒赤芍、丹参养血祛风缓急。经服药治疗3个月后患儿诸症渐平，逐渐减少全蝎等搜风药物，以防更伤其阴，并予补益肺肾之品，以培其本。

本证治疗注重从肺、从肾论治，以滋阴潜阳，养肝肾之阴，补肺阴之不足。既培补肺肾使其本得固，又清除痰热使在标之风得息，同时也重视“治风先治血”，佐以养血祛风之法，血行风自灭。

指导老师点评：抽动障碍是一个近年来发病率不断上升的新病种。中医学中无对应病种或与之接近的病种，按其临床表现当属“肝风”“搐搦”“惊风”等症候，由于病因未明，目前仍处在对症治疗阶段。

“诸风掉眩，皆属于肝”“风善行而数变”“风为百病之长”“风胜则动”，说明本病与肝与风关系密切。本例患儿除典型的多发性抽动外，不同之处是咽喉不利，咽红日久，感冒时加重，属外风引动内风之证，所以从肺论治，“金旺则木得其平”。

（陈华整理，俞景茂点评）

⊙ 19. 汗证（多汗症）案

骆某某，男，3岁。2009年11月4日初诊。

主诉：多汗1年余。

病史：患儿平素易感冒，曾患支气管肺炎2次。患儿1年余来稍活动后就易汗出，大汗淋漓，夜寐时汗出也多，往往湿透衣被。10天前患儿新感，发热、咳嗽，药后身热渐退，午后时有低热，汗出较多，偶有咳嗽，纳食欠佳，脘腹不适，二便尚调。

体格检查：面色少华，形体消瘦，咽稍红，心肺听诊无殊，舌红，苔薄白，脉浮数。

辅助检查：血常规示WBC 7.2×10^9/L，N 48%，L 52%，Hb 126g/L。

中医诊断：汗证（肺卫不固，营卫失和）。

西医诊断：多汗症。

治则治法：和解表里，调和营卫。

处方：柴胡6g，黄芩6g，桂枝2g，太子参6g，杏仁6g，炒赤芍6g，制半夏6g，蝉蜕3g，炙款冬花6g，浙贝母6g，陈皮6g，炒麦芽12g，生山楂6g，炙甘草3g。7剂。

二诊：身热已净，咳嗽减少，咽红好转，动辄汗出淋漓，夜寐尚安，入睡时汗出较多，纳食欠佳，仍有脘腹不舒，二便尚调。舌红，苔薄白，脉细。治拟和解表里，健运中州。

处方：柴胡6g，桂枝2g，黄芩6g，太子参6g，炒赤芍6g，茯苓6g，穞豆衣6g，炒白术6g，生山楂6g，鸡内金6g，炒麦芽12g，制半夏6g，炙甘草3g。7剂。

三诊：咳嗽渐平，咽红已消，动辄汗出仍多，夜寐汗出湿衣，纳启，脘腹不舒好转，二便尚调。舌红，苔薄白，脉细。治拟益气固表，调和营卫。

处方：生黄芪6g，桂枝2g，炒白术6g，太子参6g，杭白芍6g，茯苓6g，穞豆衣6g，陈皮6g，生山楂6g，黄芩6g，炒麦芽12g，制半夏6g，大枣12g，炙甘草3g。14剂。

患儿药后咳嗽已平，咽红已消，动后稍有汗出，夜汗渐收。继以原法续进，上方加五味子3g，14剂后停药。随访半年，未见复发。

继承人体会：本例患儿外感后，表邪未尽，而素体肺脾不足，正气已虚，则表里失和，枢机失利，病在少阳，故出现身热、咳嗽反复迁延，往复不已，病情迁延难愈。日久肺气虚弱，卫表不固，津液外泄故长期自汗、盗汗。

首诊时患儿为表里不和、营卫失调之证，治拟柴胡桂枝汤和解表里、调和营卫；加杏仁、浙贝母、炙款冬花清肃肺气，蝉蜕疏风利咽，陈皮、制半夏健脾化痰，炒麦芽、生山楂消食助运。药后身热即平，外感症状渐消，但动辄汗出较多，夜寐汗出湿衣，此时虽虚实夹杂，但非邪多而正虚更明显，故治当扶正固表、调和营卫，用黄芪桂枝五物汤。三诊之后，诸症渐愈，邪已渐去而正气渐复，再以玉屏风散合六君子汤补益肺脾，益气固表。继续用药巩固治疗，共6周后停药。

本例患儿汗证，反复易感，其本均为肺气虚弱，卫表不固。因此抓住“三焦气机不畅，表里失和，开阖失司”的病机，通过和解表里、调和营卫之法治疗，使阳潜阴收而汗自止。恢复期予以补益肺脾，益气固表固本治疗而痊愈。

指导老师点评：汗出过多是反复呼吸道感染的一个症状，也是表里失和、营卫失调、枢机失利的一个征象，故用和法调理，多汗可收。

小儿汗证往往自汗盗汗并见，不能拘泥自汗属阳虚，盗汗属阴虚之说，总在审证查因，随证治之，不宜见汗止汗。病程中出现汗出过多，多系病情尚未稳定，气血违和，正邪交争之象，汗渐收则病渐愈，因此汗出多少可以作为观察病情进退之依据。

（陈华整理，俞景茂点评）

⊙ 20. 鼻衄（鼻出血）案

邱某某，男，11岁。2010年8月17日初诊。

主诉：反复鼻出血2个月余。

病史：患儿反复鼻出血已2个月余，每次量较多，色鲜红，面色少华，纳欠佳。多次在当地医院就诊，查血常规示血小板（plt）正常，曾在五官科行烧灼治疗，但仍有反复出血。

体格检查：一般可，皮肤黏膜未见出血点，鼻腔见血痂，咽稍红，心肺听诊无殊，舌红，苔薄白，脉浮数。

辅助检查：血常规示WBC 6.1×10^9/L，N 56%，L 42%，Hb 102g/L，Plt 241×10^9/L。

中医诊断：鼻衄（血热上炎）。

西医诊断：鼻出血。

治则治法：清热养阴，凉血止血。

处方：生地黄12g，乌元参6g，黄芩6g，牡丹皮6g，白茅根12g，金银花9g，炒赤芍9g，生山楂6g，三七3g，龟板12g，牛膝6g，生甘草3g。7剂。

二诊：鼻衄减少，鼻痒，面色少华，纳欠佳，神较怠惰，舌红，苔薄白，脉浮数。治拟清热养阴，凉血止血。

处方：铁皮石斛6g，麦冬6g，生地黄12g，北沙参9g，白茅根15g，龟甲12g，牡丹皮6g，辛夷花6g，焦栀子6g，黄芩6g，生山楂9g，鸡内金6g，炙甘草3g。14剂。

三诊：鼻衄未作，面色少华，纳稍启，神怠改善，舌红，苔薄白，脉浮数。治拟健脾助运，凉血止血。

处方：铁皮石斛6g，麦冬6g，生地黄12g，白茅根12g，牡丹皮6g，炒赤芍6g，生山楂6g，三七3g，生黄芪6g，党参6g，炒白术6g，鸡内金6g，大枣12g，炙甘草3g。7剂。

继承人体会：鼻衄，即鼻出血，临床诊治鼻出血首先需排除血液系统疾病、鼻外伤等原因。儿童鼻出血临床常见，但多无明确的原因，诊断为原发性鼻出血。

《黄帝内经》对此有丰富的论述，《灵枢·百病始生》曰："阳络伤则血外溢，血外溢则衄血。"《证治准绳·杂病·诸血门·鼻衄出血》曰："衄者，因伤风寒暑湿，流传经络，涌泄于清气道中而致者，皆外所因。积怒伤肝，积忧伤肺，烦思伤脾，失志伤肾，暴喜伤心，皆能动血，随气上溢所致者，属内所因。饮酒过多，啖炙煿辛热，或坠堕车马伤损致者，皆非内非外因也。"明确指出了鼻衄的病因病机。小儿纯阳之体，阳常有余，阴常不足，故血热上炎鼻窍致鼻衄，属实证，常以清热凉血，滋阴降火为治；小儿稚阴稚阳之体，气不摄血致鼻衄，属虚证，常以健脾益气，摄血止血为治。

本例患儿鼻衄反复发作2个月余，色鲜量多，虽经西医烧灼治疗而无效，辨证属血热上炎清窍，络伤出血，治当清热养阴，凉血止血。以生地黄、乌元参养阴生津；龟甲滋阴潜阳；黄芩、牡丹皮、炒赤芍、白茅根清热凉血止血；金银花辛凉疏宣；生山楂、三七活血化瘀；牛膝引血下行，以降上炎之火。后期虽血热渐清，但患儿衄血致气血耗伤，故见神怠，纳少，面色少华等脾气虚弱之症，故补益气血以善后。

指导老师点评：小儿鼻衄主要与肺胃火热上炎与脾虚不能统血有关，门诊常见外感风热之邪犯肺，邪热循经上壅鼻窍，热伤血络，迫血妄行，溢于络外而鼻部出血。本案即属此例，所用之方系犀角地黄汤化裁而成，清热养阴，凉血止血，可以效法。

三七有良好的止血作用，并有活血化瘀的功效，对人体各种出血均可应用，且有止血不留瘀的特点，因其性温故也。

（李岚整理，俞景茂点评）

⊙ 21. 水疝（睾丸鞘膜积液）案

李某某，男，3岁。2010年09月21日初诊。

主诉：发现左侧阴囊肿大2个月余。

病史：发现患儿左侧阴囊较右侧肿大2个月余，曾赴医院就诊，拟诊为“左侧睾丸鞘膜积液”，建议手术治疗，家长因患儿年幼，暂不考虑手术，故来寻求中医治疗。患儿既往体质欠佳，易感冒。

体格检查：咽稍红，生长可，听诊无殊，左侧鞘膜积液，透光试验阳性，舌红，苔薄白，脉浮数。

辅助检查：B超示左侧睾丸鞘膜积液。

中医诊断：水疝（肝郁水停证）。

西医诊断：左侧睾丸鞘膜积液。

治则治法：补肾利水，疏肝理气。

处方：柴胡6g，荔枝核6g，橘核6g，青皮3g，炒白术6g，车前子12g，牛膝6g，泽泻6g，猪苓9g，茯苓9g，生黄芪6g，炒赤芍6g，炙甘草3g。7剂。

二诊：左侧鞘膜积液未消，咽稍红，生长可，听诊无殊，脉浮数，舌红，苔薄白。治拟补肾利水，疏肝理气。

处方：泽泻9g，猪苓9g，茯苓9g，炒白术6g，牛膝6g，生薏苡仁12g，小茴香6g，小青皮4.5g，铁皮石斛6g，炒赤芍9g，车前子9g，生黄芪6g，炙甘草3g。7剂。

三诊：左侧鞘膜积液减少，稍咳嗽，咽稍红，生长可，听诊无殊，舌红，苔薄白，脉浮数。治拟疏肝利水，宣肺止咳。

处方：生白术6g，牛膝6g，泽泻9g，猪苓9g，茯苓9g，生薏苡仁12g，车前子9g，小茴香6g，荔枝核6g，小青皮4.5g，铁皮石斛6g，生黄芪6g，炒赤芍9g，杏仁6g，浙贝母9g，炙甘草3g。7剂。

四诊：左侧睾丸鞘膜积液渐吸收，纳稍启，咳渐平，咽红解，听诊无殊，舌红，苔薄白，脉浮数。治拟原法出入。

处方：炒白术6g，牛膝6g，泽泻6g，浙贝母6g，茯苓9g，车前子9g，小青皮3g，荔枝核9g，小茴香6g，枳壳6g，杏仁6g，生黄芪6g，铁皮石斛6g，炙甘草3g。14剂。

五诊：左侧睾丸积液已吸收，咳嗽已平，大便稍干，脉浮数，舌红，苔薄白。治拟原法出入。

处方：炒白术6g，泽泻6g，茯苓9g，车前子9g，炒赤芍6g，小青皮3g，铁皮石斛6g，杏仁6g，火麻仁9g，决明子12g，生黄芪6g，炙甘草3g。7剂。

继承人体会：婴幼儿鞘膜积液临床较常见，是由于腹膜鞘状突在出生前后未能闭合而形成的一个鞘膜腔，导致液体的积聚、扩张而形成梨形的腔囊。长期的慢性鞘膜积液因张力大而对睾丸的血供和温度调节产生不利的影响，严重者可能影响将来的生育能力。对于小儿鞘膜积液，西医多采用手术治疗。

本病属中医“水疝”“阴肿”范畴，与肝脾肾三脏相关，多因先天不足，脾失健运或肾虚气化不利，三焦水道气机不畅，外受寒湿之邪所致。肝经绕阴器络睾丸，枢机不畅，气滞寒凝；脾肾亏虚，气化不利，水湿内停，寒湿瘀结，发为水疝。治疗以疏肝补肾，健脾利水为原则。

本例患儿鞘膜积液，原因不明，恐惧手术，求治于中医。辨证属肝郁水停，故用小柴胡汤合四苓散加减，柴胡、橘核、小青皮疏肝理气；荔枝核、小茴香理气祛寒，温通利水；泽泻、猪苓、白术、茯苓为四苓散以健脾渗湿，如有寒象，可加桂枝，即五苓散；车前子利水；牛膝补益肝肾，祛风利湿；黄芪、炙甘草补气；水湿停滞，阻滞气机，血行不畅，加炒赤芍活血祛瘀。五诊而初愈，免除手术之苦。

指导老师点评：鞘膜积液是否可以不开刀，用中药治愈，中西医之间有不同观点，西医认为如果超过2岁，鞘膜积液仍未自愈，原则上应该手术治疗，以消除不正常通道而一劳永逸，但在我这里可以用中药内服外敷治好2岁以上小儿的鞘膜积液，免除手术之苦。

中医学认为鞘膜积液系先天肾气不足，气化失利，水液下注，积聚囊中为患，治当补益先天不足之肾气，疏利积聚之水湿水液，常用五苓散加味收功。

（李岚整理，俞景茂点评）

第五章　学术经验传承

⊙ 1. 和解少阳法治疗复发性和过敏性疾病的临证体会

1.1 学子步履

陈华，女，1964年5月出生，浙江杭州人，浙江中医药大学教授，主任中医师，医学硕士。1981年杭州二中高中毕业后考入浙江中医学院（现浙江中医药大学）中医学专业，1986年取得学士学位。同年7月起进入浙江省中医院儿科工作，2010年起到浙江中医药大学工作至今。2008—2011年作为第四批全国老中医药专家学术经验继承人，从事俞景茂教授的学术继承工作，并获得国家中医药管理局优秀继承人称号。2012年获浙江中医药大学中医儿科师承硕士学位。2015年获国家中医药管理局“全国优秀中医临床人才”称号，2018年获浙江省“省级名中医”称号。现任浙江中医药大学医院管理处处长，中华中医药学会儿科分会副主任委员，中国民族医药学会儿科分会常务理事，世界中医药学会联合会儿科专业委员会理事，中华中医药学会医院管理分会委员，浙江省中医药学会儿科分会主任委员，浙江省中医药学会中医医院管理分会副主任委员，为全国首届百名杰出女中医师、“俞景茂全国名老中医药专家传承工作室”负责人。

1.2 学研业绩

从事中医儿科临床、科研和教学工作30余年，擅长小儿脾胃病、肺系疾病的中医药诊疗及其临床与基础研究，作为浙江中医药大学研究生导师，已培养硕士研究生20余名。主持和参加“中医临床适宜技术研究与推广”“中药熏香剂预防呼吸道感染的应用研究”等科研课题20余项，其中省部级以上课题6项。完成的“俞景茂老中医药专家学术思想及临证经验传承研究”“香佩疗法预防上呼吸道感染的应用研究”“中医医院临床学科评估体系的建立与规范化评价研究”等科研成果获得科技奖励11项，其中中国医院协会医院科技创新三等奖1项、浙江省科技进步奖2项和浙江省中医药科技创新奖一等奖1项、二等奖5项、三等奖2项。获得“一种中药熏香组合物及其香囊和熏蒸液”等国家发明专利2项。

发表《分期辨治小儿反复呼吸道感染临床疗效观察》《香佩疗法预防幼儿上呼吸道感染效果观察》和《浅谈经方在小儿胃脘痛治疗中的运用体会》等专业学术论文60余篇。主编和参编《小儿病中医保健》《浙江省中医儿科特色技术研究荟萃》《儿科临床实习指南》和《古今中医儿科病辨治精要》等医学专业著作9部，参加编写《中医儿科临床研究》《中医儿科学》和《中西医结合儿科学》等全国规划教材4部，其中主编的现代中医保健丛书《小儿病中医保健》获全国中医药科普著作三等奖。

1.3 经验传承

作为俞景茂教授学术经验继承人、师承硕士、全国优秀中医临床人才，有幸跟随俞师学习，侍诊于侧，获益良多。对于俞师运用和解少阳法治疗小儿疾病体会颇深，总结继承俞师经验，采用和解少阳法“异病同治”儿科反复发作性和过敏性疾病，临床取效显著。

1.3.1 详审病证，谨守病机

小儿具有脏腑娇嫩、形气未充、生机蓬勃、发育迅速的生理特征，同时又具有发病容易、传变迅速、脏气清灵、易趋康复的病理特点，其“稚阴未充，稚阳未长”“易寒易热，易虚易实”。因此，小儿疾病在临床发展过程中容易迅速转化或出现兼夹证，常见寒热错综、虚实夹杂等阴阳失调、平抑失衡之证。

在小儿反复发作性疾病或过敏性疾病的发展过程中，尤其是在疾病的迁延期或恢复期，往往会出现病情时缓时著，休作有时，往来不已等

情况，表现为证候错综，寒热并见，虚实夹杂，表里同病的现象。其病因病机具有共同的特点，即病有宿根，迁延不愈，正气不足，祛邪乏力，表现为少阳枢机失利，三焦气机紊乱，外不能抗御邪气，内不能温煦机体。因此，针对小儿的生理病理特点和寒热虚实错综的病情征象，此时当谨守病机，针对其“少阳枢机失利”的特点，运用和解少阳之法，以达疏利气机、宣通三焦、调和内外、扶正祛邪之功。

1.3.2 **治病求本，异病同治**

“异病同治”是指无论病种是否相同、症状是否一致，只要其病因病机相同，就可采用同一治法进行治疗。辨证论治、平衡阴阳是中医治病的精髓，《素问·阴阳应象大论》云：“治病必求于本。”即强调医治疾病必须探求疾病之本，寻求阴阳之根。张仲景《伤寒论》和《金匮要略》中，在病证结合的辨证治疗方法和具体方药运用上，都体现了“异病同治”的精神，其注重细审病因，谨守病机，确定病位，把握证候，灵活辨证，遵循病异证同而治同的观点。仲景“异病同治”可归纳为：不同疾病，同一病因、同一病机、同一病位，治法相同。而后人在临床上应用“异病同治”的方法，较多见通过四诊合参，在不同的疾病辨为同一病机时，运用经方或名方加减治疗，认为“同治”既可以是狭义的同一个方剂，也可以是广义的治法，临床上应根据患者体质虚实及其兼证灵活化裁运用。

小儿某些反复发作性或过敏性疾病存在着机体免疫功能低下的共同特点，由于外邪和过敏原等诱发因素的不断刺激，疾病反复发作、迁延不愈。若治疗中单一祛邪则易更伤其正，一味固本则有碍其邪留滞。因此，当临床上出现病情时作时止、往来不已、寒热并见、虚实夹杂等征象时，应辨证为表里失和、少阳枢机失利，可运用《伤寒论》小柴胡汤加减化裁进行治疗，以和解少阳，疏利枢机，宣达上下，扶正祛邪，达到寒祛而不生热、热清而不生寒、补而不碍邪、消而不伤正的目的。

1.3.3 **遣方用药，灵活加减**

小儿复发性和过敏性疾病在迁延反复期，俞师临床擅于运用和解少阳法进行治疗，以小柴胡汤为基本方。常用柴胡配黄芩，以柴胡辛散疏邪解在表之邪，黄芩苦寒清热以泄在里之热，二药合用共奏疏表清里之效；太子参补益气阴、生津止渴，半夏化湿，生姜和中，大枣、甘草调和中州，诸药合用，以达调和脾胃、扶正祛邪之功。同时根据病情，明察邪正消长变化，寒热虚实轻重，以及本身疾病和兼夹不同，随证加减治疗，使表解里和、邪去正复而病情渐趋稳定而康复。

临床上若反复外感，表邪未尽，咳嗽较著，加杏仁、浙贝母等清热宣肺；过敏性鼻炎外邪未解，鼻塞流涕、喷嚏频频者，加蝉蜕、辛夷、白芷等疏风通窍；腺样体肥大反复发作，痰瘀阻络者，加赤芍、丹参活血化瘀，皂角刺、山海螺等散结通络；湿疹反复，湿热内蕴者，加白鲜皮、地肤子、生薏苡仁等清热利湿；脾失健运，胃纳欠佳者，加炒白术、炒麦芽等健脾助运；气虚明显者，太子参改为党参，或加黄芪补中益气。少阳表里未解，若见恶寒兼有腹痛者，可合桂枝汤，以柴胡桂枝汤主之，即小柴胡汤之变法也，既治太阳之营卫不和，又疗少阳之枢机不利。

1.3.4 **辨证施治，临证运用**

运用俞师和解少阳法治疗小儿疾病的经验，针对反复发作性和过敏性疾病，病机属寒热并见、虚实夹杂等表里失和、少阳枢机失利者，以和解少阳、疏利枢机为主要治法，临床屡获良效。

1.3.4.1 验案1：支气管哮喘

周某，男，6岁，2013年4月18日初诊。哮喘反复发作3年余，再发10天。患儿自3岁起哮喘反复发作，每年4～5次，以冬春季节为主。经常因感冒诱发哮喘，10天前受凉后咳喘又起，阵咳气喘，喉间痰鸣，夜间尤甚，经抗生素静滴及解痉平喘药、激素雾化吸入等治疗后好转。近日咳嗽阵作，无气喘，纳少，体力不佳，时诉腹疼，位于脐周，咽稍红，两肺呼吸音粗，无啰音。舌红，苔薄白，脉浮数。患儿来时为哮喘发作期，发后初控阶段，当属虚实夹杂、寒热错综，少阳枢机失利，拟和解少阳、疏利气机。方用小柴胡汤加味，药用：柴胡6g，黄芩6g，太子参6g，杏仁6g，浙贝母6g，川贝母3g，制半夏6g，炙款冬花6g，茯苓9g，蝉蜕3g，赤芍6g，生山楂9g，炙甘草3g。服药1周后，咳嗽减少，咽红已消，纳食增加，偶有腹痛，动辄汗出。原方去炙款冬花、蝉蜕，加生黄芪6g、陈皮6g、大枣12g，服药2周后咳嗽渐消，夜寐稍汗，纳可，无腹痛。继守原法2周，以达表解里和、邪祛正复的作用。再予玉屏风散合六君子汤以巩固治疗6周后病情稳定，随访1年未见发作。

按语：小儿肺脾肾三脏不足、痰饮久伏是哮喘反复发作之根本，气机失常、瘀血内阻是其发生发展过程中的主要病机，同时又有风邪等易感邪气为其主要的诱发因素。因此，重视小儿哮喘发作初控或缓解期，灵活运用消补兼施、表里同治的方法，能有效缓解哮喘发作程度、减少复发，提高临床疗效。本例患儿哮喘反复发作3年余，本次为咳喘发作初控后，临床出现虚实夹杂、表里俱病的征象。此阶段治疗宜标本兼顾、表里同治，故以小柴胡汤加味和解少阳、疏利气机，佐以健脾化痰、疏风活血为先。病情好转进入缓解期后应以治本为主，故予玉屏风散合六君子汤巩固治疗，以补益肺脾调整脏腑功能，稳定机体内环境，增强机体的耐寒能力、抗过敏能力及适应环境的能力，从而起到抗哮喘复发的作用。

1.3.4.2 验案2：反复呼吸道感染

朱某，男，4岁，2014年1月16日初诊。反复呼吸道感染2年，每月感冒1次以上，近2个月来时有发热，体温37.5～38℃，汗出后热自退。稍有咳嗽，喉间有痰，迁延不愈，鼻流清涕，喷嚏频频，纳食不佳，恶寒少汗，咽红而肿，舌红，苔薄白，脉浮数无力。为反复呼吸道感染迁延期，表邪未尽而正气已虚，枢机失利，病在少阳，治当和解表里、疏利枢机。方用小柴胡汤加减，药用：柴胡6g，黄芩6g，太子参6g，杏仁6g，浙贝母6g，蝉蜕3g，制半夏6g，茯苓9g，陈皮6g，生山楂9g，辛夷6g，山海螺12g，丹参6g，炙甘草3g。服药1周后，咳嗽渐愈，咽红肿已消，流涕、喷嚏好转。原方去山海螺、杏仁，加桂枝3g、白芍6g、大枣12g，继服药2周后，流涕、喷嚏消失，纳食、恶寒好转，经守方加减治疗2周后，再以玉屏风散合六君子汤加减益气固表以培其本、扶其正。共治疗10周后呼吸道感染明显减少，随访1年仅感冒1次。

按语：小儿反复呼吸道感染以旧感初已，新感又起，迁延不愈，证候错综为特点。在其迁延期或恢复期，往往会出现病情时缓时著，证候错杂，往来不已的征象，此乃寒热并见、虚实夹杂、营卫失和、表里并病，为少阳枢机失利之证。此阶段若单一解表则复虚其表，一味固本则有碍其邪，故应采用和解少阳法，调和营卫，斡旋枢机。本例患儿为反复呼吸道感染迁延期，临床表现一派虚实夹杂、寒热错综之证，治疗以小柴胡汤加减和解表里、疏利枢机。又因本病与风邪入于血分，风血相搏有关，根据“治风先治血，血行风自灭”的原则，故适加丹参、蝉蜕活血散风。共达寒热并用，消补兼施，表里同治之功。病情缓解后进入恢复期，当以固本为要，本例患儿以肺脾气虚，气血不足为本，故后期当以玉屏风散合六君子汤加减益气固表，补土生金。

1.3.4.3 验案3：异位性皮炎

吴某，女，5岁，2009年6月10日初诊。反复皮疹1年余，加剧伴皮肤瘙痒2个月。患儿2个月来全身皮肤瘙痒，尤以面颈部及腘窝部明显，局部有少量渗出。平素易感，1周前因化脓性扁桃体炎而出现高热，经治后身热已退，但近日夜寐不宁，多汗，纳少，大便干燥不畅，形体偏瘦，咽稍红，舌红苔薄白，脉浮数。病情为表里并病、虚实夹杂，少阳枢机失利，治疗当和解少阳。方用小柴胡汤加味，药用：柴胡6g，北沙参6g，黄芩6g，制半夏6g，白鲜皮6g，地骨皮9g，鲜石斛20g，荆芥6g，蝉蜕3g，丹参6g，生山楂9g，火麻仁9g，炙甘草3g。服药1周后，汗出渐收，咽红已消，大便已润，肤痒好转，皮肤干燥。原方去鲜石斛、蝉蜕、火麻仁，加生薏苡仁12g、铁皮石斛6g、牡丹皮6g、酸枣仁6g。继服药2周后，纳食增加，夜寐转宁，皮疹渐退。守原法合“健脾化湿，疏风养血”用药2周，再予玉屏风散合二陈汤加味“益气健脾，疏风养血”治疗3周后痊愈。

按语：异位性皮炎是一种与遗传过敏体质有关的变态反应性皮肤病，易兼患哮喘、过敏性鼻炎等疾病。本病为禀赋有异，脾失健运，湿热内生，感受风湿热邪，郁于腠理而发病，常反复发作，缠绵不愈，而致脾虚血燥，肌肤失养。其反复发作，休作有时，易致虚实夹杂、寒热错综。本例异位性皮炎患儿平素易感，且近期新感初愈，皮疹反复迁延不愈，为表里并病阶段，治疗当拟和法调之，以表里同治、扶正祛邪。用小柴胡汤和解少阳，佐以健脾化湿，疏风养血，消补兼施以疗宿疾，后期合玉屏风散、二陈汤以益气固表、健脾化湿而扶正固本调理体质。

1.3.4.4 验案4：过敏性鼻炎

翁某，男，4岁，2009年2月4日初诊。反复喷嚏、流涕1年余，近日外感经治后热退咳愈，咽红渐消。但鼻塞不解，晨起喷嚏频频，流清涕，纳少，二便无殊。脉浮数，舌红，苔薄白。辨证为外感风寒之邪，素体正气不足，致邪伏少阳，枢机失利，治疗当以和法调之。方用小柴胡汤加味，药用：柴胡6g，太子参6g，黄芩6g，制半夏6g，辛夷6g，荆芥6g，白芷6g，蝉蜕3g，防风3g，细辛3g，丹参6g，生山楂9g，炙甘草3g。服药1周后，鼻塞渐除，晨起喷嚏、流涕好转。原方去白芷、细辛，加生黄芪6g、当归6g。继服药2周后，纳食增加，晨起稍有喷嚏，再以小柴胡汤合玉屏风散加减治疗3周后痊愈。

按语：小儿过敏性鼻炎具有反复发作、遇风或遇冷尤甚、发作有明显时间性等特点。本病乃风寒之邪侵袭，小儿正气不足，祛邪乏力，致邪伏少阳而致。少阳枢机失利，导致三焦气机紊乱，外不能抗御邪气，内不能温煦机体，故鼻炎反复发作，休作有时。治疗当以和法调之，以达和解少阳、疏利三焦、宣通内外、扶正祛邪之功。本例过敏性鼻炎反复发作，迁延不愈，属虚实夹杂、枢机失利之证，当以小柴胡汤和解少阳合消风散加减疏风养血，好转后需固其本，故以玉屏风散益气固表，使“正气存内，邪不可干”，而疾病痊愈。

1.3.4.5 验案5：腺样体肥大

刘某，男，5岁，2009年1月14日初诊。反复睡眠时有鼾声1年余，平时易感，近日感冒经治疗后热退，咳嗽好转，咽红渐消，但鼾声加剧，鼻塞，流涕，面色苍白，肢体倦怠，纳少，腹胀，大便溏烂，舌淡红，苔薄白，脉细。耳鼻咽喉科检查及CT提示腺样体肥大。辨证为正气不足，枢机失利，以和法调之。方用小柴胡汤加味，药用：柴胡6g，黄芩6g，太子参6g，制半夏6g，蝉蜕3g，山海螺12g，浙贝母9g，赤芍6g，丹参6g，细辛2g，生山楂9g，辛夷6g，炙甘草3g，大枣12g。服药1

周后，鼻塞、流涕好转，鼾声减轻。原方去细辛、辛夷，加炒白术6g、陈皮6g，继服药1周后纳食增加，大便转调，腹胀已消。继守原法合四君子汤加减治疗2周，诸证渐消，再以玉屏风散合六君子汤巩固治疗，共用药10周后痊愈。

按语：小儿腺样体肥大是因上呼吸道炎症的反复刺激而发生的腺样体异常增生肥大，本病的发生以肺脾肾不足为本，日久痰瘀互结，阻于咽喉而成。其病情往往由反复呼吸道感染而加重，发生发展过程中易出现表里同病、虚实夹杂的征象，治疗上主张以和法调之，并根据病情变化配合通窍化痰、活血化瘀之法。本例治疗依据肺开窍于鼻、鼻为肺窍、咽为肺之门户的中医理论，结合小儿肺、脾常不足的生理特点，以及久病必瘀、痰瘀互结的病理特征，初期针对表里同病、虚实夹杂的征象，以小柴胡汤加味表里同治、扶正祛邪，佐以宣肺通窍、活血散结。病情缓解后遵循补气固卫、健运中州以治其本的原则，合玉屏风散、六君子汤巩固治疗，取得满意的疗效，避免小儿手术的痛苦。

（陈华撰稿）

⊙ 2. 小儿毛细支气管炎的临证经验及实验研究

2.1 学子步履

李岚，女，1971年10月出生，浙江舟山人，浙江中医药大学第一临床医学院儿科副主任中医师，副教授，硕士生导师，医学博士。1990年考入浙江中医学院（现浙江中医药大学），1995年取得学士学位，曾在宁波市医学信息研究所工作。1998年考入浙江中医药大学攻读中医儿科研究生，师从俞景茂教授。2001年获医学硕士学位，同年8月起入浙江中医药大学第一临床医学院儿科工作至今。2008年成为第四批全国老中医药专家俞景茂教授学术经验继承人，并获国家中医药管理局优秀继承人称号。2012年获上海中医药大学中医儿科师承博士学位。现任浙江中医药大学第一临床医学院中医儿科教研室副主任，中华中医药学会儿科分会委员，全国中医药高等教育学会儿科教育研究会常务理事，浙江省中医药学会儿科分会副主任委员、分会青年委员会副主任委员，浙江省医学会儿科分会青年委员，国家中医药管理局中医师资格认证中心命审题专家，是“浙江省国医名师俞景茂传承工作室”负责人，系“俞景茂全国名老中医药专家传承工作室”主要传承人员。

2.2 学研业绩

坚持儿科临床、教学及科研一线20余年，治学严谨，熟读中医经典、中医儿科各家学说，撷取各家之长，中、西医基础扎实。主持国家自然科学基金项目“TGF-β-Wnt-TNF-α交联网络介导EMT诱发儿童哮喘气道重塑及防哮方干预的机制研究”，浙江省自然科学基金项目“和解抗敏煎对RSV感染诱发哮喘小鼠TLR_3及NF-κB/IRF_3信号通路调控的研究”各1项，参与国家自然科学基金及浙江省自然科学基金项目3项，主持“中医分期治疗对RSV感染小鼠BALF中Eotaxin及TH_1/ TH_2的影响”等厅局级课题多项。其中“中医分期治疗对RSV感染小鼠BALF中Eotaxin及TH_1/ TH_2的影响”获浙江省中医药科学技术三等奖；参与完成的“俞景茂老中医药专家学术思想及临证经验传承研究”等2项科研成果获浙江省中医药科学技术二等奖。

发表*Antiviral effects of modified Dingchuan decoction against respiratory syncytial virus infection invitro and in an immunosuppressive mouse model*被SCI收录，影响因子3.014。在国内一、二级期刊发表《太子健Ⅱ方对儿童哮喘慢性持续期免疫功能及气道慢性炎症的影响》等论文10余篇；主编或副主编《浙江中医临床名家——俞景茂》《专家直通车——胃病》《儿科各家学说及应用》等著作5部，参编《实用中医儿科学》《中医儿科临床实践》等著作多部；教学业绩突出，连续多年被评为优秀授课教师，曾获浙江中医药大学“三育人”工作先进个人、“师德”先进、校教师教学技能竞赛二等奖等荣誉。

2.3 经验传承

严遵师训，重视小儿的生理病理特点，临证强调辨证论治、整体观

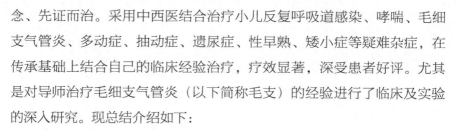

念、先证而治。采用中西医结合治疗小儿反复呼吸道感染、哮喘、毛细支气管炎、多动症、抽动症、遗尿症、性早熟、矮小症等疑难杂症，在传承基础上结合自己的临床经验治疗，疗效显著，深受患者好评。尤其是对导师治疗毛细支气管炎（以下简称毛支）的经验进行了临床及实验的深入研究。现总结介绍如下：

2.3.1 临床分期精治小儿毛支

毛支患儿由于病情轻重、疾病分期及体质方面的不同，常致病情反复，故应采用分期论治、分型论治和依病情轻重论治的精当治疗。初咳期：病初1～3天，或毛支患儿重复感邪后出现咳嗽的早期。表现为咳嗽，伴清涕、喷嚏、鼻塞或发热，纳食尚可，大便正常或溏，舌淡苔薄白，脉浮数，治以辛温散寒，宣肺解表。方选三拗汤、止嗽散等加减化裁，常用药物有麻黄、杏仁、防风、荆芥、桔梗、陈皮、白前、枳壳、辛夷花、白芷、制半夏等。小儿纯阳之体，易从阳化热，如出现咽红、高热、便干，加黄芩、桑白皮、大力子等。喘憋期常在发病3～6天，发热消退，表证减轻，咳嗽加剧，表现为咳嗽频作，痰声漉漉，喘憋气促，甚者鼻煽唇绀，口周青紫，面色苍白，烦躁不安，神萎纳呆，大便稀溏。辨证当属外寒里饮，治以温肺化饮，宣肺降逆。方用小青龙汤合三子养亲汤加减，常用药物有麻黄、杏仁、细辛、桂枝、制半夏、五味子、陈皮、干姜、白芍、炙款冬花、苏子、葶苈子、莱菔子、桔梗、地龙、白僵蚕等。便溏泄泻者加山楂炭、车前子。小儿纯阳之体，寒易从热化，用激素治疗后也容易化热，而出现高热、咽红、舌红、苔黄、大便干结等热象，则需调整为清肺化痰，降逆平喘治疗，可予定喘汤、麻杏石甘汤等加减。常用药物有麻黄、杏仁、黄芩、陈皮、制半夏、炙款冬花、桑白皮、葶苈子、地龙、白僵蚕等。喘憋期：易出现变证，气滞血瘀，阻滞气道，妨碍气机升降，则咳逆喘憋，活血化瘀可使患儿的喘憋症状明显减轻，常施以丹参、当归。缓解期：病程后期（即发病7～14天），咳喘渐减，症见咳嗽，喉中痰鸣、时有喘息，但精神转佳，纳食稍差，二便正常，舌淡苔白或微腻。此时气道仍处于高反应状态，此时再予抗生素治疗以及西医抗炎平喘治疗往往疗效欠佳，一旦停用激素等药后，或再次呼吸道感染后，患儿即可再次出现痰鸣喘息，反复不已，此期仍应清肃肺气，养血化痰为要。常用药物为麻黄、杏仁、浙贝母、川贝母、炙款冬花、陈皮、茯苓、砂仁、制半夏、蝉蜕、辛夷、丹参等。小剂量长时间服用炙麻黄，一般1～2g即可，逐渐减量。恢复期：患儿咳嗽喘息已平后，但仍应健脾益气固本，否则部分患儿可反复出现喘息，最终发展为哮喘。故宜从肺脾肾图治，兼以疏风养血抗过敏，改善气道高反应，从而防止向哮喘发展。此期咳嗽已平，痰液减少，动辄气短，肌松易汗，纳食稍差，大便易溏，舌淡苔白。治以补益肺脾，燥湿化痰。方选二陈汤、参苓白术散或玉屏风散加减，常用药物有太子参、陈皮、茯苓、白术、蝉蜕、丹参、薏苡仁、制半夏、黄芪、防风等。

验案举例：周某某，男，8个月。反复咳喘2个月余，患儿于2个月前患毛细支气管炎后，咳嗽喘息反复不已，喉间痰鸣，时有气促，汗出较多，已住院3次，反复给予抗生素、激素雾化等药治疗，但仍有咳喘。每因外感后咳剧，西医建议激素吸入疗法长期治疗，家长转而求治于中医。患儿系早产儿，出生后放暖箱8天，出生体重2.45kg，人工喂养，有婴儿湿疹史，无哮喘家族史。诊见：形体偏胖，肌肤脆薄，气稍促，咽稍红，听诊闻及痰鸣音及哮鸣音，舌红、苔薄白，脉浮数而细。此时处于喘憋期，证属痰湿阻滞，肺气不降，治以肃肺化痰，降逆平喘。拟定喘汤加减。处方：炙麻黄1.5g，杏仁、炙款冬花、地龙、葶苈子各6g，浙贝母、制半夏、荆芥、桑白皮、黄芩、丹参各4.5g，川贝母、蝉蜕、炙甘草各2g。7剂。

二诊：患儿服药后咳嗽好转，气渐平，喉间有痰，咽稍红，舌红、苔薄白，脉浮数。咳喘虽已平，恐病情有变，续守原治法，前方去地龙，患者咽红、舌红，考虑咳久伤肺阴，加制玉竹、北沙参各6g。14剂。

三诊：服药后咳喘已平，肺气上逆渐平。此时已为恢复期，故去方中麻黄，疗以养阴清肺，祛无形之痰，辅以补阳益气。处方：川贝母2g，桔梗、炙甘草各3g，北沙参、生山楂、麦冬、浙贝母、炙款冬花、杏仁各6g，茯苓9g，陈皮、黄芩、丹参各4.5g，鹿角霜12g。7剂。

四诊：咳喘未作，但患儿大便偏干。治以清肺润燥，补脾健运，以达到预防咳喘发作的目的。处方：制半夏、炙款冬花、无花果、杏仁、丹参、浙贝母各6g，陈皮、太子参、枳壳各4.5g，茯苓9g，火麻仁、麦冬各12g，川贝母、炙甘草各2g。14剂。患儿药后喘息未发而停药。随访1年，喘息未复发。

按语：本例患儿系早产儿，人工喂养，先天不足，而患毛支后，正气无力祛邪外出，故反复发作。初诊时，患儿时有气促、痰鸣，且咽红、舌红，脉浮数而细，此时外邪从阳化热，肺气失宣，痰热蕴肺为标实，又因病程迁延，伤及肺脾肾，且患儿先天不足故本虚。初诊时为喘憋期，治疗以治标为主，以定喘汤加减清肺平喘，药后咳喘稍平，当守方再治。待病情稳定进入恢复期后，在肃肺化痰的同时注意固护正气，故方中去麻黄，加用鹿角霜补阳培元。小儿为稚阴稚阳之体，病情变化较快，在四诊时出现便干症状，肺与大肠相表里，理肺气需保持大肠传导功能正常，因此，治疗时除加用润肠通便之品外，还应注意调节脾胃功能，遂以太子参、陈皮、茯苓、制半夏等药助脾健运，从而达到改善体质、预防复发的目的。

2.3.2 体外实验研究毛支饮抗病毒作用

毛支饮系俞师治疗小儿毛细支气管炎的经验方：炙麻黄1.5g，杏仁6g，浙贝母4.5g，款冬花4.5g，川贝母2g，制半夏4.5g，桑白皮4.5g，黄芩4.5g，葶苈子4.5g，干地龙4.5g，丹参4.5g，炙甘草2g等，具有清肺降气、豁痰平喘的功效。主治小儿毛细支气管炎属“寒邪外束，热壅于内，肺失宣降”之证者。

2.3.2.1 毛支饮对人喉癌上皮细胞（Hep-2细胞）毒性作用

经较高浓度的毛支饮提取物及利巴韦林处理后，Hep-2细胞皱缩、颗粒增多、脱落坏死，两组随着浓度的递减，药物毒性逐渐减弱。采用Reed-Muench法，计算得毛支饮提取物半数中毒浓度（TC_{50}）为0.756g/L，利巴韦林TC_{50}为0.174g/L。两组相比较，具有极显著性差异（$P<0.01$），提示毛支饮对细胞毒性作用小。

2.3.2.2 毛支饮对呼吸道合胞病毒（RSV）增殖的抑制作用

RSV可造成Hep-2细胞肿胀、变圆，折光性减弱，合胞体形成；经毛支饮提取物给药干预后，可在一定程度上抑制RSV造成的Hep-2细胞病变。Kruskal-Wallis法比较各加药组与病毒对照组细胞病变程度，结果显示毛支饮提取物420mg/L、210mg/L、105mg/L组和利巴韦林160mg/L、80mg/L组对RSV的抑制率均在40%以上，均能显著抑制RSV在Hep-2细胞中的增殖，对Hep-2细胞具有一定的保护作用，并呈一定的量效关系。根据文献Reed-Muench法计算毛支饮提取物的半数抑制浓度（IC_{50}）为77.13mg/L，利巴韦林的IC_{50}为33.52mg/L，两组相比较，具有极显著性差异（$P<0.01$），毛支饮提取物治疗指数（TI）为9.8；利巴韦林的TI为5.19，两组相比较，具有显著性差异（$P<0.05$）。这表明毛支饮提取物对RSV在Hep-2细胞株中的复制有较强抑制作用，治疗指数高于利巴韦林。

2.3.3 动物实验研究毛支饮的抗病毒及抗炎作用

2.3.3.1 毛支饮对RSV感染小鼠肺组织的肺指数及病毒载量影响

在RSV感染后第1天、第3天病毒载量的水平都显著增加，第5天后明显下降。在感染后第3天，肺指数和病毒载量在模型（MC）组均显著高于正常对照组（$P<0.01$），表明该模型成功诱导了RSV感染的小鼠。与MC组比，肺指数在毛支饮中剂量组、毛支饮高剂量组及利巴韦林组均明显降低（$P<0.05$）。但在毛支饮低剂量组肺指数没有明显降低（$P>0.05$）。感染后第3天，病毒载量在毛支饮治疗组明显低于MC组（$P<0.01$），病毒载量在毛支饮高剂量组与利巴韦林组间比较，无显著性差异（$P>0.05$）。在感染后第1天及第5天，病毒载量在利巴韦林治疗组、MC组与毛支饮治疗组间无显著性差异（$P>0.05$）。这表明毛支饮每天服用、服用3天可有效抑制小鼠呼吸道合胞病毒。

2.3.3.2 毛支饮对炎性细胞因子的影响

在RSV感染后第3天，MC组嗜酸性粒细胞趋化因子（Eotaxin）、白细胞介素-4（IL-4）和干扰素-γ（IFN-γ）在血清和肺组织中的水平显著增加。毛支饮中剂量组及毛支饮高剂量组可以显著降低血清及肺组织中IL-4和肺组织中Eotaxin水平（P在0.01～0.05），毛支饮高剂量组可降低IFN-γ水平（$P<0.05$）。表明毛支饮可调节TH_1/TH_2水平。

2.3.3.3 毛支饮对NF-κB p65和TLR_4表达的影响

采用实时荧光定量聚合酶链式反应（RFQ-PCR）方法检测肺组织中信号通路Toll样受体4（TLR_4）及核因子-κB p65（NF-κB p65）表达的变化，结果显示：与MC组比较，毛支饮可以抑制RSV感染小鼠肺组织NF-κB p65 mRNA和TLR_4 mRNA的表达（$P<0.01$和$P<0.05$），并存在量效关系。这提示毛支饮可以抑制呼吸道合胞病毒诱导肺炎和调节免疫反应。

通过实验研究验证俞景茂名老中医验方——毛支饮的疗效及作用机制，结果提示，毛支饮具有显著的抗病毒和抗炎作用，通过降低血清和肺组织中的Eotaxin，IL-4和IFN-γ水平来抑制肺部炎症，可降低肺组织中的病毒载量，并通过抑制肺组织TLR_4的和NF-κB p65 mRNA表达的逆转RSV感染诱导的炎症。研究结果发表于*Journal of Ethnopharmacology*（SCI收录）。

（李岚撰稿）

⊙ 3. 对"辨证求病机"的理解及临床运用体会

3.1 学子步履

邱根祥，男，1963年8月出生，浙江衢州人，主任中医师，硕士生导师。1988年7月毕业于浙江中医学院（现浙江中医药大学）中医学专业，1988年取得学士学位。同年8月起进入衢州市中医医院儿科工作。2002年8月调入衢州市医学学术管理中心工作，其中每周有2天在衢州市中医医院儿科门诊。2012年11月起调回衢州市中医医院工作至今。现任衢州市中医医院党委副书记，中国中医药研究促进会综合儿科分会常务理事，中国民族医药学会儿科分会常务理事，浙江省中医药学会儿科分会副主任委员，衢州市中医药学会副会长，衢州市中医药学会儿科分会主任委员，衢州市医学会理事。连续4届被评为衢州市名中医。

3.2 学研业绩

从事中医药诊治小儿脾胃系、肺系、脑系、肾系等疾病的临床与基础研究，主持和参加“衢州地区新安医学的传承发展与临床应用”“衢州雷氏医学儿科精华及应用”“浙江省学龄前儿童血清铅水平调查及降铅颗粒临床疗效研究”等科研课题10余项，其中省部级课题1项，省中医药管理局项目1项。完成的“衢州雷氏医学源流、学术特色及应用研究”“新加香薷饮加味治疗小儿暑湿发热临床研究”“中西医结合治疗小儿支原体肺炎的临床疗效观察”等科研成果获得科技奖励8项，主持项目获衢州市科技进步一等奖1项，三等奖1项。发表《补虚解毒化瘀法治疗小儿紫癜性肾炎18例》《生侧柏叶在儿科临床中的应用举隅》和《三已合剂为主治疗支气管哮喘51例体会》《也谈膜原——三焦门户说》等专业学术论文30余篇。

3.3 经验传承

在大学时即跟随俞师学习、侍诊、做科研、撰写学术论文。工作以后，在主治医师提高班、副主任医师知识更新班、在职硕士研究生课程进修班又跟随俞师学习，获益良多。对于俞师诊儿病，强调病机学说是辨证论治体系的核心体会颇深。俞师认为辨证求因，审因论治，不必拘泥于某方某药或某一治法。中医临床，病种繁多，表现各异，治法不同，原因在于不同的疾病均有其特殊的病机。不同的病机赋予疾病不同质的差异性，而不同疾病与各自的病机存在着内在不可分割的联系，这就是病机的特殊性。故“辨脉证”只是手段，而目的是辨病机。立法、选方、遣药，都须以病机为中心而变化。在疾病的发展过程中，甚至个别症状的微细变化，只要揭示病机的改变，治法即应随之而改变。

总结继承俞师经验，围绕辨证求病机，以病机定立法、选方、遣药对两种小儿过敏性疾病，临床取效显著。

3.3.1 两期分治小儿过敏性鼻炎

过敏性鼻炎属于中医“鼻鼽”范畴。一般认为本病的发生与风寒入侵和卫外阳气不足有关，故益气固表，温阳固表，温脾补肾为常用治法。笔者在临证中，发现过敏性鼻炎在标多表现为外寒、里热、气郁、痰阻、血瘀并见，在本表现为肺、脾、肾三脏虚衰，其病因病机与哮喘基本一致，故采用两期分治。

急性发作期，患儿表现为喷嚏频作，鼻塞重，流涕清长或流浊涕，多见咽稍红，或乳蛾红肿，舌质淡红，苔薄白，指纹淡紫，脉浮。寻求病机，乃外寒、里热、气郁、痰阻、血瘀并见。治以清热散寒、理气化痰，祛瘀。方用加味射干麻黄汤治疗。药用射干、麻黄、生姜、细辛、半夏、紫菀、款冬花、五味子、大枣、徐长卿、露蜂房、辛夷。方中射干清热解毒，祛痰利咽，现代药理研究表明其有显著的抗炎作用；麻黄能发表、平喘、利水，有抗炎、抗过敏、松弛平滑肌的作用；生姜、细辛、露蜂房、辛夷疏风散寒；半夏、紫菀、款冬花燥湿降气化痰。徐长卿活血化瘀，五味子、大枣健脾温肾，补益卫气。全方共奏疏风散寒、化痰降气、固正祛瘀之效。有药理研究表明，射干麻黄汤可以通过调节cAMP与cGMP的失衡从而抑制炎症细胞浸润，可明显促进IL-2的产生，抑制肥大细胞脱颗粒和血清IgE的产生，从而增强机体的免疫功能，抑制和预防Ⅰ型变态反应的发生。

缓解期，多数患儿面色少华，食少便溏，四肢欠温，鼻塞，或偶有清涕，舌质淡，苔薄，指纹淡红，脉细或缓。寻求病机，正虚邪恋，乃肺、脾、肾三脏虚衰，且余热未清。方用自拟加味六君子汤。药用党参、炒白术、茯苓、甘草、半夏、陈皮、桂枝、淫羊藿、浙贝母、蝉蜕、连翘、忍冬藤、徐长卿、辛夷。方中用六君子汤健脾益气，培土生金，燥湿化痰；以桂枝、淫羊藿温肾助阳；连翘、忍冬藤清余热；浙贝母、徐长卿化瘀结；蝉蜕、露蜂房、辛夷疏风散寒通窍。俞师认为在辨证论治的基础上适当加用祛风抗过敏的药物有助于本病的控制，如防风、徐长卿、辛夷、蝉蜕、荆芥等。亦可使用虫类药，因虫类药可入络，使鼻窍通畅，肺气得以宣降。常用药为蝉蜕、僵蚕、地龙、露蜂房等。

3.3.2 凉血祛瘀疏风治疗儿童过敏性紫癜

过敏性紫癜是一种以小血管炎为主要病变的全身性血管炎综合征，临床表现为皮肤紫癜，常伴有腹痛、关节肿痛、便血、血尿、蛋白尿等。近年来发病率有上升趋势，西医常采用糖皮质激素、抗组胺药、免疫抑制剂等治疗，但常存在停药后高复发率的弊端。笔者在近2年门诊中，按照俞师的要求，辨证求因，审因论治，采用凉血祛瘀疏风方法治疗，取得较好效果。

3.3.2.1 治疗方法

基本方：由钱乙《小儿药证直诀》所载生犀散和万全《片玉心书》所载万氏胡麻丸之药组成。处方：水牛角20g，地骨皮9g，赤芍9g，柴胡6g，生何首乌9g，大胡麻9g，威灵仙9g，白蒺藜9g，蔓荆子9g，苦参9g，荆芥5g，生甘草5g，葛根9g。

3.3.2.2 随证加减

若有发热、恶寒、咽痛等外感风热症状，可加金银花、连翘、蝉蜕等疏风清热；若皮肤瘙痒，可加白鲜皮、地肤子、千里光疏风止痒；若腹痛明显，可加广木香、赤芍理气凉血，缓急止痛；若大便出血，可加生侧柏叶、槐花凉血止血；若小便出血，可加茜根炭、益母草、白茅根等凉血止血；若关节肿痛明显，可加羌活、秦艽、牛膝除湿通痹；若里热盛，大便秘结，可加生石膏、大黄清里热，通腑气。

3.3.2.3 煎服方法

上述药物，入水煎服。3～5岁小儿，每天200ml；6～9岁小儿，每天300ml；9～14岁，每天400ml。分2～3次服用。

治疗36例患儿，7天为一个疗程，2个疗程后停药，观察治疗疗效。并随访半年，观察复发情况。结果显示治愈32例，占88.89%，好转3例，占8.33%。总有效率达97.22%，无效1例，转西医治疗。随访半年，复发1例，占2.86%。

3.3.2.4 典型案例

周某某，女，5岁。2014年1月9日初诊。患儿3天前淋雨后，次日出现发热，咽痛，昨日双下肢出现紫红色皮疹，稍痒，并伴腹痛。刻诊咽痛，尿少色黄，咽喉赤肿。紫癜，已无痒感，以双下肢为多。苔薄微黄，脉数。血常规、CRP未见异常。尿常规：蛋白（－），隐血（＋＋）。诊断：过敏性紫癜，证属血热风盛。方用生犀散合万氏胡麻丸加减：水牛角20g，地骨皮9g，赤芍9g，柴胡6g，生何首乌9g，大胡麻9g，威灵仙9g，白蒺藜9g，蔓荆子9g，苦参9g，荆芥5g，生甘草5g，葛根9g，连翘9g，蝉蜕3g，生侧柏叶9g，茜根炭6g。7剂。水煎服。每天200ml，分2～3次服用。2014年1月16日二诊，上方服后，咽痛好转，皮疹逐渐消退，尿常规复查：蛋白（－），隐血（＋＋），未见新鲜皮疹。前方去连翘、蝉蜕，加白茅根9g，继服7剂，服法同前。2014年1月24日三诊，原皮疹仅留少许色素沉着，未见新鲜皮疹，尿常规蛋白（－），隐血（－），停药观察，疾病痊愈。随访至今，未见复发。

过敏性紫癜是儿童时期常见的血管炎之一。本病依据临床表现应属中医学中“紫斑”“肌衄”“斑疹”“葡萄疫”“血证”等范畴。《灵枢·百病始生》曰：“阳络伤则血外溢，血外溢则衄血。”《诸病源候论·小儿杂病诸候·患斑毒病候》曰：“斑毒之病，是热气入胃，而胃主肌肉。其热挟毒，蕴积于胃，毒气熏发肌肉，状如蚊蚤所啮。赤斑起，周匝遍体。”这些都揭示了本病急性起病的基本病机为风热外邪，灼伤血络，或为热毒内盛，迫血妄行所致。故血热和血瘀是本病的病理基础。

采用生犀散清血热，是读了俞师点校注释的《小儿药证直诀》后得到的灵感，其原为“治目红、心虚热”“消毒气，解内热”而设。万氏胡麻丸在李子毅《万氏秘传·片玉心书》中原用以治疥疮——“遍身疥疮是何因，血热由来胎毒成。痛痒不安多夜哭，切莫入腹命归冥。疥疮不搽，胡麻丸最佳。”本处选择两方合用，意在疏风清热，凉血解毒化瘀，方中水牛角、苦参为君药，取其苦寒，清热解毒凉血，热去血宁；地骨皮、柴胡清内热，生何首乌解毒，赤芍、生侧柏叶凉血，共为臣药；大胡麻疏风止痒，荆芥、蔓荆子、白蒺藜疏风解表透邪，威灵仙通络，生甘草调和诸药共为佐使。诸药合用，共奏清热解毒凉血、散瘀止血的目的。

在长期的临证中发现，急性起病的小儿过敏性紫癜，多以风邪伤络，热毒内蕴，迫血妄行所致。故对本病的治疗，其一，清热解毒是关键，盖因“无毒不生斑，有斑必有瘀”，故治疗“必伏其所主，而先其所因”。其二，疏风透邪，使邪有去路，可明显提高临床有效率，缩短病程，减少复发。西医学认为，过敏性紫癜是由于细菌、病毒、寄生虫等感染，或接触、食用、吸入食物、药物等致敏原，使机体发生变态反应，造成广泛的毛细血管和小动脉炎性反应。过敏反应多具有风邪致病的表现，而疏风解表类中药多数有抗过敏作用。有学者据本病“常见斑发突然”、初起发痒等特点，提出“热毒之中夹有风邪”的观点。需要注意的是选择疏风透邪之药，不宜选择发汗力效强之品，如麻黄、桂枝等，因“夺血者勿汗”。其三，过敏性紫癜可表现尿血、便血等出血症状，但应用止血药应谨慎，因止血药物使用不当会造成血液凝滞而加重血瘀，故应当选择既能收敛止血又能化瘀新生的药物，或在止血药中配以活血行血之品，以达到止血不滞。

（邱根祥撰稿）

⊙ 4. 对重视小儿脾胃思想的认识与临证体会

4.1 学子步履

徐宇杰，男，1967年10月出生，浙江龙泉人，主任中医师，医学硕士，中医师承博士。1986年考入浙江中医学院（现浙江中医药大学），1991年取得学士学位。同年7月进入浙江省龙泉市人民医院中医科工作，1997年9月考入浙江中医学院，师从俞景茂教授攻读儿科硕士，2000年取得中医儿科硕士学位，同年7月进入浙江省邮电医院中医科工作。2008年12月浙江省邮电医院并入浙江中医药大学附属第三医院后，历任门诊办公室副主任、中医科副主任职务。2012—2015年成为第五批全国老中医药专家学术经验继承人，从事中医内科的学术继承工作，2015年10月取得师承博士学位。现任浙江中医药大学附属第三医院中医（经典病房）科主任，国家中医药管理局“十二五”重点专科“治未病中心”主任，浙江省中医药学会第六届理事会理事，浙江省中医药学会体质分会委员，为“俞景茂全国名老中医药专家传承工作室”成员。

4.2 学研业绩

从事内、儿科脾胃系、肺系疾病的中医临床与基础研究。主持和参

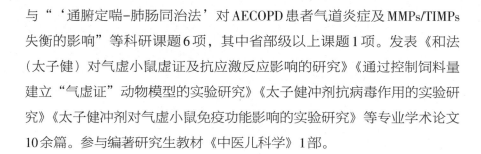

与"'通腑定喘-肺肠同治法'对AECOPD患者气道炎症及MMPs/TIMPs失衡的影响"等科研课题6项，其中省部级以上课题1项。发表《和法（太子健）对气虚小鼠虚证及抗应激反应影响的研究》《通过控制饲料量建立"气虚证"动物模型的实验研究》《太子健冲剂抗病毒作用的实验研究》《太子健冲剂对气虚小鼠免疫功能影响的实验研究》等专业学术论文10余篇。参与编著研究生教材《中医儿科学》1部。

4.3 经验传承

作为俞景茂教授的硕士研究生，有幸跟随俞师学习3年，聆听导师的谆谆教诲，收获颇丰。对于俞师治病中时时注重顾护脾胃的经验体会颇深。俞师精研《小儿药证直诀》，师承王伯岳先生。钱乙和王老都非常强调顾护小儿脾胃，俞师在临床诊疗中亦非常注重顾护小儿脾胃，常常听到他对学生说："在《金匮要略》中就有这么一句话'四季脾旺不受邪'，说的就是这个道理嘛！"现将其顾护小儿脾胃的思想介绍如下。

4.3.1 对小儿脾功能的认识

4.3.1.1 脾常不足

钱乙认为小儿"脏腑柔弱""肌骨嫩怯"，《小儿药证直诀·变蒸》指出"五脏六腑成而未全……全而未壮"，因而提出在病理上"易虚易实，易寒易热"。万全在此基础上于《育婴家秘》中指出小儿"脾常不足"。俞师认为小儿生机旺盛，因其为纯阳之体，发育迅速，后天水谷精微需求大，但脏腑幼嫩，气血薄弱，脾胃的运化功能尚未充足，本来就处于后天脾胃功能的饱和状态，此即小儿脾常不足之生理状态。小儿乳食不能自节，生活不能自理，凡冷热饥饱无度，或疾病影响，诊治不当，药物损伤正气等都会出现消化负担过重，致脾胃功能超负荷，而失去原本的平衡状态。脾常不足不仅是小儿正常生理状态，更是小儿疾病发生的病理基础。

4.3.1.2 脾贵在运

钱乙在《小儿药证直诀·脉证治法》中提出了"脾主困"的重要学术思想，认为脾胃病的证候特点是脾气困遏，运化失职，升降失司。王伯岳老先生提出治脾胃不可壅补，应以调理为主，脾胃是一对具有升降、燥湿、纳化的既矛盾又协调的脏腑：对脾来说，化（利）湿即和脾，升阳则健运；对胃来说，清热即清胃，养阴即养胃。《金匮要略·脏腑经络先后病脉证》云："夫治未病者，见肝之病，知肝传脾，当先实脾，四季脾王不受邪，即勿补之。"俞师认为"四季脾旺不受邪"，是指脾胃运化功能强健，即脾升清，胃降浊之气机升降功能协调。脾升胃降则糟粕得以下行，精微物质得以输注全身，机体才能得到物质基础。受后天水谷之精的供养，心、肺、肝、肾等脏的功能才能协调地发挥正常作用。

4.3.1.3 脾胃失调，百病丛生

钱乙《小儿药证直诀·脉证治法》指出"脾胃虚衰，四肢不举，诸邪遂生"。他十分注重调治小儿脾胃，不仅主张虚羸、积、疮、伤食、吐泻、腹胀、慢惊、虫证等从脾胃论治，还认为湿疹、咳嗽、黄疸、肿病、夜啼等，与脾胃密切相关，可从脾胃论治。李东垣在《脾胃论·脾胃虚实传变论》中亦云："若胃气之本弱，饮食自倍，则脾胃之气既伤……而诸病之所由生也。"《冯氏锦囊秘录·杂症大小合参卷五》云："脾胃属土，土为万物之母。东垣曰：脾胃虚则百病生，调理中州，其首务也。"

俞师认为脾胃虚衰之后累及其他脏腑，故所表现的证候、病机是多种多样的。因为脾主四肢，主消化水谷乳食，输布津液精微，若脾气虚或被湿邪所困，则倦怠无力，多卧寐；湿从热化则湿热壅遏；食积于里则身热；脾热不能输布津液故多饮水；脾热津少，心火亢动，则常烦躁不安；脾虚则运化失职，升降失常，因而上吐下泻；脾虚则肝易乘侮，故见抽搐慢惊等。此外，胃气不和可见"面䀮白、无精光、口中气冷、不思食、吐水"，胃冷虚可见"面䀮白色弱，腹痛不思食"等。可见，脾胃失调，百病丛生；他脏受邪、脾胃受累。因此脾胃之健全与否对小儿发病方面有重要意义，不仅关系脾胃本脏问题，更是与其他脏腑密切相关。因此，健运脾胃，是防止产生各脏疾病及治疗各脏疾病的重要基础。

4.3.2 健脾法在临床治疗疾病中的运用

4.3.2.1 健脾法治疗多汗

小儿汗证的病机为阴阳失调，腠理不固，营卫失和，汗液外泄失常。医家多认为小儿“肺常不足”，肺主皮毛，肌表疏松，表虚不固，腠理开泄而致汗证，或因表虚卫弱，复微受风邪，导致营卫不和，卫外失司，而致汗出，故多从调和营卫、益气固表着手治疗小儿汗证。俞师认为汗证除阴阳不调、肺常不足外，因小儿脾常不足，现代饮食结构改变，脾胃失调造成汗证亦不少见。

小儿饮食不知自节，易伤脾胃，复加家长宠爱，多予肥甘厚味，食积化热，而出现自汗、盗汗，同时伴有胃纳欠佳、脘腹疼痛、面色欠华、手足心汗出者，常用健脾消食之法治疗汗证。在治疗时可酌加生山楂、炒麦芽、鸡内金等健脾消食，后期亦可加六君子汤调治。

4.3.2.2 健脾法治疗小儿鞘膜积液

小儿鞘膜积液属于中医“阴肿”“水疝”范畴，《诸病源候论·小儿杂病诸侯·阴肿侯》曰：“足少阴为肾之经，其气下通于阴。小儿有少阴之经虚而受风邪者，邪气冲于阴，于血气相搏结，则阴肿也。”故医家多认为小儿鞘膜积液乃小儿先天不足，肾虚气化不利，水湿内停而致。俞师认为此病不仅与小儿先天不足相关，后天失养在发病中也相对重要。

患儿多因早产、剖宫产、母亲胎养不足，而出现先天肾精不足，气化不利，水湿内停；再加之后天失养，或因乳食不洁，或母亲饮食过于肥甘，损伤脾胃，脾虚不运，水湿停聚，水湿下注聚结于前阴而成此病。故在治疗上以益肾健脾、温阳利水为原则，从而使气得以行，水得以利而病愈。临床常用五苓散合四君子汤加减。

4.3.2.3 健脾法治疗小儿腺样体肥大

小儿腺样体肥大根据其临床症状，可归属为中医“鼻窒”“鼾眠”范畴。本病当属本虚标实，以风、热、痰、瘀为标，以肺脾不足为本。临床医家治疗多以疏风化痰祛瘀为主。俞师认为小儿腺样体肥大病因主要是肺脾不足，本病需分外感期、迁延期及缓解期进行治疗。除外感期“急则治其标”以治标为主外，迁延期及缓解期“缓则治其本”从补益脾肺治疗，以扶持人体正气，可防止病情反复。迁延期常以小柴胡汤为首选方剂，以柴胡、黄芩祛邪清热，党参、甘草、大枣补益中焦，扶正不留邪，祛邪不伤正。缓解期常以玉屏风散和异功散为首选方剂，当以补益为主，健脾益气而防小儿腺样体病理性增生复发。

4.3.2.4 健脾法治疗小儿抽动障碍

小儿抽动障碍在中医学中未见记载，根据临床表现，似属于“躁动”“失聪”“健忘”等证候中，目前医家多认为与“风”相关，多责之肝、肾、心诸脏。俞师亦认同此观点，但还认为此病与脾脏亦关系密切。

俞师认为小儿抽动障碍主要病机为“阳动有余、阴静不足”，心肝脾肾四脏功能失调而病。《素问·阴阳应象大论》云：“阴静阳躁。”即阴主柔静，阳主刚躁。心肝有余，则躁动不安；脾肾不足，则阴静不足。医家多言及心肝肾三脏，而少谈及脾脏。脾为至阴之脏，其性静，藏意，在志为思。小儿因喂养不当，或疾病所伤，脾失濡养则静谧不足，易出现兴趣多变，做事有头无尾，言语冒失，不能自控。土虚则木旺，静动不能互制。脾气不足则易生湿生痰，痰浊内阻或痰蕴化热，痰火扰心，而出现抽动。故治疗上除补肾，清心平肝外，尚需重视补脾祛痰之法。常用左归饮加减滋阴潜阳，甘麦大枣汤加减滋养心脾，黄连温胆汤加减清热利湿化痰。

4.3.3 健脾法临床验案

本人受俞师影响，将健脾法运用于临床，收到较好疗效。现将验案举例如下：

4.3.3.1 验案1：汗证

应某，男，5岁，2006年12月21日初诊。盗汗1周。患儿平素易外感，面色少华，其母述近1周来入夜盗汗，汗出湿衣，伴胃纳差，大便溏薄，日一二行，舌苔薄腻，脉缓。中医诊断为盗汗，治拟健脾益气、固表敛汗。异功散合玉屏风散出入。处方：太子参12g，炒白术6g，茯苓10g，炙甘草3g，炒陈皮6g，生黄芪10g，防风5g，大枣12g，煅牡蛎12g，浮小麦15g，龙骨12g。服药14剂后，盗汗已基本好转，大便溏薄较前改善，日一行，但夜寐欠安，左关弦，右脉缓，舌质红，苔白腻。治

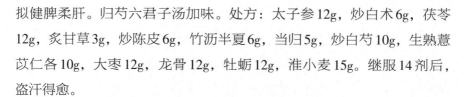

拟健脾柔肝。归芍六君子汤加味。处方：太子参12g，炒白术6g，茯苓12g，炙甘草3g，炒陈皮6g，竹沥半夏6g，当归5g，炒白芍10g，生熟薏苡仁各10g，大枣12g，龙骨12g，牡蛎12g，淮小麦15g。继服14剂后，盗汗得愈。

按语：本案患儿肺脾不足，肺主皮毛，肌表疏松，表虚不固，故平素易外感；脾失健运，精微物质摄纳失司，故见面色少华，胃纳差，大便溏薄，日一二行；舌苔薄腻，脉缓均为脾虚之象。其盗汗之本在脾胃失调，影响水谷精微吸收，日久造成肺脾气虚，卫外不固而致汗证。故以异功散健脾化湿，助生化之源治其本，合玉屏风散益气固表敛汗，佐煅牡蛎、浮小麦、龙骨收敛止汗。二诊盗汗已基本好转，大便溏薄也较前改善，唯夜寐欠安，左关侯肝，弦为有肝火；右脉侯脾胃，缓为脾胃气虚。肝木有余而脾土不足。治拟健脾柔肝，以归芍六君子汤加味。《成方便读》以六君子为君，加当归和其血，使瘀者去而新者得有所归；白芍通补奇经，护营敛液，有安脾御木之能，且可济半夏、陈皮之燥性耳。且半夏合薏苡仁，取半夏秫米汤之意，以安其神，佐收敛止汗的煅牡蛎、浮小麦、龙骨，调治而愈。

4.3.3.2 验案2：小儿睾丸鞘膜积液

刘某，男，3岁，2015年1月7日初诊。发现左侧鞘膜积液5个月余。于当地医院检查，西医建议手术治疗。家长对手术治疗顾忌甚多，曾多方中医诊治，效果不明显。查左侧阴囊明显大于右侧，透光试验（+）。伴面色萎黄，流涎时作，纳食不馨，大便溏薄，日二三行，舌淡胖边有齿痕、苔薄白略腻，脉缓，尺略沉。中医诊断为水疝，证属脾虚湿盛，下注阴囊。治拟健脾利湿、温阳化水。五苓散合六君子汤加减。处方：太子参9g，炒白术6g，茯苓9g，炙甘草3g，陈皮5g，制半夏5g，泽泻6g，猪苓6g，桂枝2g，车前子9g，生黄芪9g，生熟薏苡仁各10g，小青皮3g，橘核6g，荔枝核6g，小茴香6g，砂仁3g。14剂。二诊：左侧阴囊明显缩小，鞘膜积液减少，纳差，大便溏薄，日一二行，舌淡胖边有齿痕、苔薄腻，脉缓。上方加生山楂6g、山药12g。14剂。三诊：左侧阴囊进一步缩小，纳增，大便基本成形，舌淡边有齿痕、苔薄白，脉缓，继服上药14剂。四诊时，两侧阴囊大小基本对称，透光试验（－），舌质偏红，嘱其停药观察，随访至今未复发。

按语：本案患儿初诊时有面色萎黄，流涎时作，纳食不馨，大便溏薄，日二三行，舌淡胖，边有齿痕，苔薄白略腻，有脉缓等脾虚之象。脾虚则水道不利，湿浊下注阴囊而成鞘膜积液。故急当健脾利湿、温阳化水。“病痰饮者，当以温药和之”，方中五苓散温阳利水，合六君子汤益气健脾利湿，加生黄芪益气化水，车前子通利小便。肝经络阴器，佐以小青皮、橘核、荔枝核、小茴香疏肝行气、温阳散寒，砂仁以助脾运。14剂后鞘膜积液显著减少，但仍纳差，大便溏薄，故加生山楂消食健脾、山药淡渗涩肠补肾。三诊时左侧阴囊进一步缩小，纳增，大便基本成形，效不更方。四诊时，两侧阴囊大小基本对称，透光试验（－），舌质偏红，考虑到桂枝温热且小儿“易虚易实、易寒易热”的体质特点，“中病即止”，故嘱其停药观察至今，疗效满意。

（徐宇杰撰稿）

⊙ 5. 膏方在小儿疾病调治中的临床运用及体会

5.1 学子步履

任昱，男，1977年2月出生，浙江三门人，浙江绿城心血管病医院副主任中医师，原浙江中医药大学讲师，医学硕士。1997年考入浙江中医学院，2002年取得学士学位。同年考入浙江中医学院中医儿科研究生专业，导师是俞景茂教授。跟师伺诊，并从事俞景茂教授的学术继承工作。2005年获得硕士学位，同年8月起进入浙江中医药大学中医儿科教研室留校任教，并在附属第一医院儿科临床工作。2015年11月至浙江绿城心血管病医院中医科工作，并开设中医儿科。现为全国中医药高等教育学会儿科分会理事，浙江省中医药学会儿科青年委员会副主任委员，“俞景茂全国名老中医药专家传承工作室”成员。

5.2 学研业绩

从事中医儿科临床、教学和科研工作10余年，擅长小儿生长发育疾病、肺系疾病的中医药临床诊疗与基础研究，协助培养硕士研究生3名。主持和参加“固本克喘膏调控哮喘大鼠气道平滑肌细胞ERK信号通路抗气道重构的研究”“基于TGF-β_1/Smads和ERK通路交互作用研究气阴双补法对哮喘大鼠气道平滑肌细胞的干预机制”等科研课题10余项，其中省部级以上课题6项。参与完成的科研成果获得浙江省中医药科技创新奖二等奖2项，分别是“俞景茂老中医药专家学术思想及临证经验传承研究”“中药穴位电超导调节儿童哮喘相关细胞因子及TH1/TH2的临床研究”。

发表《俞景茂膏方调治小儿疾病经验》《清金膏治疗小儿肺炎恢复期啰音吸收不良160例疗效观察》《〈内经〉“怒”理论钩玄》和《PBL法结合blackboard平台在中医儿科见习教学中的应用》等专业学术论文数篇。主编和参编“育儿真经”丛书（含《孕产方案》《育婴方案》《幼儿方案》《少儿方案》）和《实用中医儿科学》《中医儿科临床实践》《新婚新育知识读本》等医学专业著作、科普著作4部。

5.3 经验传承

作为俞景茂教授培养的硕士研究生、传承工作室成员，随师学习多年，获益匪浅。观察到俞师采用膏方调治小儿诸疾，强调辨病、辨证结合，因时、因人制宜，一人一方个体化治疗，屡获良效。

5.3.1 调补固本，以平为贵

5.3.1.1 因人因时，进补适当

随着经济条件的改善和生活水平的提高，人们对预防保健的要求也在不断提升，每值冬令时节，不但中医内科开膏方的患者众多，儿科也不乏寻求膏方调治的患儿及家长。历代医家认为小儿体属纯阳，生机蓬勃，发育迅速，不可妄投补益，且因膏方滋腻，小儿不宜服用，故多用于成人尤其是老年人，治以扶正补虚，功用以调阴阳、益气血、助正气

为主。俞师认为，小儿各个脏器功能及形态结构均未臻完善，“脏腑柔弱，易虚易实，易寒易热”（《小儿药证直诀·原序》），一旦患病，正气易虚而邪气易盛，小儿疾病过程中存在虚证或虚实夹杂、以虚为主的状况并不罕见，甚至比成人多。再加上小儿饮食不知自节，寒温不能自调，易患肺脾二经疾病，常见肺脾两虚；且小儿肾常虚，肾主骨生髓，可表现为身材矮小、生长发育落后。所谓“邪之所凑，其气必虚”（《素问·评热病论》），虚则补之，可酌情运用膏方鼓舞正气，调畅气血，便于达邪外出。“冬三月，此为闭藏”“此冬气之应，养藏之道也”（《素问·四气调神大论》），冬主收藏，在冬令时节，气温变化不大之际，针对每个患儿年龄、体质、病情，运用膏方补虚疗疾，使不少患儿今后减少发病次数、减轻发病症状甚至不生病，或像哮喘之类迁延难愈的顽疾使之截断于小儿阶段，从而获事半功倍之效。当然，虚证或虚实夹杂证并非只限于冬季发生，一年四季均有，不必拘于冬令进补，只要于疾病恢复有利，则一年四季都可应用膏方调治。

俞师指出，临证处方一方面勿拘泥于小儿不宜冬令调补之说，另一方面在给小儿开膏方时又需仔细斟酌，因人因时，严格掌握适应证。3岁以下患儿，不适合服用膏方。3岁以上的孩子要看体质，如果体弱，可以稍稍进补。有的孩子活力不够，可以适当进补。例如：反复呼吸道感染的患儿，包括经常感冒、咳嗽，或多次罹患支气管炎、肺炎、支气管哮喘，有厌食症、汗证、遗尿、肾病脾肾两虚、生长发育迟缓的患儿等。

5.3.1.2 辨证论治，重在调补

俞师认为，小儿膏方用药应以平为贵，即以恢复患儿机体的阴阳平衡为治疗目标，重在清补。儿童生长发育迅速，同时又具有“稚阴稚阳”的特殊生理特点，小儿开膏方必须在中医理论指导下进行辨证论治，根据各人的病情资料，条分缕析，或脏腑辨证，或八纲辨证，确定患儿的病位病性，分析其病机，针对病机进行合理处方用药，君臣佐使配伍有度，一人一方，量体用药。俞师主张成人以补为主，儿童以清补为主，不宜纯补。合理组方，补虚、治病祛邪兼而有之，方能增强体质、开发智力、增进食欲、促进发育。俞师特别指出，补不可以大补蛮

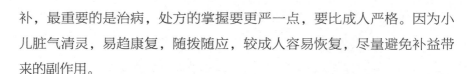

补，最重要的是治病，处方的掌握要更严一点，要比成人严格。因为小儿脏气清灵，易趋康复，随拨随应，较成人容易恢复，尽量避免补益带来的副作用。

5.3.1.3 药味平和，剂量适中

有些患者片面追求价格昂贵的膏方，以为名贵中草药效果好，膏方离不开人参、鹿茸，这显然是错误的。特别是对于儿童，一定要注意不可一味投以补益，要避免把众多的补益药堆积使用。小儿为稚阴稚阳之体，生长发育有其自身规律，滥用补剂轻则兴奋少寐、厌食腹胀腹泻、鼻衄，重则可出现性早熟等，导致不良后果。

俞师认为，小儿膏方用药宜药味平和，剂量适中，不宜过多过杂。如应慎用人参，多以党参或太子参代之；慎用温肾壮阳药，以免拔苗助长，导致性早熟；宜服用“素膏”，即二冬膏、桑葚膏、金樱子膏、莲子粉、山药粉、芡实粉等；或蜜膏，即蜂蜜、饴糖、冰糖、白糖等。小儿一般以素膏或蜜膏收膏为宜，如脾胃功能虚弱以素膏为佳。至于阿胶、鹿角胶、龟甲胶、鳖甲胶等动物类药物做成的“荤膏”则不宜用，要看具体情况而定，如血虚、肾虚者则以荤膏为佳，但剂量不宜过大，250g左右即可。

5.3.2 补中寓攻，以和为要

近代名家秦伯未，善用膏滋防治疾病，提出“膏方者……盖煎熬药汁或脂液而所以营养五脏六腑之枯燥虚弱者也，故俗亦称膏滋药”“膏方并非单纯之补剂，乃包含救偏却病之义”。俞师认为，小儿膏方不仅补虚，还要治病，以固本清源，阴平阳秘为总则，又宜补中寓泻，泻中寓补，以和为要。成人脏腑日衰，尤其是老年人，以虚为主，小儿与此不同，临床常见虚实夹杂的病理状态，治疗重在调整脏腑气血阴阳的平衡，扶正不留邪，祛邪不伤正。既要考虑“形不足者，温之以气，精不足者，补之以味”（《素问·阴阳应象大论》），还应适当加以祛邪之品，调达气血，而致阴阳平衡。如哮喘缓解期以本虚为主，标实为次。“实”指邪实，在哮喘缓解期仍有夙根伏痰，并有风邪、食积、血瘀、湿滞等病邪留恋，清源重在疏风祛痰、消食导滞、活血化湿，临证多以三才汤加味，配用“固本克喘膏”为基本方随证加减，用药动静结合，恢复机体气血阴阳平衡。又如小儿反复呼吸道感染多因正气不足，卫外不固，造成屡感外邪、邪毒久恋，稍愈又作，呈往复不已之势。俞师治疗易感儿，常分三期论治，认为感染期以邪实为主，迁延期正虚邪恋，恢复期则以正虚为主。恢复期正暂胜而邪暂退，关键已不是邪多而是正虚，当辨肺脾肾何脏虚损为主，肺虚者气弱，脾虚者运艰，肾虚者骨弱，此时当固本为要，抓住补益的时机，服用膏方，习用柴桂汤和法调治，或采用玉屏风散、六味地黄丸加味，使“正气存内，邪不可干”（《素问遗篇·刺法论》），或补气固表，或运脾和营，或补肾壮骨，以达到减轻减少发作的效果。

5.3.3 顾护脾胃，以喜为补

俞师主张膏方调补时要时时顾护脾胃之气，胃以喜为补。脾为后天之本，气血生化之源。又脾胃居于中焦，为人体气化之枢纽，若脾胃发生病变，往往涉及其他脏腑，而他脏有病也可影响到脾胃病变。脾为生痰之源，小儿“脾常不足”，常见脾虚证候，如感冒易夹痰，哮喘有伏痰为夙根，故膏方中常用党参、茯苓、白术之类为底方酌情加减。慎用补脾药物，如白术，剂量不可过大，以免滋腻碍胃。并常加以运脾之品，如苍术、炒麦芽、焦山楂、鸡内金消食导滞，酌加砂仁行气醒脾，陈皮、制半夏燥湿行气，可祛除痰湿食滞，使气机通畅，气血津液得以输布。俞师有时于开膏方前，先用一些调治的中药，即所谓的“开路方”，以祛除小儿痰湿、食积，调整机体内环境到最佳状态，有利于膏方发挥调补的作用，也便于小儿适应中药服用。俞师推崇“胃以喜为补”，认为小儿服药较难，即使药方效果再好，如喂药不进，亦是枉然，故临床处方喜欢选择口感较好，如莲子、芡实、山药、山楂、大枣等气平味甘，患儿易于接受的药物。可加入一些药性偏于寒凉的药物以反佐用药，但苦寒之品不可过用，如黄柏、黄连、龙胆草、白鲜皮之类应慎用，以免败胃。

5.3.4 验案举隅

方某某，男，8岁，2004年12月30日初诊。哮喘反复发作3年，近2

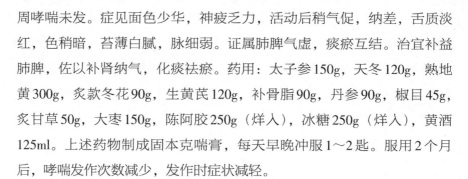

周哮喘未发。症见面色少华，神疲乏力，活动后稍气促，纳差，舌质淡红，色稍暗，苔薄白腻，脉细弱。证属肺脾气虚，痰瘀互结。治宜补益肺脾，佐以补肾纳气，化痰祛瘀。药用：太子参150g，天冬120g，熟地黄300g，炙款冬花90g，生黄芪120g，补骨脂90g，丹参90g，椒目45g，炙甘草50g，大枣150g，陈阿胶250g（烊入），冰糖250g（烊入），黄酒125ml。上述药物制成固本克喘膏，每天早晚冲服1～2匙。服用2个月后，哮喘发作次数减少，发作时症状减轻。

按语：肺为水之上源，脾胃乃水谷之海，肾主人身水液，若三脏功能失调，则致水液代谢失常，痰浊内生。哮喘反复发作，又常导致肺之气阴耗伤、脾之气阳受损、肾之阴阳亏虚，因而形成缓解期痰饮留伏，出现肺脾气虚的表现。该案患儿处哮喘缓解期，以肺脾肾三脏虚损为主，尚兼有宿痰、瘀血和余邪未尽。此案乃由肺脾气虚，痰瘀互结所致。治宜补益肺脾，佐以补肾纳气，化痰祛瘀为法。“固本克喘膏”是俞师根据小儿的生理、病理特点，结合小儿哮喘反复发作的病机，由三才汤化裁而成，全方以补为主，兼以疏风、理气、豁痰、活血，共奏消补兼施、标本兼顾之效。方中三才汤以人参（此易为太子参）补气，天冬、熟地黄滋阴，为益气养阴的基础方。太子参具有益气生津、补肺健脾之效，与人参功用相仿，但以“清补”见长。天冬可滋阴润燥，清肺降火，有祛痰、止咳、平喘作用。熟地黄能滋阴补血，活血行气，益精填髓，有增强免疫功能的作用。黄芪益气健脾补肺，强后天之本，促生化之源。补骨脂温肾纳气，实先天之本，充生命之根。椒目温补阳气能使痰瘀容易消散，气机得以通畅。炙款冬花化痰，丹参活血，炙甘草调和诸药。此外，大枣、陈阿胶也可补血。诸药合用，可和解表里，补益肺气，滋阴培元；清化痰浊，理气活血；祛邪与扶正相结合，标本兼治，从而达到抗哮喘复发的目的。

（任昱撰稿）

⊙ 6. 运用“和法”治疗小儿血液病的临床实践与体会

6.1 学子步履

赖正清，男，1973年3月出生，安徽望江人，浙江中医药大学附属第二医院儿科副主任中医师，硕士研究生，中医师承博士。1994年毕业于安徽中医学院（现安徽中医药大学），同年11月起进入安徽省望江县人民医院儿科工作。2002年9月考入浙江中医学院（现浙江中医药大学），师从俞景茂教授攻读中医儿科硕士，2005年7月硕士毕业进入浙江中医药大学附属第二医院儿科工作至今，其间于2008年赴浙江大学医学院附属儿童医院进修1年。2012年入选为第五批全国老中医药专家学术经验继承人，现为中华中医药学会血液病分会青年委员，浙江中医药学会血液病分会青年委员。

6.2 学研业绩

从事中医儿科临床工作10余年，擅长小儿呼吸、血液系统疾病的中医药诊疗及其临床与基础研究。主持厅局级课题和浙江中医药大学校级课题各1项，参与其他课题2项，其中省部级以上课题1项。

在国内核心期刊上发表《运用风药治疗小儿血液病经验》《何为母乳性黄疸，如何治疗》等专业学术论文数篇。先后参与编写《小儿反复呼吸道感染的防治》、“育儿真经”丛书、《中医儿科临床实践》《中医儿科学》（属“中医药高级丛书”，第二版）及《中医血液病当代名医验案集》等医学专业著作。

6.3 经验传承

作为“俞景茂全国名老中医药专家传承工作室”成员及俞师的硕士研究生，有幸随俞师学习，聆听教诲，获益良多。在跟随俞师学习期间，体悟到中医取得疗效的关键在于“辨证”，也不能忽略西医“辨病”及现代研究手段，硕士期间完成了俞师验方固本克喘膏抗哮喘大鼠气道

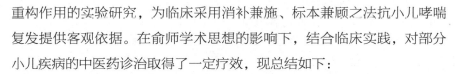

重构作用的实验研究，为临床采用消补兼施、标本兼顾之法抗小儿哮喘复发提供客观依据。在俞师学术思想的影响下，结合临床实践，对部分小儿疾病的中医药诊治取得了一定疗效，现总结如下：

6.3.1 “和法”治疗小儿过敏性紫癜

中医“和”思想源于《内经》，如《素问·生气通天论》云：“凡阴阳之要，阳密乃固，两者不和，若春无秋，若冬无夏，因而和之，是谓圣度。”张仲景《伤寒论》对“和”的思想进行了深化，明确提出了“和”的治疗法则，并创制了小柴胡汤、桂枝汤等“和法”运用经典方剂。“和法”变化多端，临床常用的和解少阳小柴胡汤类、调和营卫桂枝汤类、调和肝脾四逆散类、辛开苦降泻心汤类等均属于“和法”范畴。但现代临床“和法”的使用范围远远地超过了上述范畴。狭义“和法”，从“和”字来说，取其和解之意，即张仲景为治疗少阳经证或半表半里证所拟定的和解法，以小柴胡汤为其代表方剂。广义的“和法”，从“和”字来说，取其调和之意，即通过调和营卫、脏腑、气血等来达到扶正祛邪的作用。俞师是国内较早提出“和法”治疗小儿反复呼吸道感染的专家，受此启发，根据“异病同治”原则，运用“和法”治疗小儿过敏性紫癜、血小板减少性紫癜、白细胞减少症等都取得了一定的临床疗效。

验案：过敏性紫癜。林某某，男，12岁，2014年6月16日初诊。因反复双下肢瘀点瘀斑9个月余，咽痛3天就诊。9个月余前，患儿无明显诱因下咽痛，双下肢皮肤紫癜，伴双侧踝关节处肿痛，无发热，无腹痛，无呕吐，无黑便。当时到某医院就诊，经血常规及过敏原（未检测到明确的过敏原）等检查，诊断为过敏性紫癜，经阿奇霉素抗感染、开瑞坦抗过敏及复方芦丁等对症处理，患儿病情好转，但此后多次在咽痛“感冒”后又出现双下肢皮肤紫癜，每次经治疗后（具体不详）均能够缓解，3天前咽痛后再次出现双下肢皮肤散在紫癜，夜间睡眠时有呼噜声，转求中医治疗。既往有腺样体肥大病史。查体：神志清楚，精神尚可，咽红，双侧扁桃体Ⅱ°肿大，见少量脓性分泌物，两肺呼吸音清，无干湿啰音，心音有力，心律齐，无杂音，双下肢有散在瘀点，色鲜红，压之不退，舌淡红，脉浮数。血常规示：白细胞计数 12.0×10^9/L，血小板 173×10^9/L，C 反应蛋白 18mg/L。中医诊断：①紫癜风；②烂乳蛾（风热伤络，痰瘀郁结）。治则：疏风清热宁络，解毒化痰散瘀。拟银翘散加减。处方：金银花 12g，连翘 9g，桔梗 9g，野菊花 12g，蒲公英 12g，浙贝母 9g，白芍 9g，郁金 9g，生地黄 9g，白僵蚕 9g，黄芩 9g，牡丹皮 15g，生麦芽 15g，夏枯草 12g，生甘草 3g。7 剂。

二诊：服药 1 周后患儿症状明显改善，咽痛消失，皮肤紫癜基本消退，夜间睡眠时无呼噜声，扁桃体Ⅰ° 肿大，无脓点，小便常规无异常，血常规示白细胞计数 8.0×10^9/L，血小板 143×10^9/L，C 反应蛋白 3mg/L。上方去连翘、野菊花、桔梗，加山海螺 9g、麦冬 9g 加强养阴散结作用，再进 14 剂。患儿 2 周后再次复诊，不适症状基本消失，扁桃体Ⅰ° 肿大，无紫癜，小便常规无异常。考虑患儿每次紫癜发作，均为扁桃体炎后诱发，有腺样体肿大病史，存在营卫不和，卫外不固，当缓则治本，以桂枝汤合并养阴散结的药物治疗。处方：桂枝 6g，白芍 9g，制半夏 6g，蒲公英 12g，浙贝母 9g，郁金 9g，生地黄 9g，白僵蚕 9g，牡丹皮 15g，生麦芽 15g，蝉蜕 5g，紫草 5g，生甘草 3g。共 14 剂。以上方为底方加减治疗近 3 个月，患儿治疗期间一直未见紫癜发作，咽痛“感冒”次数较前明显减少，随访近 1 年患儿病情稳定，未再出现皮肤紫癜，多次复查小便常规正常。

按语：过敏性紫癜为机体对某种物质过敏所导致的小血管炎症，临床上除皮肤紫癜外，部分患儿伴有不同程度关节痛、腹痛，甚至伴有肾炎表现。中医认为本病属于“紫癜风”“血证”等范围。本案患儿紫癜反复，迁延日久，每次均因咽痛、扁桃体肿大等因素诱发，有腺样体肿大病史。患儿首次就诊时除皮肤紫癜外，还有扁桃体化脓症状，急则治标，两者均需要顾及，治以疏风清热宁络、解毒化痰散瘀。患儿三诊时皮肤紫癜消失，扁桃体肿大好转无脓点，缓则治本，这时应从本治疗。只有解决患儿的反复扁桃体感染、腺样体肿大的问题，才能减少紫癜发作次数，甚至不发作。从患儿的中医辨证看，存在营卫不和，卫外不固，非常适合桂枝汤治疗，但桂枝汤性偏温，对慢性扁桃体肿大的小儿

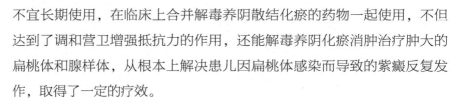

不宜长期使用，在临床上合并解毒养阴散结化瘀的药物一起使用，不但达到了调和营卫增强抵抗力的作用，还能解毒养阴化瘀消肿治疗肿大的扁桃体和腺样体，从根本上解决患儿因扁桃体感染而导致的紫癜反复发作，取得了一定的疗效。

6.3.2 从肝论治小儿咳嗽

咳嗽为小儿呼吸系统疾病常见症状，临床往往从肺入手进行治疗。然而小儿脏腑娇嫩，在致病因素的作用下，脏腑功能失调，传变迅速，各脏的病变均易传肺导致咳嗽。《素问·咳论》曰："五脏六腑皆令人咳，非独肺也。"俞师明确指出，对于常规手段治疗效果不好的咳嗽患儿，临证时需谨记此条文，应该考虑从肝论治，从脾论治，甚或从肾论治，方能提高临床疗效。

验案：哮喘性支气管炎。王某某，男，5岁，2013年11月12日初诊，因反复咳嗽1个月余就诊。咳嗽呈阵发性痉咳，干咳为主，凌晨及活动后明显，剧烈咳嗽后有时伴呕吐，5天前咳嗽后出现痰中带少量血丝。无异物吸入，无发热，某医院胸片、血常规及细菌、支原体等病原检查均未见异常。西医考虑哮喘性支气管炎给予阿奇霉素抗感染，以及普米克令舒、特布他林、爱全乐雾化吸入治疗，咳嗽有所改善，但活动及异味刺激后仍呈痉咳，面青唇紫，甚则气逆不转，两手握拳。转求中医治疗。发病以来面色稍青，性情急躁，频频痉咳，夜寐欠酣，纳差，大便干结。查体：神志清楚，精神尚可，咽红，双侧扁桃体Ⅰ°肿大，两肺呼吸音粗，可闻及少许哮鸣音，无湿啰音，心音有力，心律齐，无杂音，腹软，肝脾无肿大，舌质偏红，苔薄黄，脉弦细略滑。中医诊断：咳嗽（风痰痉咳）。治则：疏肝理气，泻肺止咳，拟小柴胡汤合葶苈桑白皮散加减。处方：柴胡6g，黄芩6g，白芍6g，炒枳壳5g，生地黄6g，茯苓9g，浙贝母6g，桑白皮6g，葶苈子5g，白僵蚕6g，生麦芽12g，藕节12g。5剂。药后痰中带血丝消失，咳嗽大减，食欲增加，两便调和，原方去藕节再进7剂，药尽时诸症悉平。

按语：李中梓《医宗必读·咳嗽》有"咳虽肺病，五脏六腑皆能致之……总其纲领，不过内伤外感而已。风寒暑湿伤其外，则先中于皮毛，皮毛为肺之合，肺邪不解，他经亦病，此自肺而后传于诸脏也。劳欲情志伤其内，则脏气受伤，先由阴分而病及上焦，此自诸脏而后传于肺也”。此案患儿以阵发性痉咳为主，性情急躁，面色青，辨证为风痰痉咳，属《内经》“五脏咳”中的“肝咳”范畴。风善行而数变，夹痰为患，痰阻气道，肝气郁滞，气机不得条达舒畅，故痉咳不止。小儿产生上述症状，在很多方面与气郁痰结，气逆及气血不和等情志因素有关，根据“脏腑相关”理论，需考虑从肝论治。本案患儿重在治肝，辅以治肺，临床取得了较好疗效。

（赖正清撰稿）

⊙ 7. 从“风”论治小儿疾病的经验与临证体会

7.1 学子步履

许先科，男，1981年2月出生，安徽安庆人，浙江省中西医结合医院儿科医师，主治中医师，医学硕士。1999年考入安徽中医学院（现安徽中医药大学）中西医结合专业，2004年取得学士学位。同年9月考入浙江中医药大学中医儿科专业硕士研究生，师从俞景茂教授，研究方向为儿童肺系疾病研究，2007年取得硕士学位，同年7月起进入浙江省中西医结合医院儿科工作至今。现任浙江省中医药学会儿科分会青年委员，杭州市中西医结合学会儿科分会委员，是第六批全国名老中医药专家俞景茂学术经验继承人。

7.2 学研业绩

从事中医药诊治小儿肺系、脑系疾病的临床与基础研究，主持和参加“‘扶土抑木法’预防热性惊厥及惊厥性脑损伤大鼠的实验研究”“‘清肺饮’对呼吸道合胞病毒感染大鼠实验研究”等科研课题多项，其中“‘清肺饮’对呼吸道合胞病毒感染大鼠实验研究”获浙江省中医药科技进步二等奖。

发表《防惊汤对热性惊厥大鼠惊厥复发的影响》《清肺饮对呼吸道合

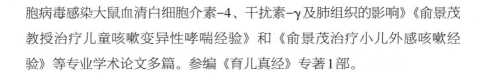

胞病毒感染大鼠血清白细胞介素-4、干扰素-γ及肺组织的影响》《俞景茂教授治疗儿童咳嗽变异性哮喘经验》和《俞景茂治疗小儿外感咳嗽经验》等专业学术论文多篇。参编《育儿真经》专著1部。

7.3 经验传承

随着现代科技不断进步，工业化、城市化进程加快，过敏性疾病发病率逐年升高，如支气管哮喘、湿疹、变应性鼻炎等疾病临床越来越多见。俞师经常教育我们作为现代中医医生，在继承传统中医学知识的基础上，应该善于吸收现代医学的最新研究成果，并为我所用。这里就将跟师学习和临证体会作总结：

7.3.1 上气道咳嗽综合征

上气道咳嗽综合征是指：①发作性或持续性咳嗽，以白天咳嗽为主，入睡后较少咳嗽；②鼻后滴流或咽后壁黏液附着感；③有鼻炎、鼻窦炎、鼻息肉或慢性咽喉炎等病史；④检查发现咽后壁有黏液附着，鹅卵石样外观；⑤经针对性治疗后咳嗽缓解。曾被称为“鼻后滴流综合征”，属于“慢性咳嗽”范畴。与咳嗽变异性哮喘、胃食管反流病共同构成了儿童慢性咳嗽的三大主因。中医文献尚未发现与之对应记载，从临床表现来看‘风、痰、瘀’为主要致病因素。本病患儿多有鼻痒、打喷嚏、咽痒、咳嗽的特点，属于风邪致病特点，风性轻扬，易犯人体上部，肺居上焦，六淫外感，肺卫首当其冲，鼻、咽为肺之门户，外邪从口鼻而入，鼻窍不利，肺气失宣，上逆为咳。治疗当以疏风宣肺为主；又咽后壁有黏液附着，咽部有痰阻感，频作清嗓动作，显示有痰证，当风与痰结，浸渍鼻窍、咽喉，久结不解，则易化燥伤阴及局部血脉瘀滞，可见鹅卵石样外观，形成燥结瘀阻之机，出现瘀证。治疗应宣肺化痰，通窍止咳。选方用药应注意久咳伤阴，用药应注意禁忌苦燥伤阴之药。如可见咽后壁有脓浊黏液附着，应加以清肺化痰之药，如见咽后壁有清涕附着，可加以健脾化痰之药。如见咽喉部较多鹅卵石样征象则加以养阴化瘀药物。常选用“三拗汤合千金苇茎汤”加减。

随着“同一气道，同一疾病”论点的提出，大量的基础及临床研究显示变应性鼻炎和支气管哮喘在病理改变、致病机制及治疗措施等多方面保持一致性。目前，已有较多研究显示，部分无下呼吸道症状的变应性鼻炎患者会出现下呼吸道炎症和（或）气道高反应性，预示着这类患者未来出现支气管哮喘的概率增高。应注意某些上气道咳嗽综合征治疗疗效欠佳的情况，应积极询问病史注意有无支气管哮喘，或存在气道高反应性，以便上、下气道共同治疗。

验案举例：田某，女，7岁，2015年4月6日初诊。反复咳嗽1个月余。患儿1个月前无明显诱因出现咳嗽，伴有鼻塞、鼻痒、流涕、阵发性咳嗽，以清晨及睡前咳嗽为主，日间咳嗽不明显，运动及大笑后咳嗽明显。自觉咽痒，喉中有异物感，时有口臭，无发热，无呕吐，二便无殊，纳少。曾使用阿奇霉素糖浆、开瑞坦、顺尔宁口服及特布他林、爱全乐、普米克令舒雾化吸入治疗，鼻塞、鼻炎有好转，但咳嗽仍有反复。查体：咽稍红，咽后壁可见脓涕附着，两肺呼吸音粗，无啰音，舌红苔黄腻，脉滑数。既往有变应性鼻炎病史，否认哮喘史。胸片示双肺未见实质性病变，血常规示各项基本在正常范围内，鼻窦CT提示副鼻窦炎。诊断：上气道咳嗽综合征。治法：宣肺化痰，通窍止咳，拟用三拗汤合千金苇茎汤。处方：炙麻黄、杏仁、桃仁、地龙各6g，芦根15g，生薏苡仁20g，黄芩、浙贝母、桑白皮各9g，冬瓜仁、鱼腥草、钩藤、辛夷各10g，炙甘草3g。7剂。服药1周后，咳嗽好转，偶有晨起咳嗽，咽喉部脓涕已经消退，口臭已愈，无运动后咳嗽，纳食增加，舌苔正常，继守原法1周，基本治愈。

按语：该患儿诊断上气道咳嗽综合征基本明确，但需要指出的是其“有运动及大笑后咳嗽”，提示该患儿存在有气道高反应性，在治疗上应该予以重视，而且该患儿既往有变应性鼻炎病史，家长未予以重视，反复感染导致副鼻窦炎，从而为本病埋下祸根。治疗上选用三拗汤合千金苇茎汤，宣肺化痰，通窍止咳。对于该患儿气道高反应性，对症选用钩藤、地龙解痉止咳。口臭一证，既往多认为与小儿积食有关，但现在研究认为鼻窦炎患儿存在细菌感染也会引起口臭，临床应该予以鉴别。对于上气道咳嗽综合征治疗，风痰实证而言，个人觉得麻黄为必用之品。

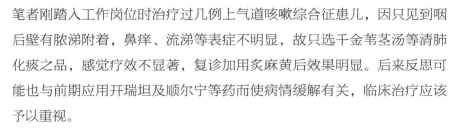

笔者刚踏入工作岗位时治疗过几例上气道咳嗽综合征患儿，因只见到咽后壁有脓涕附着，鼻痒、流涕等表症不明显，故只选千金苇茎汤等清肺化痰之品，感觉疗效不显著，复诊加用炙麻黄后效果明显。后来反思可能也与前期应用开瑞坦及顺尔宁等药而使病情缓解有关，临床治疗应该予以重视。

7.3.2 **咳嗽变异性哮喘**

咳嗽变异性哮喘目前是我国儿童慢性咳嗽主要病因之一，通常被认为是一种哮喘的前兆或者是前哮喘状态，有30%的咳嗽变异性哮喘可以发展成为典型的哮喘。其发病是以慢性咳嗽为唯一临床表现，通常反复发作超过1个月，多有较明确的家族过敏史或过敏性鼻炎、湿疹等病史，加上城市工业化、环境污染，促使过敏原产生增多。发病率有上升趋势。临床常表现为长期顽固性干咳，无喘息症状，无痰或少痰，以夜间或清晨咳嗽较剧，在运动、吸入冷空气、上呼吸道感染后诱发，体检无明显阳性体征。一般的止咳化痰药和抗生素治疗无效。因此，常易被误诊为支气管炎，早期未采取适当的治疗，从而发展成为哮喘。

俞师认为中医传统著述中没有与咳嗽变异性哮喘完全对应的病名记载，从该病的发生、发展所表现的临床症候特点分析，大多医家将其归到“咳嗽”“风咳”“哮咳”等不同疾病范畴。本病咳嗽阵作、咽痒则咳、反复日久、迁延难愈等症状，符合风证“善行而数变”“风为百病之长”“风盛则挛急”的致病特性，故将该病称为“风咳”较为适宜。

俞师认为咳嗽变异性哮喘的病因主要为风邪犯肺，“小儿肺常不足”，风盛则挛急，故咳嗽阵作，“风性善行而数变”，久病入络，肺气不足，导致风伏肺络。咳嗽反复，迁延难愈，加上小儿肺脾不足，“邪之所凑，其气必虚”“久咳伤阴”，因此又有肺气阴两伤、脾虚生痰的特点。西医学认为本病与支气管哮喘存在相同的病理基础，即存在气道高反应性及呼吸道慢性炎症，俞师认为“脾虚痰阻”是呼吸道慢性炎症基础，“肺气不足，气阴两伤”使气道存在高反应性，因此俞师主张小儿咳嗽变异性哮喘分两期论治，急性发作期以祛风止咳为主，缓解期以健脾补肺为要。

咳嗽变异性哮喘的治疗不同于普通外感咳嗽治疗，本病咳嗽为主要症状，而外感症状不明显，以风邪为主，故治疗上注重止咳药物的选用，同时加以祛风药物。止嗽散在使用百部、紫菀等止咳药的同时，配伍荆芥、桔梗等祛风宣肺药，既能止咳化痰，又有启门驱贼之势，是以客邪易散，肺气安宁。偏风寒者加炙麻黄、杏仁宣肺散寒；偏风热者，加金银花、连翘、蝉蜕、大力子等疏散风热；有痰热者加黄芩、桑白皮、浙贝母等；寒痰者加细辛、法半夏、化橘红等；夹积滞者，佐以山楂、鸡内金、莱菔子等消导之品；夹鼻塞流涕者，加白芷、辛夷。俞师指出，祛风宣通鼻窍是治疗咳嗽变异性哮喘的重要方法之一。肺开窍于鼻，遇外邪袭扰，鼻窍不利，气道挛急，打喷嚏、咳嗽阵作，临床可见咳嗽变异性哮喘患儿常伴有过敏性鼻炎症状。而且现代药理也证实麻黄、防风、白芷、辛夷、蝉蜕等祛风宣通鼻窍药物，具有减轻机体对过敏因素的应激反应、拮抗组胺、抗过敏性炎症的作用。

缓解期呼吸道慢性炎症是咳嗽变异性哮喘复发或发展为典型哮喘的根源，此时进行扶正固本治疗是根治和预防复发的关键。缓解期病变脏腑在肺、脾，重点为补肺气以固表、健脾气以化痰、养肺阴以润燥。临床上以肺脾气虚、肺阴不足、气阴两虚多见，小儿肺常不足，如久咳，可表现为肺气虚、肺阴虚。肺气虚不仅致咳嗽反复不已，而且易感外邪，致咳嗽时轻时重，反复不已。虚则补之，故宜补肺气，用黄芪、白术、防风等。小儿脾常不足，易为乳食生冷所伤，使脾失健运，水谷不能化生精微，积久酿成痰浊，上贮于肺，痰阻气道，肺失宣降，故咳嗽痰多。治疗时宜健脾运脾，用太子参、炒白术、山药、茯苓等药，脾气足，不仅可生肺金，还可杜绝生痰。小儿为稚阴稚阳之体，嗜食香燥辛辣，势必耗液伤津，伤及肺阴，则易干咳，此时宜滋阴润肺，选用南沙参、玄参、麦冬、玉竹、百合等。如肺津不足，不能上润咽喉，可致咽干咽痒，继发咳嗽，可在滋阴基础上，辅以大力子、薄荷、桔梗、蝉蜕等利咽润喉。久咳不止或喘促难平，可令肺气耗散，久病入络，瘀血暗生。可选敛肺止咳、活血化瘀之法，如选择五味子、乌梅、白果、桃仁、丹参、当归等药，以达收敛肺气、活血化瘀之功。

验案举例：赵某，男，3岁，2015年1月16日初诊；反复咳嗽1个月余，阵发性咳嗽，晨起及夜间明显，干咳无痰，伴鼻塞有涕、鼻痒，无发热，无气促，胃纳尚可。曾服用阿奇霉素、头孢克肟、复方鱼腥草等中西药，未见好转，口服美普清等支气管扩张剂后好转，因患儿反复日久转中医诊治。查体：神志清，精神可，呼吸可，咽红，扁桃体Ⅰ°肿大，两肺呼吸音粗，未闻及明显干湿啰音，舌红苔薄白，脉浮数。辅助检查：血常规、C反应蛋白均正常范围；胸片双肺未见异常。诊断：咳嗽变异性哮喘。处方：桔梗、紫菀、荆芥、百部、陈皮、白前、杏仁、浙贝母、辛夷、白芷各6g，川贝母、炙甘草各3g，炙麻黄2g。7剂。

二诊：咳嗽明显减少，鼻塞、流涕减少，咽喉不利，咽红，扁桃体Ⅰ°肿大，两肺呼吸音粗，未闻及明显干湿啰音，舌红苔薄白，脉细数。处方：北沙参、茯苓各9g，太子参、炒白术、浙贝母、款冬花、丹参、赤芍、玄参、麦冬、陈皮、桔梗各6g，炙甘草3g。7剂而愈。

按语：该患儿有慢性咳嗽日久，伴有鼻塞、鼻痒等症状，长期口服抗生素、化痰药物未见明显疗效，符合咳嗽变异性哮喘诊断，中医属"风咳"。风性上扬，善行而数变，患儿除咳嗽外，常有鼻痒、鼻塞症状。因此治疗时应注意祛风通窍。咳甚时给予止嗽散加麻黄、杏仁等以清肃肺气，祛风止咳。"风咳"容易反复，症状缓解后，以补肺健脾化痰，祛风活血之法以改善过敏体质，符合中医"治风先治血，血行风自灭"的治疗原则。

（许先科撰稿）

⊙ 8. 从"湿"论治小儿过敏性鼻炎的临证体会

8.1 学子步履

邬思远，男，1987年9月出生，浙江宁波人，主治中医师，医学硕士。2006年宁波市第二中学高中毕业后考入浙江中医药大学，就读中医学七年制（本硕连读）专业，导师系俞景茂教授。于2013年研究生毕业，并取得硕士学位。同年8月起进入浙江省中医院儿科工作。2018年3月至杭州市余杭区良渚街道社区卫生服务中心儿科工作。曾任浙江中医药大学第一临床医学院中医儿科教研室秘书，“俞景茂全国名老中医药专家传承工作室”秘书，现任世界中医药学会联合会儿科专业委员会委员。

8.2 学研业绩

从事儿科常见疾病，尤其是肺系疾病的诊治及研究工作，并开展名老中医经验传承工作，主持浙江省中医药科技计划项目“基于数据挖掘技术的名老中医优势病种经验传承研究”1项，参与多项浙江省自然科学基金项目和浙江省中医药科技计划项目。在国家核心期刊发表《俞景茂教授补肾法运用经验举隅》《俞景茂分期论治腺样体肥大经验》《俞景茂教授诊治小儿鞘膜积液经验》《基于数据挖掘技术的俞景茂教授诊治小儿遗尿的规律研究》《基于数据挖掘的俞景茂教授诊治儿童哮喘的规律研究》5篇论文，参编著作《儿科各家学说及应用》1部。

8.3 经验传承

从本科大三时期跟随俞师学习，后有幸成为俞师的硕士研究生继续学习直至毕业。时光飞逝，已独立临诊5年，每每想起俞师学术授课和临床出诊的场景，无不感叹俞师治学之严肃，临床处方理法方药之严谨。纸上得来终觉浅，绝知此事要躬行，不同的阶段，有不同的感悟。在作为学生的侍诊阶段，看到的是俞师的一方、一法，而独立临证后，随着实践的深入，以往所理解的一方、一法已难以满足临床证候的千变万化，在独立的探索中，考虑得更多的是如何精准地把握病机和如何合理地调配药物，而其中把握病机是关键。回想俞师提出的“病机是辨证论治的核心”的观点，方觉其重要意义。在临证中遇到过敏性鼻炎的患儿甚多，结合跟随俞师所学的知识，这里将笔者过敏性鼻炎的诊治浅见予以阐述。

过敏性鼻炎，中医古籍称为“鼻鼽”，是一种以反复发作的鼻痒、喷嚏频作、鼻流清涕、鼻塞等为主要特征的疾病，其病机大多责之为肺气虚寒、脾气虚弱、肾阳不足、肺经郁热等。笔者在临证中发现，过敏性鼻炎是本虚标实之病，其标在弥漫三焦的湿邪，其中既有寒湿作祟，也有湿热胶着；其本在肺脾不足，其中既有肺脾气虚、卫外不固，也有气阴两虚、卫外失司。治疗上当分两期，即急性期和缓解期。急性期重在祛湿，缓解期重在益助脾肺。但笔者发现，无论在急性期还是缓解期，湿邪始终是重要致病因素，湿为胶滞阴邪，弥漫三焦，有往来反复之势，与哮喘的“胶固之痰”有相似的特点。《湿热经纬·薛生白湿热病篇》云：“太阴内伤，湿饮停聚，客邪再至，内外相引，故病湿热。”虽鼻炎并非一定是湿热为患，但亦有太阴内伤及内外相引的发病过程。故在诊治该病时，要紧抓“湿邪为患”病机特点，因势利导，标本兼顾而治。三焦为水液之通道，湿邪为患，则弥漫三焦，故急性期需从三焦论治。治疗方剂仿吴鞠通“三仁汤”之法，取其轻宣上焦、畅行中焦、渗利下焦之法，药用辛、苦、淡之味，如治上焦的白芷、辛夷、杏仁、荆芥、防风、细辛、蝉蜕、薄荷、石菖蒲等，治中焦的陈皮、砂仁、半夏、鸡内金、麦芽、炒薏苡仁等，治下焦的茯苓、生薏苡仁、通草等。缓解期要注重求本，若以脾肺气虚为主的，当补益脾肺；若为气阴两虚表现的，当补气养阴。然而求本之时，仍需警惕湿邪卷土重来之势，药用甘润则必佐以苦辛，予补益必辅以行气助运，以防补则壅塞。以下通过三则验案来具体分析诊疗思路。

验案举例：

案1：金某某，男，8岁，首诊时间2018年8月4日。主诉：反复鼻塞、流涕2年余。初诊：反复鼻塞流涕，迁延不愈，遇冷易发，2天前进食冰激淋后出现鼻塞流涕，涕浊，伴有少许血丝，打喷嚏，偶有少许咳嗽，有少许痰，形体较肥胖，进食不节，大便调，汗出较多，舌红苔黄腻，脉浮数有力。有哮喘史。治法：疏风通窍，清热利湿。处方：杏仁6g，砂仁6g，生薏苡仁30g，辛夷9g，白芷9g，茯苓12g，茵陈9g，淡豆豉10g，白茅根15g，浙贝母9g，桔梗6g，竹沥半夏6g，石菖蒲9g，枳壳9g。7剂。二诊：1周后鼻塞流涕明显好转，偶有打喷嚏，无鼻衄，偶咳，胃纳可，大便调，舌红苔薄黄腻。治法：理气消食，运脾燥湿。处方：莱菔子9g，茯苓12g，陈皮6g，姜半夏6g，六神曲12g，生山楂9g，鸡内金12g，炒薏苡仁30g，山药12g，枳壳9g，杏仁6g，白芷9g。7剂。

按语：慢性鼻炎是目前儿童常见疾病之一，缓解期往往表现为鼻塞、打喷嚏，而急性发作时表现为鼻塞流涕、呼吸困难、夜间张口呼吸等，严重时伴有头痛头晕等症状。寒邪往往是慢性鼻炎急性发作的诱因，如吹冷空调、喝冷饮等，但寒邪侵犯机体后，在个体上所表现的证型却与体质密切相关。本患儿肥胖，进食不节，系湿热体质，本次发病为进食冷饮后，寒邪入里化热，与素体之湿热相合，湿热弥漫三焦。《素问・经脉别论》有云："饮入于胃，游溢精气，上输于脾，脾气散精，上归于肺，通调水道，下输膀胱。"湿热阻滞三焦，以至脾不升清，肺津不散，水道不畅，湿邪无所去路，故而上犯鼻窍，致鼻塞流涕。湿不得泻，热不得越，致汗出多而难自止。治疗上当以辛苦淡渗之法，辛以芳化开宣上焦弥漫的湿热之邪，苦以清热燥湿使中焦湿热不得相合，淡以利水渗湿使下焦湿邪自有去路，从而使得湿热自三焦分消而解。组方取三仁汤之法，以杏仁开宣上焦，砂仁启运中焦，生薏苡仁渗利下焦；辛夷、白芷、淡豆豉、石菖蒲辛以芳化，竹沥半夏苦以燥湿，茵陈苦以清热利湿，茯苓性平以淡渗利湿，桔梗与枳壳相配，一升一降，畅通三焦。诸药相合，湿热得去，三焦得畅，肺津得布，鼻窍得通。二诊时鼻炎诸症显著缓解，但患儿系肥胖、饮食不节，其湿热缘于脾运不健、食积不化所致，因而笔者在二诊时，治以消食助运、理气化湿，仅以炒薏苡仁和山药轻补肺脾，以防补则壅塞，反致食积湿热。8月20日复诊时，鼻塞流涕症状已消，舌苔薄白稍腻，嘱停药并节制饮食。

案2：闻某某，男，1岁10个月，首诊时间2018年7月15日。主诉：反复鼻塞流涕3个月，加剧1天。初诊：反复鼻塞流涕3个月，1天前新感，出现低热，体温37.6℃，鼻塞流涕明显，涕时清时浊，微有汗出，胃纳可，大便无殊，舌淡红，苔薄黄略腻。有反复呼吸道感染病史。查体：咽充血明显，心肺听诊无殊。治法：疏散风热，宣肺通窍。处方：白芷9g，辛夷9g，荆芥9g，防风6g，连翘6g，淡豆豉10g，蝉蜕3g，薄荷5g，六神曲9g，大力子6g，炙甘草5g。4剂。二诊：4天后患儿身热已退，鼻塞流涕明显，鼻涕脓浊，夜间张口呼吸，胃纳可，大便无殊，舌淡红，苔薄白略腻。查体：咽稍充血，心肺听诊无殊。治法：疏风通窍。处方：辛夷9g，白芷9g，荆芥9g，防风6g，桔梗6g，通草2g，薄荷5g，石菖蒲9g，川芎6g，炒麦芽12g，桑白皮9g，炙甘草5g，蝉蜕3g，细辛3g。7剂。三诊：患儿鼻塞流涕好转，时有喷嚏，夜寐及晨起稍有咳嗽，咳时喉中有痰，白天咳嗽较少，夜寐有少许呼噜声。胃纳可，大便无殊，舌淡红，苔薄白略腻。查体：咽稍充血，扁桃体Ⅰ°肿大，心肺听诊无殊。治法：疏风通窍，利咽散结。处方：辛夷9g，白芷9g，荆芥9g，防风6g，山海螺12g，浙贝母9g，桔梗6g，炙甘草5g，杏仁6g，枳壳9g，蝉蜕3g，炒麦芽12g。3剂。四诊：晨起偶有鼻塞流涕及喷嚏，白天鼻塞情况好转，晨起偶有单声咳嗽，夜寐偶有呼噜声，胃纳可，大便无殊，舌淡红，苔薄白略腻。查体：咽充血，扁桃体Ⅰ°肿大，心肺听诊无殊。治法：益气固表，利咽散结。处方：黄芪6g，炒白术6g，防风6g，荆芥9g，山海螺12g，浙贝母9g，杏仁6g，三叶青6g，陈皮6g，炙甘草5g，茯苓9g，鸡内金9g，六神曲9g，赤芍6g。7剂。五诊：吹冷空调后鼻涕有增加，咳嗽已平，呼噜声已平，胃纳可，大便无殊，舌淡红，苔薄白略腻。查体：咽充血，扁桃体Ⅰ°肿大，心肺听诊无殊。治法：益气固表，助运行气。处方：黄芪9g，炒白术9g，防风6g，荆芥12g，山海螺12g，陈皮6g，炙甘草5g，茯苓9g，鸡内金12g，辛夷9g，白芷9g，石菖蒲6g，通草3g。7剂。

按语：过敏性鼻炎往往呈现慢性发病过程，感冒是其急性加重的常见诱发因素。该患儿即表现为由感冒诱发的慢性鼻炎急性加重过程，同时伴有风热外感的表现，首诊予以疏利通宣，启发上焦，白芷、辛夷、荆芥、防风、淡豆豉、蝉蜕、薄荷疏散风邪，连翘、大力子清热利咽。二诊时风热已除，湿邪表露，湿由脾生而弥漫三焦，首当治标，当因势利导，上焦轻宣芳化，中焦启运利湿，下焦利水渗湿，使湿邪得去，肺窍得安。故以辛味之辛夷、白芷、荆芥、防风、薄荷、石菖蒲、蝉蜕、细辛开宣上焦，以苦寒之通草通利下焦。湿邪为病最易阻滞气机，气滞则血凝，故以血中之气药川芎行气活血，畅通气机。以桔梗载诸药上行头面，桑白皮清肺窍之热并以制约诸药辛温之性。炒麦芽启运中焦脾土，使湿邪即有去路又无所生成，则病自安。然邪去正未复，吹冷空调后仍易再次反复发作，故当求本而治。《灵枢·营卫生会》有云："人受气于谷，谷入于胃，以传与肺，五脏六腑，皆以受气，其清者为营，浊者为卫，营在脉中，卫在脉外。"《灵枢集注·营卫生会篇第十八》有云："卫者，阳明水谷之悍气，从上焦而出卫于表阳，故曰卫出上焦。"患儿脾气虚衰，脾运失司，上致土不生金，肺金失养，下致脾不升清，湿邪由生。卫气化生无源，则无以温分肉、肥腠理、司开合，则遇冷易反复发作。治疗上笔者往往以玉屏风散加味治疗，选黄芪剂而不选人参剂，其理在于黄芪既能补气，亦能利水，故不易致壅塞。同时，治疗时需注意以运脾为务，小儿"脏器清灵，随拨随应"，脾运恢复则脾气自健，故往往无需补气药，予陈皮、茯苓、六神曲、鸡内金等即可取效。同时，小儿属"稚阴稚阳"之体，补益不当则易发生"气有余便是火"，同时辛温发散药亦能助火，故当注意配伍佐制。该患儿鼻塞流涕，但又有咽充血、扁桃体肿大的表现，同时又有夜寐打呼噜的表现，需警惕有腺样体肥大的可能，予以三叶青清咽利喉，山海螺清热散结，上述两味药物的运用系俞师经验，临床用于治疗扁桃体红肿、腺样体肥大等疗效尤佳。8月24日复诊，诉鼻塞流涕已缓解，纳便调，舌淡红，苔薄白，予以停药，并嘱避免空调过冷及忌冷食。

案3：汪某某，男，2岁6个月，首诊时间2018年7月8日。主诉：反复鼻塞流涕6个月。初诊：反复鼻塞流涕6个月，以清涕为主，时有黄浊涕，夜间及晨起有咳嗽，喉中有痰，胃纳可，大便无殊，舌淡红，苔薄白腻。有反复呼吸道感染史。查体：咽稍充血，心肺听诊无殊。治法：疏风通窍，止咳化痰。处方：白芷6g，辛夷6g，荆芥9g，杏仁6g，浙贝母9g，通草2g，石菖蒲6g，蝉蜕5g，砂仁6g，桔梗6g，炙甘草5g，桑白皮9g，枳壳9g。5剂。二诊：鼻塞流涕显著好转，咳嗽已平，胃纳可，大便无殊，舌红苔薄白腻。查体：咽稍充血，心肺听诊无殊。治法：益气养阴，行气利湿。处方：生黄芪6g，防风6g，炒白术6g，茯苓9g，陈皮6g，炙甘草5g，佩兰9g，砂仁6g，桔梗6g，白芷9g，制玉竹9g。7剂。

三诊：晨起偶鼻塞，偶有腹痛，胃纳可，大便无殊，舌红，苔薄白腻略剥。查体：咽稍充血，心肺听诊无殊。治法：益气养阴，行气助运。处方：生黄芪6g，防风6g，炒白术6g，茯苓9g，陈皮6g，炙甘草5g，桔梗6g，制玉竹9g，石斛9g，北沙参9g，炒白芍6g，炒白扁豆12g，山药12g。7剂。

按语：过敏性鼻炎往往会伴有鼻后滴漏症状，即“上气道咳嗽综合征”，系鼻涕倒流至咽喉所致。部分鼻炎患儿往往没有流涕表现，仅仅有晨起或夜间的咳嗽，容易发生误诊或漏诊。本患儿既有鼻塞流涕的表现，又有咳嗽，临床上当重在鼻炎的治疗。治疗拟畅利三焦，以白芷、辛夷、荆芥、杏仁、石菖蒲、蝉蜕宣发上焦，砂仁启发中焦，通草渗利下焦，配伍桔梗和枳壳升降气机，桑白皮清热并佐制辛温。二诊时已转入缓解期，此时予以益气养阴固卫，玉屏风散加玉竹治疗，但仍考虑湿邪未尽，予以白芷上宣，砂仁、陈皮、佩兰中运，茯苓下渗，未病先防，以防反复。三诊时湿邪已除，予以益气养阴，但仍予以白扁豆、陈皮等健脾利湿、行气助运，以防壅塞。

（邬思远撰稿）

⊙ 9. 养阴法在儿科临床中的运用浅见

9.1 学子步履

李国芳，男，1985年10月出生，浙江湖州人，杭州市中医院儿科主治中医师，医学硕士。2004年考入湖南中医学院（现湖南中医药大学），其间师从湖南中医药大学第一附属医院儿科主任、博士生导师王孟清教授，2011年取得硕士学位，同年8月起进入杭州市中医院工作。2017年9月考入南京中医药大学攻读中医儿科学博士学位，师从全国名中医汪受传教授。住院医师规范化培训期间，曾在俞景茂教授门诊侍诊约1年。现任杭州市中医药学会儿科分会委员，世界中医药学会联合会儿科专业委员会理事，“俞景茂全国名老中医药专家传承工作室”传承人员。

9.2 学研业绩

从事儿科临床一线工作7年，中西医基础知识扎实，能熟练运用中医药治疗儿科常见病，能取得令人满意的疗效。临证之余，注意总结名老中医临证经验并积极投稿，踊跃参加国家、省、市级的学术交流活动，在《中华中医药杂志》《中医儿科杂志》等学术期刊上发表《小儿汗证的古代文献研究》《江育仁教授学术思想简介》《俞景茂教授运用凉血利咽法治疗小儿过敏性紫癜经验》等专业论文10余篇，参与国家自然科学基金青年科学基金项目1项。

9.3 经验传承

小儿为“纯阳”之体，外感后容易化热，余邪留恋、病情迁延易于伤阴，情志不舒、嗜食肥甘厚味或辛辣炙煿之品后易化火伤阴，故养阴法在儿科有着广泛应用。俞师在临证之时喜用养阴法，常用的有养阴解毒、养阴利咽、养阴散结、养阴润肺、养阴清肺、益气养阴、养阴润肠、养阴息风、凉血养阴、滋阴安神、滋阴泻火等。兹就笔者在门诊跟随俞师抄方期间的临床所见及个人体会总结如下：

9.3.1 养阴解毒法

验案举例：卓某，女，5岁，2009年9月16日初诊。感后初复，无发热，无咳嗽，无流涕，胃纳欠佳，二便无殊。患儿平素易感。查体：咽稍红，扁桃体稍大，心肺听诊无殊；舌红，苔薄白，脉浮数。诊断为反复呼吸道感染，辨为气阴不足，余邪留恋，治拟养阴解毒为主，兼益气固表。处方：北沙参9g，铁皮石斛6g，生地黄12g，黄芩6g，桔梗4.5g，浙贝母9g，山海螺12g，金银花9g，生黄芪6g，防风4.5g，炒白术6g，生山楂6g，牛膝6g，鸡内金6g，炙甘草3g。7剂。

按语：对于感后初复的易感儿或慢性扁桃体炎患儿，常为气阴不足或阴虚火旺之体，毒邪易蕴结于咽部，留恋不解。邪退之后，宜乘胜追击，以养阴解毒之法继续治疗。俞师常以北沙参、麦冬、玉竹、石斛、生地黄等养阴，金银花、三叶青、玄参、蚤休、白花蛇舌草、忍冬藤等解毒，黄芩、地骨皮、青蒿等清解余热，赤芍、牡丹皮、丹参等凉血散瘀，山海螺、皂角刺、浙贝母、山慈姑、桔梗、天花粉等散结排脓，牛膝引火下行。因铁皮石斛药材贵重且“耐久煎”，俞师处方时每每嘱予先煎，以利于有效成分的煎出。如同时存在肺卫不固之证，俞师常以玉屏风散益气固表。

9.3.2 养阴利咽法

验案举例：何某，女，2岁，2011年10月16日初诊。外感后声音嘶哑，无咳嗽，无鼻塞流涕，胃纳可，大便干结。患儿平素易感。查体：咽稍红，心肺听诊无殊；舌红，苔薄白，脉浮数。诊断为急性咽炎，辨为气阴不足，余邪恋咽，咽部失利，治拟养阴利咽为主，兼健脾益气。处方：桔梗4.5g，北沙参6g，荆芥6g，蝉蜕3g，黄芩6g，木蝴蝶3g，茯苓9g，炒白术6g，制玉竹6g，生山楂6g，生黄芪6g，火麻仁6g，铜皮石斛6g，炙甘草3g。7剂。服药后患儿声音嘶哑、大便干结等症状明显改善。

按语：对于小儿急、慢性咽炎，俞师常喜用玄参、麦冬、北沙参、玉竹、石斛、生地黄等养阴，蝉蜕、桔梗、木蝴蝶、射干、胖大海等利咽，浙贝母、皂角刺等化痰散结以利咽，金银花、大力子、荆芥、三叶青、黄芩、蚤休等清解余邪，牛膝既能活血散瘀，又可引火下行。

9.3.3 养阴散结法

验案举例：俞某，女，4岁，2010年1月30日初诊。夜寐有呼噜声约半年。患儿近半年来夜寐有呼噜声，伴张口呼吸，偶有呼吸暂停，鼻咽部X线片示腺样体肥大，当地医院建议手术。查体：一般可，咽稍红，心肺无殊；舌红，苔薄白，脉浮数。辅助检查：鼻咽部X线片示腺样体肥大。诊断为腺样体肥大，辨为痰瘀互结，治拟养阴散结，化瘀通窍，方用自拟方宣通散加减。处方：浙贝母9g，山海螺12g，黄芩6g，荆芥6g，辛夷6g，炙麻黄2g，川芎2g，山慈姑6g，天花粉12g，北沙参9g，铁皮石斛6g，生黄芪6g，蝉蜕3g，炙甘草3g。7剂。服药后患儿呼噜声明显减轻。

按语：俞师认为本病主要病机为“痰瘀互结于颃颡”，常以浙贝母、山海螺、皂角刺等散结消肿，北沙参、石斛、生地黄等养阴，辛夷、蝉蜕、炙麻黄、细辛等疏风通窍，赤芍、丹参、牡丹皮等活血化瘀，三叶青、玄参等解毒利咽，黄芩清肺热，牛膝既可活血通经，又能引火下行，炙甘草调和诸药。如呼噜声重可加当归、川芎、山慈姑、郁金等；鼻塞明显，可加荆芥、白芷等；涕多可加法半夏、茯苓、陈皮、天花粉等；声音嘶哑可加木蝴蝶；咳嗽明显可加杏仁、款冬花、桔梗、白前、紫菀、川贝母等；鼻衄可加白茅根；近有外感可加柴胡、金银花、白花蛇舌草等；易感儿可加黄芪、白术、防风等；多汗易汗可加地骨皮、麦冬等；纳呆食少可加山楂、鸡内金、麦芽等；便秘可加火麻仁。

9.3.4 养阴润肺法

验案举例：张某，男，3岁，2010年6月26日初诊。反复咳嗽、呕吐半年余。患儿经常感冒咳嗽，每月1次以上，易呕吐，多汗湿衣。现咳嗽迁延，有痰难咯，咳剧作吐，纳差。查体：形瘦，面色少华，咽红，心肺听诊无殊；舌红，苔薄白，脉浮数。诊断为慢性咳嗽，辨为气阴不足，肺失宣肃，治拟养阴润肺，宣肺止咳，方用止嗽散加减。处方：百部6g，桔梗4.5g，陈皮6g，荆芥6g，炙款冬花9g，白前6g，杏仁6g，炙紫菀6g，浙贝母6g，川贝母3g，制半夏6g，蝉蜕3g，黄芩6g，百合6g，北沙参6g，地骨皮6g，麻黄根6g，炙甘草3g。7剂。服药后患儿咳嗽明显好转。

按语：对于小儿咳嗽，俞师常用止嗽散加减进行治疗。止嗽散出自程钟龄的《医学心悟》，程氏对本方的评价为“温润和平，不寒不热，既无攻击过当之虞，大有启门驱贼之势。是以客邪易散，肺气安宁”。其“药极轻微，而取效甚广”，切合小儿“稚阴稚阳”“易虚易实”的病理生理特点，可用于急、慢性咳嗽，对于肺炎喘嗽恢复期咳嗽不止者亦有良效。患儿上呼吸道感染后因失治误治或屡感外邪，以致病情反复、病程迁延，导致气阴两伤、肺失宣肃、肺胃失和，以止嗽散为主润肺止咳，加北沙参、百合滋养肺阴，制半夏化痰止咳、降逆止呕，黄芩清肺热，地骨皮清泄肺热止汗，麻黄根收涩止汗，蝉蜕疏风利咽，炙甘草调和诸药。对于慢性咳嗽，俞师常喜浙贝母、川贝母清润，合用以加强化痰止咳之功。

9.3.5 **养阴清肺法**

验案举例：王某，男，5岁，2009年1月12日初诊。患儿1个月余前因患支原体肺炎而住院治疗，胸片示支气管肺炎，查痰肺炎支原体DNA阳性，曾高热持续不退，经阿奇霉素静滴治疗1周后好转，已服阿奇霉素3个疗程，但咳嗽迁延未已，喉中有痰，多汗，纳可，夜寐有呼噜声。查体示一般可，气平，咽红，扁桃体Ⅱ°肿大，心肺听诊无殊；舌红，苔花剥，脉浮数。曾有肺炎史，平时易感。辅助检查：胸片示两肺支气管肺炎。痰肺炎支原体DNA示阳性。诊断为支原体肺炎（恢复期），辨为阴虚肺热，肺失宣肃，治拟养阴清肺为主，兼宣肃肺气、化痰止咳。方用止嗽散合泻白散加减。处方：桔梗4.5g，紫菀6g，荆芥6g，百部6g，陈皮4.5g，杏仁6g，白前6g，浙贝母9g，川贝母3g，炙款冬花6g，桑白皮6g，制半夏6g，炙麻黄2g，山海螺12g，北沙参6g，炙甘草3g。7剂。二诊：白天咳嗽已平，夜间仍有间断咳嗽，呼噜声渐消，多汗，纳可。治拟原法。处方：桔梗4.5g，炙紫菀6g，荆芥6g，百部6g，陈皮6g，杏仁6g，白前6g，浙贝母6g，川贝母3g，炙款冬花9g，北沙参6g，地骨皮6g，黄芩6g，丹参6g，茯苓6g，炙甘草3g。7剂。二诊后患儿咳嗽渐平，呼噜声渐消。

按语：儿童支原体肺炎病初常伴持续高热，咳嗽常迁延不已，肺炎恢复期以阴虚肺热之证最为多见。俞师常用北沙参、玉竹、麦冬、石斛、百合等养阴，黄芩、桑白皮、地骨皮、金荞麦、瓜蒌皮、芦根等清肺化痰，炙麻黄、桔梗、杏仁、白前、葶苈子等宣肃肺气，半夏、陈皮、茯苓、款冬花、浙贝母、紫菀、百部、川贝母、远志等化痰止咳，荆芥疏风，丹参活血化瘀。

9.3.6 **益气养阴法**

验案举例：唐某，男，4岁，2009年9月23日初诊。患儿4年来动辄易汗，入寐后盗汗淋漓，后半夜汗出减少。曾服童康片等中药，多汗好转后又作。平时喜食零食，脐腹易作痛。查体：一般可，面色少华，咽稍红，心肺听诊无殊；舌红，苔薄白，脉浮数。诊断为汗证，辨为气阴两虚，卫表不固，治拟益气养阴为主，兼固表敛汗。方用玉屏风散合生脉散加减。处方：生黄芪6g，防风4.5g，炒白术6g，太子参6g，铁皮石斛6g，龟甲12g，麻黄根6g，地骨皮6g，穞豆衣6g，生山楂6g，炒麦芽12g，五味子3g，大枣12g，炒赤芍6g，炙甘草3g。7剂。患儿服药后汗出明显改善。

按语：小儿汗证多责之于先天禀赋不足或病后失调所致的阴阳偏胜或偏虚，以虚证为多，治法大体为平调阴阳以使阴平阳秘。对于小儿汗证，俞师喜用黄芪、白术、太子参、茯苓、大枣等健脾益气，麦冬、北沙参、石斛、芍药、玉竹、生地黄、龟甲等养阴，五味子、麻黄根、碧桃干等收敛止汗，穞豆衣、地骨皮等清虚热止汗，防风祛风以固表。

9.3.7 **养阴润肠法**

验案举例：朱某，男，2岁，2009年1月6日初诊。患儿大便干结难解3个月余，大便4～5天一行，干结如羊屎，每次需用开塞露通便才解，经常肛裂出血，脾气急躁，胃纳较差。查体：生长发育落后，形较瘦，唇红，咽稍红，扁桃体Ⅰ°肿大，心肺听诊无殊，肛周红赤；舌红，苔薄白，脉浮数。诊断为便秘，辨为阴亏肠燥，治拟养阴润肠。方用增液汤合麻子仁丸加减。处方：北沙参6g，鲜铁皮石斛6g，生地黄12g，麦冬6g，杏仁6g，火麻仁9g，无花果12g，炒赤芍6g，生山楂6g，鸡内金6g，炒麦芽12g，炙甘草3g，淡竹叶6g。7剂。二诊：大便3～4天一行，仍干结如羊屎难下，需开塞露通便，纳稍增。治拟原法，前方去杏仁、麦芽、淡竹叶，加玄参6g，7剂。三诊：大便3天一行，仍干结如羊屎，有时可不用开塞露而解出。治拟原法，前方去玄参，加炒麦芽12g、郁李仁9g、黑白丑6g。7剂。四诊：大便3天一行，仍干结，可不用开塞露而解出。效则不更法，前方去郁李仁、黑白丑，加制玉竹6g、黄芩6g、淡竹叶9g。7剂。患儿此后大便转润。

按语：小儿素体阴亏、饮食不知自节或过食肥甘厚味、辛辣炙煿之品，或热病之后，均可致津亏肠燥，肠道失于濡润、传导失常，进而引起便秘。对于小儿便秘，俞师常以麦冬、生地黄、玄参、石斛、芍药、北沙参、玉竹等养阴增液，火麻仁、杏仁、决明子、郁李仁、当归、无花果等润肠通便，枳壳、陈皮、黑白丑等行气通便，山楂、鸡内金、麦芽、砂仁等健脾消食，黄芩、淡竹叶、地骨皮等清肺肠之热。

9.3.8 养阴息风法

验案举例：方某，男，10岁，2009年8月5日初诊。反复肌肉抽动伴咽喉部异声3年余。患儿3年余来面肌、腹肌抽动，四肢抖动，伴咽部不利，时有异常声音发出，注意力不易集中，学习成绩尚佳，胃纳一般，夜寐欠安。患儿系其母亲的第一胎第一产，足月剖宫产，其母亲否认产伤、窒息史，出生时体重3.3kg。查体：形体消瘦，舌红，苔薄白，脉弦细。诊断为抽动障碍，辨为肝肾阴虚，肝风内动证，治拟滋水涵木，平肝息风。方用天麻钩藤饮加减。处方：天麻9g，炒赤芍9g，全蝎3g，茯苓12g，制何首乌12g，石决明12g，炒酸枣仁9g，炒麦芽12g，沙苑子6g，北沙参9g，铁皮石斛6g，秦艽6g，蝉蜕6g，炙甘草3g。7剂。二诊：抽动未停，守法继用，前方去石决明、酸枣仁、北沙参、石斛，加白菊花9g、防风4.5g、广地龙6g、炒白僵蚕9g、牛膝6g。7剂。三诊：患儿喉中异声好转，四肢抖动及面肌、腹肌抽动略减少，前方去秦艽、白菊花、防风，加川芎2g、生地黄12g、龟甲12g。四诊：抽动症状进一步减轻，前方去川芎、炒麦芽，加太子参6g、制玉竹9g。14剂。五诊：已无四肢抖动，偶有面肌抽动，喉中偶有异声，治以原法，兼调和中州。处方：天麻9g，炒赤芍9g，钩藤9g，茯苓9g，制何首乌12g，沙苑子6g，炒麦芽12g，丹参6g，龟甲12g，远志6g，鸡内金6g，生山楂9g，炙甘草3g。7剂。

按语：小儿肝常有余，阳亢有余而阴静不足，阴阳失于平衡之时可出现抽动症状。一诊中患儿抽动病史已3年余，久病及肾而出现阴虚阳亢、筋脉失养、虚风内动，木火刑金致金鸣异常，故治以滋阴潜阳、平肝息风为主。方中制何首乌、石决明、沙苑子、北沙参滋阴潜阳，天麻、全蝎、秦艽平肝息风，炒酸枣仁安神益肝，蝉蜕息风利咽，茯苓、芍药、炒麦芽扶土抑木，石斛既滋肾阴又养胃阴，与茯苓、炒麦芽一起健脾益胃，体现了俞师在临证中时时顾护脾胃的思想，炙甘草调和诸药。二诊中患儿抽动未见明显缓解，故加菊花、广地龙、炒白僵蚕以进一步加大平肝息风的力度，以牛膝补益肝肾、引火下行、活血散瘀，以冀为功。三诊中诸症好转，故守方继用，并适当增加生地黄、龟甲之味补益肝肾。前贤有言："治风先治血，血行风自灭。"故以川芎活血行气祛风。"虚则吐泻生风"，肝木亢盛可克伐脾土而现脾虚征象。四诊中，患儿抽动症状进一步减轻，酌加补气养胃之品，以扶土抑木。五诊中，患儿抽动渐平，故去全蝎，改钩藤平肝息风，患儿纳差、形瘦，进一步加山楂、鸡内金、炒麦芽扶土抑木，予丹参养血安神。患儿体内阴阳逐渐恢复平衡，疾病趋愈。俞师在遣方用药时将安全摆在首位，使用全蝎时一般从小剂量开始，并将药量控制在3～4.5g，年长儿偶用至6g，同时适当增加滋阴之药以制约其温燥之性，待抽动减轻或病情控制后即减量或不用。各种应激因素可诱发本病的发生，故应尽量为患儿创造轻松和谐的环境。"风气通于肝"，外风可引动内风，患儿平时应尽量避免感受风邪，以免抽动症状诱发或加重。

9.3.9 **滋阴安神法**

验案举例：骆某，男，15岁，2011年2月19日初诊。夜寐不佳1年余。患儿1年余来夜寐不佳，入睡困难，易醒，白天神疲倦怠，学习较紧张，平时易感冒、易发热，去年开始身高始增，胃纳欠佳。查体：一般可，生长发育可，面色少华，咽稍红，心肺听诊无殊；舌红，苔薄白，脉沉。诊断为不寐，辨为心脾两虚，治拟滋阴安神，补益心脾。方用天王补心丹加减，用药：生地黄15g，柏子仁12g，麦冬6g，天冬6g，当归9g，玄参9g，太子参9g，茯苓9g，远志6g，炒酸枣仁12g，五味子3g，龟甲12g，丹参9g，三七3g，炙甘草3g。7剂。二诊：夜寐已有改善，手掌心灼热，前方加地骨皮9g、牡丹皮6g以滋阴清热。患儿夜寐逐渐转安。

按语：本病属中医"不寐"范畴。心主血、藏神，脾为气血生化之源，中医认为睡眠与心脾密切相关。本例患儿系青春期少年，功课压力大，学业负担重，思虑过多则伤脾，脾气亏虚则神疲倦怠、食少、面色少华；气血不足、心神失养、阴阳失交，故入睡困难，夜寐易醒；气血暗耗、阴虚内热，故手心灼热。俞师常喜用炒酸枣仁、远志、夜交藤、柏子仁、麦冬、天冬、玄参、生地黄、龟甲、龙齿、石菖蒲、百合、五

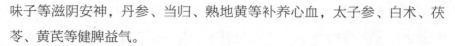

味子等滋阴安神，丹参、当归、熟地黄等补养心血，太子参、白术、茯苓、黄芪等健脾益气。

9.3.10 **凉血养阴法**

验案举例：邱某，男，11岁，2010年8月17日初诊。反复鼻出血1个月余。患儿平时经常鼻衄，每次量较多，色鲜红，纳欠佳。多次查血常规示血小板正常，五官科曾烧灼治疗，但仍有出血。查体：一般可，面色少华，咽稍红，心肺听诊无殊；舌红，苔薄白，脉浮数。诊断为鼻衄，辨为肺经蕴热，血热妄行，治拟凉血养阴为主，兼清泄肺热。处方：生地黄12g，玄参6g，黄芩6g，牡丹皮6g，白茅根12g，金银花9g，炒赤芍9g，生山楂6g，三七3g，龟甲12g，牛膝6g，炙甘草3g，7剂。二诊：鼻衄减少，鼻痒，神情怠惰，纳欠佳，面色少华。治法同前，兼以祛风、消食健脾。处方：铁皮石斛6g，麦冬6g，生地黄12g，北沙参9g，白茅根15g，龟甲12g，牡丹皮6g，辛夷6g，焦栀子6g，黄芩6g，生山楂9g，鸡内金6g，炙甘草3g。7剂。三诊：鼻衄偶作，神情怠惰有所改善，纳少，面色少华。治以凉血养阴为主，兼健脾益气。处方：铁皮石斛6g，生地黄12g，黄芩6g，白茅根12g，牡丹皮6g，炒赤芍6g，三七3g，党参6g，炒白术6g，生黄芪6g，生山楂6g，鸡内金6g，大枣12g，炙甘草3g。7剂。三诊之后患儿鼻衄未作。

按语：对于鼻衄，俞师喜用白茅根、牡丹皮、焦栀子、赤芍、生地黄、茜草、玄参等凉血止血，牛膝、龟甲、石斛、麦冬、北沙参等养阴清热，黄芩、地骨皮等清肺热，三七化瘀止血；如风邪外袭、肺窍失利，可予辛夷、蝉蜕、炙麻黄等祛风通窍。本例中患儿同时兼有脾虚之证，故以党参、白术、黄芪、大枣等健脾益气；脾主统血，脾健则统摄有权、血行常道。

9.3.11 **滋阴泻火法**

验案举例：陈某，女，7岁，2009年1月31日初诊。发现双侧乳房硬结3个月。患儿于3个月前发现双侧乳房增大，可触及硬结，有触痛，无头痛，阴道无分泌物，身高欠理想，纳可。查体：身高未达标，心肺听诊阴性，双侧乳房可触及硬结；舌红，苔薄白，脉浮数。诊断为性早熟，辨为阴虚火旺，肝气郁结，拟滋阴泻火，疏肝散结，方用知柏地黄丸合龙胆泻肝汤加减。处方：龙胆草6g，生地黄12g，知母6g，黄芩6g，玄参6g，浙贝母6g，炒麦芽12g，山海螺12g，山慈姑6g，龟甲12g，牛膝6g，郁金6g，黄柏3g，炙甘草3g。14剂。二诊时右侧乳房软块已消，左侧仍有，继以上方加减出入3个月，患儿双侧乳房肿块俱消、阴虚火旺渐平而停药。

按语：本例患儿平素喜食肥甘厚味之品而痰湿内蕴，痰湿郁久化热伤阴致肝肾阴亏。肝肾均寄相火，阴不制阳致相火偏亢，则“天癸”早至，第二性征提早出现；肝失疏泄、肝气郁结，故见乳房增大，有硬结，伴触痛。在治疗性早熟时，俞师喜用龙胆草、知母、生地黄、牡丹皮、山茱萸、龟甲、石斛、玄参、牛膝、栀子、夏枯草、麦冬等滋阴泻火，柴胡、郁金、芍药、麦芽、青皮等疏肝解郁，浙贝母、山海螺、山慈姑等散结消肿，黄芩、黄柏等清热燥湿，茯苓、山药、泽泻等健脾渗湿。

（李国芳撰稿）

⊙ 10. 小儿湿疹的临证思路和诊疗特色

10.1 学子步履

韩桃，女，汉族，1982年3月出生，浙江岱山人，浙江中医药大学附属第三医院儿科主治医师，医学硕士。2001年考入浙江中医药大学中医学七年制专业，2006年免试进入硕士研究生阶段，攻读中医儿科专业，导师为陈华教授，研究方向为小儿肺系及脾胃病研究，是浙江省中医药学会儿科分会青年委员，中国中医药研究促进会综合儿科分会会员。

10.2 学研业绩

研究生学习期间参与“俞景茂名老中医药专家学术思想及临证经验传承研究”“中药熏香剂预防呼吸道感染的应用研究”“高蛋白饮食对性早熟的影响及相关机制探讨”等课题。工作后主持了浙江省中医药科技

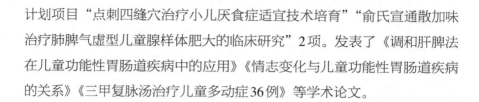

计划项目“点刺四缝穴治疗小儿厌食症适宜技术培育”“俞氏宣通散加味治疗肺脾气虚型儿童腺样体肥大的临床研究”2项。发表了《调和肝脾法在儿童功能性胃肠道疾病中的应用》《情志变化与儿童功能性胃肠道疾病的关系》《三甲复脉汤治疗儿童多动症36例》等学术论文。

10.3 经验传承

在随导师进行“俞景茂名老中医药专家学术思想及临证经验传承研究”工作中，有幸跟从俞师抄方学习，并参与俞景茂名老中医工作室的学习交流，获益良多。对俞师在小儿湿疹诊治中的临证思路和诊疗特色很有体会，现将俞师治疗本病的经验总结如下：

湿疹是临床常见的由多种原因引起的一种迟发型变态反应性皮肤病，是小儿皮肤病中最常见和多发的疾病，表现为皮肤起红斑、丘疹、水疱，甚至糜烂、渗出，并伴有瘙痒。发病部位多在头面、耳后，严重者可发生在躯干、四肢。由于本病反复发作，有时伴有剧烈瘙痒，夜间更甚，严重影响患儿睡眠质量，抓破后处理不当，可继发感染，给患儿带来极大痛苦，给家长带来不安和焦虑。

10.3.1 病因病机

俞师认为小儿脾常不足，脾胃虚弱，则运化无力；有些孩子后天失养、饮食不节也会使脾胃运化功能失司，气机不畅，津液不布，水湿不运，聚而生湿。加之风、热之邪趁势袭扰与湿相合，外发肌肤而为本病最为常见。“风为百病之长”，风胜者，风性善行而数变，故皮损以粟状丘疹为主，发无定处，瘙痒剧烈。湿性黏滞、重浊，故病情易迁延，反复发作，缠绵不愈，甚者发展为慢性湿疹，难以治愈。本病病因乃湿邪为害，为素体脾胃不足、调养失宜，致脾虚不运，聚而生湿，内生之湿邪与外感之风热相合，外发肌肤而致本病。病久者，又本脾虚者，脾胃生化无源，出现气血亏虚。

“脾失健运，聚而生湿”为此病之本，而风湿热邪为此病之标。俞师认为，脾虚湿蕴贯穿病变的全过程。

10.3.2 治则治法

10.3.2.1 健运脾胃，调畅气机

在治疗湿疹的过程中，俞师注重脾胃的健运，主要有以下原因：其一，从小儿先天生理而言脾常不足，而疾病的发生依赖于正气的盛衰。人身正气的盛衰，莫不系于后天之本脾胃。正气以气血津液为物质基础，而气血津液的化生均源于脾胃。如元气是人体生命活动的动力，主要由先天之精化生而来，但又赖后天之精的不断供养和补充。小儿脏腑娇嫩，肌肤柔嫩，肺脾常不足，脾虚失运，气机不畅，水湿不运，湿邪内生。《灵枢·刺节真邪》曰："真气者，所受于天，与谷气并而充身者也。"其二，由于后天因素造成脾胃运化功能受到阻碍，多因小儿调护不当，饮食失节，引起脾胃运化功能失常，进而脾不能升清，胃不能降浊，气机失常，津液输布失司，水湿凝聚而生。正如《脾胃论·大肠小肠五脏皆属于胃胃虚则俱病论》中指出："胃虚则五脏六腑、十二经、十五络、四肢皆不得营运之气，而百病生焉。"《脾胃论·脾胃虚实传变论》中指出："则脾胃之气既伤，而元气亦不能充，而诸病之所由生也。"其三，湿邪的产生由于气机不畅，但也容易进一步阻遏气机，故小儿湿疹多由"湿因气而不化，气因湿而不行"所致。因此，湿疹的发病之本在于脾胃不足，气机不调。万全在《幼科发挥·调理脾胃》中指出："人以脾胃为本，所当调理，小儿脾常不足，尤不可不调理也。"脾胃健旺，气机调畅，驱除湿邪、杜绝湿邪，不受风热之邪的重要前提条件，故俞师在临证中多用四君子汤、参苓白术散益气健脾利湿，指出健脾为本病治疗的根本，亦需贯穿治疗始末。

10.3.2.2 甘淡渗利，顾护脾胃

俞师治疗湿疹用药以甘淡渗利为主，少用苦寒之品，同时注意顾护人体正气。由于湿疹的主要原因为湿热所致，故治疗早期多以清热解毒化湿为主。然而此类药物多为栀子、黄芩、黄柏、黄连之类苦寒直折之品，容易伤害人体正气。俞师强调小儿脾常不足，用药在保证疗效的前提下，尽量选用平和之品，且中病即止，不可过用，恐伤脾胃，病必难愈。故临床中，俞师多选用金银花，很少选用栀子、黄连、黄柏之类，

如确需使用，则选药精练，中病即止。湿疹病程既长，清热利湿又为常法，久服难免损伤脾胃，故多选甘淡渗利之品，如茯苓、薏苡仁等，清利而不伤脾胃，淡渗而合湿邪黏滞难祛之性，则病可除而正不伤。但若过用利水渗湿药，亦可伤阴，故应中病即止或加入北沙参、铁皮石斛等养阴之品以防变。在治疗过程中，俞师时时强调未病先防，先安未受邪之地，在用药时提出必须要把握疾病的发展变化，以防止疾病的转变；还要注意用药得当，在保证疗效的前提下，尽量选用平和之药，以顾护脾胃，保证气血津液的充足。

10.3.2.3 疏风养血，气血同治

患儿脾虚失运，不能运化水湿，日久水谷精微不化，营血不足，久则累及血分，出现气血瘀滞、经络阻塞。故对于小儿湿疹的治疗，很重要的一个方面在于调理气血，若气血通行，经脉通利，则病邪自无可容之地。俞师在临床治疗湿疹中，如小儿病情轻，病程不长，多选用白鲜皮、荆芥、蝉蜕之类以疏风散邪；若病程日久，湿热之邪耗伤津血，血为气之母，血虚而致气虚，气虚不能行血而成瘀，则加牡丹皮、丹参之类养血活血之品，既祛风散邪，又助气行血；既能防血因邪侵而滞，又能使邪因血行而灭。

10.3.3 验案举例

张某，女，3岁。2016年11月22日初诊，近1个月来全身皮肤反复皮疹，伴瘙痒。背部有疹点作痒，干燥结痂为主，右手背部有湿疹较著，部分有渗出，夜寐不宁，纳食欠佳，二便尚调。脉浮数，舌红，苔薄白。处方：白鲜皮6g，生薏苡仁12g，荆芥6g，金银花9g，蝉蜕3g，茯苓9g，炒酸枣仁9g，炒麦芽12g，北沙参9g，生山楂9g，铁皮石斛6g，炙甘草3g。7剂后患儿肤痒好转，背部、手背部皮疹渐退，鼻尖部有点状疹。纳食欠佳，大便尚调，两肺听诊无殊，脉浮数，舌红，苔薄白。处方：太子参6g，炒白术6g，茯苓9g，陈皮6g，生薏苡仁12g，白鲜皮6g，牡丹皮6g，丹参9g，炒酸枣仁9g，炒麦芽12g，生山楂9g，鸡内金6g，荆芥6g，炙甘草3g，7剂。继续守方1周后皮疹尽消。

按：本病病因乃湿邪为害，素体脾胃不足，调养失宜，致脾虚不运，聚而生湿，内生之湿邪与外感之风热相合，外发肌肤而致。治疗当以“清热疏风，健脾化湿”为法，佐以养血祛风。初用白鲜皮、荆芥、蝉蜕疏风，金银花清热，生薏苡仁、茯苓健脾化湿，佐以北沙参、铁皮石斛益气养阴，炒麦芽、生山楂健脾助运。皮疹渐退、肤痒好转后去蝉蜕、金银花以减清热疏风之力，加太子参、炒白术、陈皮以增健运脾胃之功，并加牡丹皮、丹参以养血疏风。用药3周后疗效明显，病情痊愈。湿疹患儿为过敏性体质，病情易反复，治疗应注重扶正固本，当以健脾除湿为要，并依据“治风先治血”的原则，适加养血疏风之品，以达邪去正安的目的。

10.3.4 认识体会

湿疹因其皮损形态多样、发疹部位不一，故而有很多病名。在中医文献中，因皮损形态而称为“浸淫疮”“粟疮”；根据其发病部位，将其分为“旋耳疮”“浸淫疮”“绣球风”“四弯风”“湿臁疮”等。本病在临床上多为虚实夹杂，与脾胃关系最为密切。西医学多予以含糖皮质激素、抗组胺药物等的药物治疗为主，虽收效明显，但容易反复，临床治愈率低。俞师在临床上治疗湿疹以“健脾化湿，疏风养血”为法，常取得满意疗效。同时注重调护，在日常生活中，要求家长应注意患儿生活规律，适当加强锻炼，保持心情舒畅；平时穿宽松棉质内衣，尽量减少洗澡次数，洗澡时不用碱性肥皂；避免接触过敏原，戒浓茶、咖啡及辛辣刺激性食物，以助于提高临床疗效。

（韩桃撰稿）

⊙ 11. 腺样体肥大的诊治经验和临证体会

11.1 学子步履

矫金玲，女，达斡尔族，1987年4月出生，为浙江中医药大学附属第三医院儿科主治中医师，医学硕士。2005年考入黑龙江中医药大学，2010年取得学士学位，同年考入浙江中医药大学攻读中医儿科硕士研究生，师从陈华教授，研究生期间获得“三好学生”称号及研究生国家奖

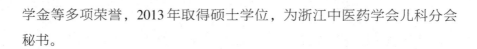

学金等多项荣誉，2013年取得硕士学位，为浙江中医药学会儿科分会秘书。

11.2 学研业绩

研究生期间，主持2项校级课题（“中医儿科优势在患儿家长中的认知度调查分析”与“性早熟的中医病因病机研究”），以及1项浙江省新苗人才计划课题（“基于俞景茂老中医药专家经验的小儿遗尿诊疗方案研究”）。其研究成果获得“首届全国高等中医药院校大学生课外学术科技作品竞赛”三等奖“浙江省第十三届挑战杯大学生课外学术科技作品竞赛”三等奖。参与“俞景茂名老中医药专家学术思想及临证经验传承研究”等4项导师科研课题。工作近5年时，已主持“俞景茂教授治疗小儿腺样体肥大的临床研究”等浙江省中医药科技计划项目2项，参与973计划项目1项，参与课题获得浙江省中医药科学技术二等奖1项。

发表《俞景茂教授临证用药漫谈》《俞景茂教授治疗小儿腺样体肥大用药经验》《从〈景岳全书·小儿则〉论“子病治母”学说》等学术论文7篇，参编《儿科各家学说及其应用》等著作2部。

11.3 经验传承

作为全国名老中医药专家俞景茂工作室成员，有幸跟随导师一起从事俞师学术经验继承工作，随侍于其身侧3年余，获益颇丰。对俞师诊治小儿腺样体肥大的临床用药经验，体会尤深，现总结如下：

腺样体是位于鼻咽顶后壁的淋巴组织，儿童时期腺样体增生，并引起相应症状者称为儿童腺样体肥大。儿童腺样体肥大最主要危害为可引起儿童阻塞性睡眠呼吸暂停低通气综合征（OSAHS）。目前治疗小儿腺样体肥大的最常用治疗手段为腺样体切除术。研究显示，切除术治疗成功率为85%，部分患儿术后仍存在OSAHS，且手术治疗存在着如影响免疫功能、成年复发等其他不可忽视的问题。近年来越来越多的学者提出其他替代治疗方法，俞师应用中医药治疗小儿腺样体肥大，可明显改善OSAHS症状，使部分患儿免于手术之苦。

小儿腺样体肥大属中医“鼻窒”“鼾眠”范畴，俞师认为腺样体位于鼻咽部，中医学上称为颃颡，为足厥阴肝经之所过，腺样体肥大，堵塞气道，呼吸不畅，是“肺气失宣，颃颡失利”之证。治疗本病，需谨守病机，以“通窍散结，疏风豁痰”为主要治法，又根据病情及兼夹症状的变化而有所侧重。

11.3.1 清热散结，用药中病即止

小儿肺脾不足，易感外邪，入里化热；脾常不足，津液输布不利，聚液为痰，则痰热搏结，上扰咽喉；久病则瘀，故痰、热、瘀三者搏结于咽喉，为本病病机。在小儿腺样体肥大一病治疗的初期，散腺样体之结，缓解打鼾、张口呼吸等症状的关键，在于消除痰、热、瘀等病理产物，治法以清热毒、散痰瘀为主。然而此类药物多寒凉，俞师强调小儿脾常不足，用药在保证疗效的前提下，尽量选用平和之品，且中病即止，不可过用而伤脾胃，否则病必难愈。

俞师临床最常用山海螺、浙贝母、玄参、皂角刺等散结药，浙贝母甘苦微寒、化痰消肿、解郁散结，山海螺甘平、祛痰消肿，玄参苦咸消瘰、滋阴降火，佐以丹参、牡丹皮、炒赤芍清热活血化瘀而不伤正，共奏清热化痰、散结化瘀之效。俞师指出，在治疗腺样体肥大中，皂角刺一味力宏，有解毒、破结、散瘀之效，通散痰瘀最佳，但容易伤正气，故呼噜声减轻后不宜长期应用。如热毒较盛，宜酌情加用黄芩、金银花、三叶青等清热解毒。

11.3.2 辛温通窍，增强散结之功

儿童腺样体肥大阻塞鼻咽部并影响鼻腔正常引流，患儿在病程中均可引起不同程度鼻塞、流涕等鼻咽部症状。调查显示，其合并慢性鼻炎、鼻窦炎的发生率为42.2%。俞师认为，治疗腺样体肥大，改善患儿临床症状，应以通窍、散结为重要法则。

散结药物如浙贝母、山海螺等辛温之力不足，单用疗效不足，俞师认为配合使用辛温通窍药，一方面可增强散结之力，另一方面可引散结药直达病所。通窍中以辛温通窍疗效为佳，俞师临床常用细辛、白芷、辛夷、麻黄等。改善患儿鼻炎症状，俞师常用药对蝉蜕、辛夷，其中蝉

蜕疏风抗敏，辛夷辛温通鼻窍，两药共达疏风通窍之功。

11.3.3 **养阴生津，合理处方用药**

俞师治疗腺样体肥大，十分注重顾护小儿津液，因小儿稚阴稚阳，阳常有余而阴常不足，治疗既要防止寒凉伤脾碍胃，更要注意热毒之邪、温热之药伤津液。治疗中，需具体分析病情，合理运用寒温药物，准确组方，方可达到最佳疗效。

小儿腺样体肥大初期，热毒为主要病理因素，为防热毒伤津液，治疗以黄芩、三叶青、金银花等清热解毒，同时辅以麦冬、石斛、制玉竹等养阴生津，必要时加用地骨皮等养阴清热。在运用辛温通窍类中药时，也要考虑药物温热伤阴，适当加用养阴生津之品。在小儿腺样体肥大治疗的后期，以补益为主。补益药偏于温燥，而小儿阳常有余，易化热伤阴，故当合理配伍清热养阴药物以制其弊。

11.3.4 **益气健脾，治病本防复发**

小儿腺样体肥大治疗中应当认识到肺脾不足为本，因而后期防止病情反复的重点在于补益肺脾，防止反复呼吸道感染。治疗后期，睡眠打鼾、张口呼吸、鼻部症状缓解，此时邪去则正虚之象外露，当以补益为主，健脾益气而防小儿腺样体病理性增生复发。

在固本的过程中，俞师常以玉屏风散或异功散为首选方剂，因其性平而不峻，但仍要考虑其温燥之性，故需稍佐以清热养阴之品，以沙参、制玉竹、石斛为佳，同时由于本病以痰瘀互结为标，故当佐以少许化痰散结消瘀之品，巩固疗效。

11.3.5 **病案举例**

李某，女，4岁3个月，2016年9月3日初诊，以夜寐有呼噜声半年余为代主诉。患儿半年余来夜寐有呼噜声，张口呼吸，偶有夜间惊醒，鼻咽部侧位X线片示腺样体肥大，耳鼻喉科建议手术治疗。脉浮数，舌红、苔薄白。患儿有过敏性鼻炎、反复呼吸道感染病史。诊为腺样体肥大，痰瘀互结型。治疗拟疏风宣肺，散结化瘀，处方：浙贝母、北沙参各9g，山海螺、天花粉各12g，黄芩、荆芥、辛夷、山慈姑、铁皮石斛、生黄芪各6g，炙甘草、蝉蜕各3g，炙麻黄2g。14剂。每天1剂，水煎服。

2016年9月17日二诊：治疗2周，呼噜声减轻，侧睡时消失，仰卧时易作。受凉后出现感冒症状，鼻塞，略咳，纳少，平时易感，脉浮数无力，舌红，苔薄白。治法：治拟清肃肺气，疏风通窍。处方：辛夷、浙贝母、白芷、黄芩、北沙参、杏仁、炙款冬花、桔梗、紫菀、荆芥、陈皮、白前各6g，炙甘草、蝉蜕、川贝母各3g，细辛2g。7剂。每天1剂，水煎服。

2016年9月24日三诊：1周后患儿鼻塞好转，咳嗽平，呼噜声渐消，咽红症状消除，纳可，脉浮数，舌红，苔薄白。治法：治拟和法斡旋。处方：柴胡、黄芩、太子参、牡丹皮、生黄芪、辛夷各6g，制玉竹、浙贝母、制半夏、茯苓各9g，蝉蜕4.5g，炙甘草3g，白花蛇舌草、大枣、炒麦芽、山海螺各12g，7剂。每天1剂，水煎服。

2016年10月1日四诊：患儿咳嗽平，呼噜声消，纳可，脉浮数，舌红、苔薄白。外邪渐祛后逐加补气固表、疏风养血之品以固其本，处方：生黄芪、炒白术、太子参、黄芩、铁皮石斛、法半夏、辛夷各6g，茯苓、浙贝母各9g，山海螺12g，细辛2g，炙甘草3g，7剂。每天1剂，水煎服。

按语：诊治小儿腺样体肥大，需抓住痰热互结的病机，处方做到宣散有度，注重豁痰清热化瘀。其中辛夷、荆芥、炙麻黄疏风宣肺通窍，黄芩、蝉蜕清热利咽，浙贝母、山海螺、山慈姑、天花粉清热散结，铁皮石斛、北沙参养阴清热。患儿有新感时，腺样体肥大症状会有反复，此时急则治标，疏风通窍为主，做到一方可治多病。小儿腺样体肥大治疗后期，需培补中州为主兼以散结，处方以防风、生黄芪、炒白术、太子参、茯苓补气固表、培补中州，浙贝母、山海螺、黄芩、半夏清热散结，细辛、辛夷疏风通窍。用药10周后复查X线片示已痊愈，避免了手术的痛苦。

（矫金玲撰稿）

⊙ 12. 温补脾肾法治疗遗尿的临证经验探析

12.1 学子步履

陶敏，女，1987年6月出生，浙江平湖人，浙江省中医院儿科主治医师，医学硕士。2006年平湖中学毕业后考入浙江中医药大学，2011年取得学士学位，并继续于浙江中医药大学攻读中医儿科研究生，师从陈华教授。2014年获得医学硕士学位，同年8月起入浙江中医药大学附属第一医院（浙江省中医院）儿科工作。

12.2 学研业绩

在校研究生就读期间，主持"小儿遗尿症证型与体质相关性及中医药治疗临床研究"课题1项，参与了"俞景茂名老中医药专家学术思想及临证经验传承研究""性早熟的中医病因病机研究""性早熟中医临床路径研究"等多项课题。

在核心期刊发表《俞景茂教授治疗遗尿经验拾萃》论文1篇，参与发表《俞景茂教授和解少阳法治疗小儿反复呼吸道感染验案拾萃》《俞景茂教授肺脾同治小儿疾病经验浅析》《小儿性早熟的中医临床路径研究》等论文多篇。工作后发表《俞景茂运用养血疏风法治疗小儿过敏性疾病经验》学术论文1篇。

12.3 经验传承

研究生期间跟随导师进行了"俞景茂全国名老中医药专家传承工作室"资料收集、整理，作为全国名老中医药专家俞景茂传承工作室成员，有幸跟随俞师临证学习，受益良多。俞师对遗尿的辨治经验丰富，兹不揣浅陋，将俞师治疗遗尿的经验总结如下：

遗尿是指5周岁以上的小儿睡眠中"小便经常自遗，醒后方觉"的一种病症，即俗称"尿床"，是儿科临床多发病、常见病。此病在中医古籍著作中也早有记载。"遗尿"又有"遗溺""尿床"等名称。《灵枢·本输》中有“三焦者……入络膀胱，约下焦。实则闭癃，虚则遗溺”；《灵枢·九针》中也有“膀胱不约为遗溺”的相关论述。而遗尿的病名最早可见于《诸病源候论·小儿杂病诸候·遗尿候》——“遗尿者，此由膀胱有冷，不能约于水故也”。在《小便病诸侯·尿床侯》中又说：“夫人有于睡眠不觉尿出者，是其禀质阴气偏盛，阳气偏虚者，则肾与膀胱俱冷，不能温制于水，则小便多，或不禁而遗尿。”临床上通过观察发现，患儿可因遗尿而缺乏充足的睡眠，体质下降，或产生害怕家长打骂、同龄人笑话的紧张自卑心理，精神压力大，出现学习障碍、社交障碍、行为障碍等，严重影响患儿的生理及心理健康。目前西药治疗小儿遗尿虽能收到疗效，但存在一定的副作用，且有停药后易复发的问题。中医药治疗通过辨证论治，具有见效快、不易反复、不良反应小等优点，因此值得临床运用及研究。

12.3.1 病因病机

历代医家认为“肾主水”，肾的阴阳平衡，肾气的蒸化和推动作用正常，膀胱开合有度，则能化生和排泄尿液。小儿遗尿多与“下元虚寒，肾气不足，气化功能失调，闭藏失职，不能制约膀胱”密切相关。俞师认为本病以虚寒者多见，《仁斋小儿方论·遗尿证治》有云：“此肾与膀胱俱虚而夹冷所致也。”肾气不足，则开合失司，尿液得不到固摄；下元虚寒，则肾失阳气温煦，膀胱气化不利而致遗尿，故而治宜温补。又因小儿具有肺脾不足的生理特点，临床上遗尿患儿合并反复呼吸道感染、哮喘等呼吸道疾病者多见。此类患儿通常在肾气不足的基础上，同时兼有肺脾两虚。脾为水液调节中枢，脾虚不能散津于肺，制水于下；“肺为水之上源”，肺气虚则治节不行而水道制约无权，决渎失司，膀胱不约，故遗尿频频而出，此即“肺脾不足，上虚不能制下”所致的遗尿。因此，俞师根据多年的临床经验提出遗尿的主要病机为下元虚寒，肾气不足，兼有肺脾两虚。

12.3.2 遣方用药

俞师认为治疗遗尿针对肾气不足，下元虚寒，兼有肺脾两虚的主要病机，以补益脾肾，固摄下元为基本治法，方选二黄五子汤加减。此方不仅充分关注了遗尿患儿下元膀胱虚寒的情况，还同时兼顾夜寐深沉难醒的状况，治疗在于平衡肾的阴阳，恢复肾气的蒸化和推动，以及膀胱的气化作用。本方之配伍，用黄芪补肺脾之气以化生肾气，麻黄通阳化气，利水醒神，两药为君；菟丝子、补骨脂、韭菜子温肾缩尿，桑螵蛸（螳螂子）补肾固精止遗，四子为臣，共奏温肾固摄之效；少佐焦栀子清热利湿，以防小儿易实易热的病理特点。故本方具有补益脾肾、固摄下元之功，而且药性平和。已有相关研究表明，此方能松弛膀胱逼尿肌，抑制其兴奋性——提高膀胱括约肌的紧张性，增强膀胱对尿潴留的耐受能力。

二黄五子汤是俞师治疗遗尿的常用基本方，本方用药精良，上能开宣肺气，下能固涩肾气。但临床上需随证灵活加减运用，不能拘泥，如脾虚为主者，以党参、黄芪为君；肾虚为主者，则以五子为重。俞师考虑到方中焦栀子较为苦寒，多用于心火旺、湿热重、小便短赤的情况，临床上则多以黄芩、生地黄、麦冬、石斛等代替，既能防止原方药物过于温燥而伤正，又能养阴。临床如遇脊柱隐裂者，加用淫羊藿、肉苁蓉、锁阳、巴戟天等温阳补肾壮督之品；白天小便较频数者，加益智仁、乌药、山药等温肾祛寒缩尿；纳差、乏力、便溏者，加太子参、白术、茯苓、砂仁、鸡内金等健脾以化生肾气；平时反复易感者，为“上虚不能制下”，合用玉屏风散益气固表；口中异味者，加生山楂、炒麦芽、鸡内金和中助运；形体肥胖者，加苍术、半夏、陈皮等化痰去湿；夜寐难以呼醒者，加用石菖蒲、远志清心醒神；平时出汗较多、夜寐不宁者，去麻黄。

12.3.3 认识体会

临床观察发现，部分遗尿患儿，尤其是顽固性遗尿者，多存在腰骶部脊柱隐裂，已有研究表明腰骶部的脊柱隐裂与遗尿密切相关，研究认为腰骶部存在马尾神经，隐裂处被脂肪或纤维组织填充，可对马尾神经形成压迫，长期可以引起神经变性，阻碍递质的传导，使大脑皮层不能接受和下达指令而导致遗尿。俞师认为脊柱正是督脉循行所过之处，督脉为“阳脉之海”，主一身之阳，脊柱隐裂，督脉失畅，阳气不得通达上下，膀胱失约而致遗尿。又因督脉行脊里，入络于脑，又络肾，且肾主骨，生髓，通于脑，脊柱隐裂导致肾不能主骨生髓通脑，开合失司而致遗尿。肾为先天之本，故脊柱隐裂多与先天禀赋不足有关。脊柱隐裂患儿遗尿的治疗，俞师以“温肾壮骨，疏通督脉”为根本治疗大法，使五脏元真通畅，肾开合有度，膀胱气化得复，则遗尿自愈。

同时，俞师认为遗尿患儿的心理调摄和日常护理也十分重要。首先切勿责备患儿，使其产生紧张、害怕情绪，应宽容对待，并帮其树立自信心。其次需增强体质，适度锻炼和合理饮食。再次应避免白天过度劳累、兴奋及睡前过多饮水，养成夜间定时排尿的习惯，从而提高睡眠质量，改善患儿的学习、社交的行为能力等。

12.3.4 **验案举例**

全某某，男，7岁，2013年3月5日初诊。主诉：夜间小便难约2年余。自幼小便不约，夜间尿出不觉，寐深，难自醒，服凉茶后症状明显，白天尿频，四肢欠温，生长较同龄儿童缓慢。查体：一般可，咽稍红，心肺听诊无殊，舌红，苔薄白，脉浮数。辅助检查：X线提示有脊柱隐裂。本例遗尿，证属脾肾两虚下元虚寒型。首诊治拟温补脾肾，固涩下元。拟二黄五子汤加减，7剂。处方：炙麻黄3g，生黄芪6g，石菖蒲6g，桑螵蛸12g，牛膝6g，生地黄12g，巴戟天6g，菟丝子6g，龟甲12g，补骨脂6g，炙甘草3g，金樱子12g，太子参6g，石斛6g。嘱其放松心情，夜间睡前不饮水，并告诉其家长切勿责备患儿。

二诊时，夜间有少许小便漏出，尿次数减少，呼醒次数减少，脉细数无力，舌红，苔薄白。患儿遗尿好转，守原法。上方去牛膝、石菖蒲、补骨脂、太子参，加党参、炒白术、茯苓各9g，补气健脾以化生肾气，加五味子4.5g补肾止遗。嘱其白天勿过度劳累，注意动静结合。

三至七诊时，患儿小便渐约，尿出后能自醒，半夜醒来后难入睡，偶有尿出，纳欠佳，听诊无殊，舌红，苔薄白，脉浮数。患儿诸症好转，遂予原法出入。仍以上方加淫羊藿12g、锁阳9g、覆盆子6g补肾助阳，加夜交藤12g养心安神治疗2个月余。后随访患儿夜尿能自醒，胃纳好转，生长增快。

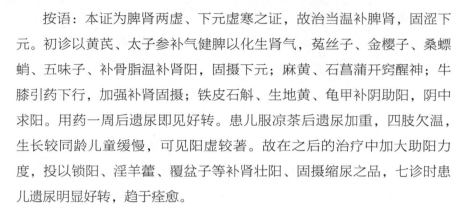

按语：本证为脾肾两虚、下元虚寒之证，故治当温补脾肾，固涩下元。初诊以黄芪、太子参补气健脾以化生肾气，菟丝子、金樱子、桑螵蛸、五味子、补骨脂温补肾阳，固摄下元；麻黄、石菖蒲开窍醒神；牛膝引药下行，加强补肾固摄；铁皮石斛、生地黄、龟甲补阴助阳，阴中求阳。用药一周后遗尿即见好转。患儿服凉茶后遗尿加重，四肢欠温，生长较同龄儿童缓慢，可见阳虚较著。故在之后的治疗中加大助阳力度，投以锁阳、淫羊藿、覆盆子等补肾壮阳、固摄缩尿之品，七诊时患儿遗尿明显好转，趋于痊愈。

患儿遗尿日久，脾肾两虚，肾阳虚弱较著，肾不能主骨生髓，开合失利，治疗以温补脾肾、醒神为主。患儿睡眠较深，不易呼醒，这与“心主神明”有关。俞师认为二黄五子汤最妙之处在于一味麻黄开窍醒神。而麻黄历来被看成是辛温解表药的代表药，俞师认为麻黄性温，归膀胱经，能通阳化气，使膀胱得以气化，又可解膀胱之冷；麻黄又归肺经，使肺气得以宣降，因“肺为水之上源”，肺的宣发功能得健，可促进水液的正常代谢。现代药理研究证明，麻黄碱交感神经能兴奋，引起精神兴奋，能增加膀胱括约肌的张力。同时，俞师根据自己多年的临床经验得出麻黄不仅能使遗尿患儿睡眠变浅，警觉性提高，又有不失眠之妙。

此例患儿病程已2年余，虚寒征象明显，故治疗重在补肾壮阳。经治疗患儿遗尿渐止，体质好转。本例遗尿运用二黄五子汤加减治疗，以培补固本，调理体质，取得了良好的效果。

（陶敏撰稿）

⊙ 13. 对“健脾运中”的认识及临床运用体会

13.1 学子步履

董逸翔，男，汉族，1987年8月出生，浙江温州人，温州中西医结合医院（温州市儿童医院）主治医师，医学硕士。2006年考入湖南中医药大学，2011年取得学士学位，同年考入浙江中医药大学，师从陈华教授攻读硕士研究生，于2014年6月取得中医儿科硕士学位，同年7月进入温州中西医结合医院儿科工作。

13.2 学研业绩

研究生学习期间，参与了“俞景茂老中医药专家学术思想及临证经验传承研究”“高蛋白饮食对性早熟的影响及相关机制探讨”“高蛋白饮食对幼鼠下丘脑-垂体-性腺轴的影响及相关机制探讨”等课题研究，发表《俞景茂教授治疗小儿慢性咳嗽经验探析》《高脂、高蛋白饮食对大鼠垂体GnRH-R mRNA表达的影响》《高脂饮食对雌性大鼠性发育中枢相关基因GnRH mRNA及GnRH-R mRNA表达水平的影响》等学术论文。

13.3 经验传承

在读研阶段，有幸跟随俞师抄方近3载，常于俞师坐诊时揣摩就诊患儿之疾应如何分析、辨证，并于心中草拟方药，后与俞师所开处方比对，每可见己所不见，知己所未知。偶有不解，俞师均不厌其烦，引经据典加以阐释，逐一悉心点拨，常令余有温故知新、柳暗花明之感。现今已独立坐诊，临证时谨记老师所授，每遇难处，往往迎刃而解，得益良多。俞师在调治小儿脾胃方面有其独到之处，笔者结合临床运用，总结体会如下：

13.3.1 间者并行，以平为期

“间者并行，甚者独行”语出《素问·标本病传论》，意为病证错杂而病势尚轻者可标本同治；病势危重者须一方单行，以求治之专精。而临床治疗小儿脾胃疾患，需“独行”者不如需“并行”者多。俞师认为“小儿易为虚实，脾虚不受寒温，服寒则生冷，服温则生热，大补则滞中，大下则耗液”，若遇非攻不可之证，攻下之后亦当及时健脾，处方时也应力求“攻不伤正，补不留邪”，常宜消补兼施，寒温并用，以通为补，以运为要，以平为期。

受此启发，临床诊治一厌食4年的患儿获得良效。该患儿2岁时因患“川崎病”住院治疗，病愈后复查心超等未有异常，却留有纳差、便结、消瘦、易汗、易感等病症，也曾至各家医院就诊多次，中药、西药均有

尝试，然未见长足改观。来笔者处就诊，首诊仅5剂药便获良效，三诊之后胃纳转佳，二便调畅，嘱其后续以食进补，微信随访半年，家长述患儿已如常人，不复以往病羸之态。现将医案记录如下：

姜某，男，6岁。主诉：纳差体弱4年余。

初诊：患儿自2岁时“川崎病”病愈后纳差体弱，至今4年有余，平素饭量不到小半碗，多食则欲呕。形体消瘦，6岁男童不足15kg。大便干结，前次解便已是5天之前以“开塞露”通下。夜间盗汗，动辄易汗，汗出后困倦思睡。平素易感，每月至少外感1次，发热时热势不高，常为低热。脾气急躁，易哭闹，夜眠常磨牙，偶有梦话。查体：神情困倦，有睡而未彻醒之态，面色暗黄少华，口中气味较臭，腹稍鼓，左下腹可触及粪块。舌淡红，舌边、尖有点刺，刺色稍暗，苔花剥，苔色薄白微泛黄，脉细数，稍滑，应指力弱。思其为“血热未清，久而致瘀，肺脾两虚，饮食积滞，郁热伤阴”之证，治当消积健脾，育阴清热，辅以平肝，拟保和丸合增液汤加减。处方：连翘9g，陈皮6g，生山楂9g，六神曲9g，茯苓9g，炒莪术3g，生地黄15g，玄参15g，天冬15g，太子参6g，炒谷芽9g，钩藤6g，龙齿12g，炙甘草3g。5剂。

二诊：家长诉患儿服药后第二日即解大量臭秽黑色粪便，后每天均有排便。日间汗出减少，夜间未再盗汗、磨牙；胃纳渐启，饭量较前略增，两餐之间已愿主动饮牛奶，吃少量苹果等。精神渐振，脾性略趋缓和，口臭明显减轻。查体：神情如常，双目有神，面色泛黄仍少华，腹平软。舌淡红，舌边、尖点刺已消，有少许齿痕，苔薄白，原花剥处已有薄白苔覆盖，脉细数，不甚滑，应指力稍弱。考虑患儿血热、郁热渐清，食积渐消，胃阴渐长，调整原方剂量、药味。处方：连翘6g，陈皮6g，炒山楂9g，六神曲9g，茯苓9g，鸡内金6g，生地黄9g，玄参9g，麦冬9g，太子参9g，炙甘草3g，炒谷芽9g，钩藤6g，龙齿12g。7剂。

三诊：胃口已开，主动索食，食量稍增，二便调畅，大便稍粘马桶。精神转佳，欲外出活动，动后汗出适量。夜眠安稳，偶有梦话。查体：神情渐灵动，面色黄，渐有光泽。舌淡红，边有两三处齿痕，苔薄白水润，脉浮细数，稍滑，应指力尚可。考虑患儿热邪已清，积滞已消，脾胃渐运，略有痰湿。改予六君子汤加减调治。处方：太子参9g，炒白术9g，姜半夏6g，茯苓9g，炙甘草3g，陈皮6g，炒山楂6g，炒谷芽9g，麦冬9g，苍术3g，鸡内金6g，炒薏苡仁9g，制远志6g。14剂。

诊后加家长微信，告知若无异常及不适无须复诊，嘱其服药完毕后平素可选取小米、山药、莲子、芡实、小麦、薏苡仁、大枣、陈皮、麦冬等食材熬粥，酌加鸡内金粉以食疗调之。此后半年内仅有一次因"急乳蛾"前来就诊，服药后病愈，余皆无殊。

本例患儿曾患"川崎病"，此病可有"结膜充血，淋巴肿大，口唇皲裂，舌如杨梅，周身皮疹，手足硬肿"等症状，中医考虑为"热入营血"，邪热过盛则伤阴动血，血热致瘀。临床病愈后血分余热未清，内伏于里，易耗气伤阴；真阴既伤，阴不制阳，则夜间盗汗；肺、脾、胃气阴耗伤使卫外不固、运化失司，进而致稍动易汗、胃纳欠佳、食而难消，从而易生积滞，久积化热，更复伤阴。患儿来就诊之前，中、西医看过多次，西医用益生菌、胃肠动力药、乳果糖、维生素等；中医治疗用过四君子汤、保和丸、承气汤、枳实导滞丸等，均未见显效，思及因由，可能在于治疗时未从血分入手。

首诊方中消补兼施，以消为主，因大便干结，本欲以"承气汤"通下，忆起俞师所言，小儿脏气轻灵，体质易虚易实，用药需"以平为期"，况且该患儿本有虚象，若大下之，恐更伤正，故改予增液汤。因天冬清热之力强于麦冬，遂改方中麦冬为天冬，如此既能清热凉血以养阴，又能增水行舟以通便，以通为补，一举两得；方中山楂生用，并加莪术，取两者既有消积化食又有活血散瘀之效；因患儿性急，夜眠磨牙，考虑肝阳稍亢，故加钩藤、龙齿以平肝；因患儿肺脾本虚，且方中消导之品较多，故予太子参固护肺脾，以防伤正。

二诊时症状大好，舌边有齿痕，脉力仍稍弱，提示脾胃仍虚，口臭虽减轻，但仍有，考虑积滞未尽消，遂以原方出入调治。方中减连翘及增液汤药量，并改天冬为麦冬，减其清热之力；山楂改生用为炒用，取其健脾消食之功；去莪术，改用鸡内金，以防消散太过而伤正；增太子参用量，继续补益肺脾。

三诊时患儿热邪已清，积滞已消，脾胃渐运，但大便质黏、舌有齿痕、苔水润、脉稍滑，提示略有痰湿，可能因二诊方中养阴之品尚多，而脾运始复难以完全运化所致，遂改予六君子汤加减进一步健运中州。方中以六君子汤为底，加少量苍术以运脾化湿；加薏苡仁以健脾利湿；加麦冬，既补肺、脾、胃之阴，又可防方中香燥太过；因时有梦话，遂稍加远志以安心神。

此例中所用处方均谨遵俞师所言“间者并行”之法，或寓补于消，或寓消于补，时时以固气阴、护脾胃为要。《素问·标本病传论》虽有云“小大不利治其标”，然治小儿切不可只见其标而忘其本。以“承气汤”类方通下虽易，而通下后正气若被伤，并非一朝一夕可补齐。如同前医只以消导或只以补法治疗，结果均未见显效。俞师“消补兼施，以平为期”的用药准则可作为小儿调治脾胃的一大原则。

13.3.2 **调和五脏，以安脾胃**

小儿乃稚阴稚阳之体，脏腑娇嫩，《万氏家藏育婴秘诀·幼科发微赋》中有“血气未充”“肠胃脆薄”“精神怯弱”等相关论述。脾胃为后天之本，与其他各脏腑密不可分，他脏均有赖于脾胃运化水谷、输布精微之功。俞师认为“脾胃一健，肺气得养，心血得滋，肾水得制，肝阳得御，则不治咳而咳自愈，不治喘而喘自平，不治肿而水得利，不安神而寐自宁”，此之所谓“补肾不若补脾”；调五脏亦可安脾胃，脏腑得平，脾胃乃复，此之所谓“补脾不若补肾”。而临证时各类病症变化多端，处方时从脾胃入手抑或从他脏入手，尚需思虑周密，审慎求因。

曾遇一女婴，反复腹泻2个月余。此前有“鼠伤寒”病史，住院治疗10余天后复查大便常规及培养未见异常，随即出院。但大便依旧稀溏，每天解7～8次，甚则10余次，每次排便量都不多。就诊于西医，予益生菌、蒙脱石散、口服补液盐、葡萄糖酸锌等药物治疗，未见明显改善。来笔者处就诊，治疗从收效甚微到显效，深刻体会何谓“脏腑得平，脾胃乃复”，何谓“补脾不若补肾”。现将此案记述如下：

李某，女，9个月。主诉：反复腹泻2个月余。

初诊：家长诉患儿2个月余来大便稀溏，每天解7～8次，甚至10余次，偶随矢气排出，呈淡黄糊状，夹不化奶瓣及部分水液，有少许酸臭，不甚臭秽。自“鼠伤寒”病后，胃纳减，原可食米糊、蛋羹等辅食，现今只欲吃奶。查体：精神倦怠，伏于母亲肩头，面色少华，口角流少许清涎，前囟微凹，腹部叩诊呈鼓音，肛周潮红，局部皮损。舌淡，尚润，苔薄白，脉稍沉细、力弱。辨其为脾虚泄泻，治当健脾益气，助运止泻，拟参苓白术散加减，益生菌、补液盐、蒙脱石散等药视情况继服。处方：潞党参3g，炒白术3g，白扁豆6g，茯苓6g，炙甘草2g，葛根3g，莲子肉3g，炒麦芽6g，怀山药3g，砂仁2g，石榴皮3g，苍术2g，大枣3枚。7剂。

二诊：家长诉患儿腹泻仍有，程度略有减轻，大便每天解6～7次，呈淡黄糊状，其中奶瓣、水液减少，酸臭稍减，奶量稍增。查体基本同前。考虑辨证本应无误，但给药后仍泄泻难止。详细查问，家长诉患儿处空调房中，若入睡时将被褥踢开必致泄泻加剧，后半夜可腹泻3～4次。经触摸患儿下腹、臀部及四肢，均感欠温，方知患儿久泻已伤及脾肾之阳，遂予以理中汤合四神丸加减。处方：炮姜2g、潞党参3g、炙甘草2g、炒白术3g、补骨脂3g、五味子2g、砂仁2g、肉豆蔻3g、炒麦芽6g、鸡内金2g、炮附子2g、台乌药2g，3剂。

3天后复诊，家长告知患儿服药后当晚仅解稀糊便1次，次日起每天解糊状便1～2次；胃纳渐启，可进辅食；精神转佳，手足渐温。遂予原方酌减药量更进2剂，后续予七味白术散等方调理。

本例患儿腹泻，大便稀溏，色淡不甚臭，神情倦怠，舌淡苔白，脉弱，脾虚之证确然无误，如非久泻，起病之初予“参苓白术散”或可一击即中。但患儿久泻不止，迁延至2个月有余，脾虚变证难以避免。

首诊时笔者未详询泄泻时段，二诊时询问后方知若有受寒，后半夜可解稀便3～4次，推测可能为凌晨3至5点间之五更泄泻，或称“鸡鸣泻”，此乃肾阳不足所致。后触下腹、臀部及四肢，知此判断无误，遂予“理中汤合四神丸”以温补脾肾，温阳止泻。但对于姜、附这类大热之品，笔者使用经验尚不足，未敢过量，故仅予3剂药方，拟观其疗效。不曾想，一旦辨证准确，“一剂知，二剂已”并非虚妄。回想此例，竟全然符合俞师所强调之“补脾不若补肾”，正可谓“脏腑得平，脾胃乃复”。

（董逸翔撰稿）

⊙ 14. 小儿汗证的临床诊疗思路浅析

14.1 学子步履

郭琼英，女，1989年11月出生，浙江东阳人。2007年考入浙江中医药大学，2012年取得学士学位后继续于浙江中医药大学攻读中医儿科学研究生，师从陈华教授，主要研究方向为小儿脾胃病及肺系疾病。2015年获医学硕士学位，同年7月起至东阳市妇幼保健院儿科工作至今。

14.2 学研业绩

在3年研究生学习阶段，研读了《幼科发挥》《景岳全书·小儿则》《温病条辨》《临证指南医案》等相关书籍，跟随导师进行了俞景茂全国名老中医药专家传承工作室资料收集、整理，参与了“俞景茂老中医药专家学术思想及临证经验传承研究”等多项课题。在核心期刊发表《俞景茂治疗小儿汗证验案举隅》论文1篇。工作后主持浙江省中医药科技计划青年人才基金项目“中药透皮治疗小儿肺炎喘嗽的临床研究”1项。

14.3 经验传承

作为全国名老中医药专家俞景茂传承工作室成员，有幸跟随俞师临证学习，对俞师严谨的治学作风及临证用药特点感触颇深，尤其在小儿汗证的诊治中，对俞师丰富的临床经验和独特的诊疗思路很有体会，现总结如下：

俞师指出，汗是皮肤排出的一种正常津液，有润泽皮肤、调和营卫之功。小儿形气未充、腠理疏薄，加之生机旺盛、清阳发越，故正常情况下小儿亦较成人易出汗。小儿若因天气炎热、衣被过厚、喂奶过急、运动剧烈等，出汗多而无其他疾苦者，则不属病态。

小儿汗证是指在安静状态下，无故全身或局部汗出过多，甚至大汗淋漓的病症。临床上多分为自汗、盗汗两种。其中，不分寤寐，无故汗出，称“自汗”；夜间睡眠汗出，醒后汗止称为“盗汗”。俞师认为小儿汗证虽有虚实之分，但临床所见多为虚证，或虚实夹杂。阳虚、表虚以自汗为主，醒时多汗，阴虚、里热以盗汗为主，寐则汗出，寤则汗止。但小儿汗证往往自汗、盗汗并见，故不可拘泥，临诊总需审证查因，随证治之，不宜见汗止汗。汗证作为临床症状，在儿童期常与其他疾病，如反复呼吸道感染、咳嗽、哮喘、消化不良、佝偻病等并见。多汗可致气阴两虚，腠理疏松则外邪易袭，导致疾病迁延或进展。俞师认为治疗小儿汗证不可一味补虚或固涩，应抓住小儿“稚阴稚阳”“易虚易实”的生理病理特点，谨守病机，明辨阴阳虚实，法当补虚泻实，调和阴阳，气阴表里共治。

14.3.1 **病因病机认识**

《素问·阴阳别论》曰：“阳加于阴谓之汗。”汗是阳气蒸化津液经玄府达于体表而成。汗证的发生与阳气、津液、玄府密切相关，其中“阳”可为脏腑之阳，亦可为阳邪，可为实热，可为虚热；病理情况下阳迫阴外泄后阴虚亦可使阳相对偏盛，如此形成恶性循环。

结合小儿生理病理特点，俞师指出小儿“肺常不足”，肺主皮毛，肌表疏松，表虚不固，腠理开泄而致汗证；或因表虚卫弱，复微受风邪，导致营卫不和，卫外失司，而致汗出；或外邪犯肺，肺失宣降，津液输布失常，停聚为痰，郁而化热则呈痰热郁肺，迫津外泄而汗出。小儿“脾常不足”，复加家长宠爱，多予肥甘厚味，食积化热，熏蒸肌肤而汗出。或“心肝有余”，气郁化火，火热迫津外泄，亦为汗证。“阳常有余，阴常不足”，加之久病耗伤阴精，可致虚火内生，阴液被扰，不能自藏而外泄而成汗证。总而言之，本病病机总属阴阳失调，腠理不固，营卫失和，汗液外泄失常。

14.3.2 **常用治法及方药**

14.3.2.1 补益肺脾，益气固表

《灵枢·本脏》云：“卫气者，所以温分肉，充皮肤，肥腠理，司关合者也。”小儿脏腑娇嫩，元气未充，腠理不密，先天禀赋不足或后天脾胃失调，肺气虚弱，卫表不固，均可见汗出；同时汗证与反复呼吸道感染互为因果，使肺脾益虚。俞师指出，此时辨明病机，若无邪留，只需益气固表而汗止。方以玉屏风散加减，若兼脾虚，酌加健脾助运之药。

14.3.2.2 调和营卫，扶正祛邪

营属阴，卫属阳，《素问·阴阳应象大论》曰："阴在内，阳之守也；阳在外，阴之使也。"小儿各种急慢性疾病后期，病邪未尽而正气已虚，导致营卫失和，卫气不能外固，营阴不能内守，津液无以固敛而自汗出。病程迁延反复，邪未尽而正已虚，虚实夹杂。俞师认为此时若一味固表则易闭门留寇，单一祛邪则正气更虚，此时法当和解表里，调和营卫。方以柴胡桂枝汤调和营卫，和解枢机。等到表邪已解，方可予黄芪桂枝五物汤加减益气固表，调和营卫。

14.3.2.3 益气生津，敛阴止汗

《幼科心法要诀·汗证门》曰："汗乃人之津液，存于阳者为津，存于阴者为液，发泄于外者为汗。"气虚则津液不摄，阴虚则生内热，营阴外泄，故患儿汗出淋漓。而多汗更致营阴耗伤，虚热内生；多汗又致肌腠空虚，风邪易乘虚而入，故易致患儿反复感冒。此属气阴两虚证。俞师认为此时当拟生脉饮加减益气生津、敛阴止汗。

江浙一带，气候湿热，俞师认为小儿外感热邪为多，加之现今小儿多厚衣暖被、肥甘厚味等易致积热，耗伤阴液，因此江浙一带多阴虚夹湿热之人，恰合朱丹溪所说"阳常有余，阴常不足"。俞师提出临证用药时，选药尽量清润，慎用辛燥之品，若用亦佐以滋阴之品以防耗伤阴液，"留得一分阴液便有一分生机"。热病后期注意酌加北沙参、麦冬、制玉竹、玄参、铁皮石斛等清凉甘润之药，以合"壮水之主，以制阳光"之意。

14.3.2.4 健脾消食，清肺化痰

《素问·评热病论》说："人所以汗出者，皆生于谷，谷生于精。"说明人体的汗液来源于水谷之精微。脾为后天之本，小儿饮食不知自节，易伤脾胃，临床可见纳少形瘦、面色欠华、脘腹疼痛、汗出以手足心为主等症，故在治疗时可酌加生山楂、炒麦芽、鸡内金等健脾消食，后期亦可加六君子汤调治；平素饮食肥甘厚腻，脾胃积滞，郁而生热，滞成湿热，郁蒸肌表而汗出者，可予泻黄散加减清热泻脾；“肺合皮毛”，若痰热郁肺，肺失清肃，肺热迫津外泄，也可致汗出，当先清肺化痰，使痰去热清，肺气恢复宣发肃降，可选止嗽散加减，之后方可益气养阴敛汗以收功。

14.3.2.5 收涩止汗，标本兼治

汗出过多可导致气随津脱，俞师认为必要时可在辨证论治的基础上配合应用收涩止汗药，常用麻黄根、穞豆衣、糯稻根、碧桃干、浮小麦、五味子、山茱萸等。在具体药物的选择上亦应辨证论治选用，其中麻黄根甘、微涩，平，入肺经而能行肌表、实卫气、固腠理、闭毛窍，为敛肺固表止汗之要药，不论是气虚，还是阴虚者，均可配伍应用；而穞豆衣甘平，归肝、肾经，有滋阴清热之功，故较宜用于阴虚盗汗；浮小麦甘凉，归心经，能固表止汗，益心气、敛心液，除虚热，为养心敛液、固表止汗之佳品，凡自汗、盗汗均可应用；糯稻根除固表止汗外尚有益胃生津、退虚热之功，故虚汗兼口渴者尤宜；碧桃干又名桃枭，酸、苦，平，归肺、肝经，有敛汗涩精之功，《本草纲目》曰其“治小儿虚汗”；五味子酸收，善敛肺止汗；山茱萸酸涩性温，为防止元气虚脱之要药，可用以治大汗欲脱者。

“汗所主在心，在内者为血，在外者为汗。”血汗同源，汗证日久可耗血动血，治疗时视情况可酌加炒赤芍凉血，龟甲滋阴潜阳、补心养血。

14.3.3 **用药原则及调护**

俞师认为儿童用药的选择需遵循安全、味可、有效、无毒副作用的原则。“是药三分毒”，小儿脏腑娇嫩，“成而未全，全而未壮”，故临床用药的首要原则便是安全。俞师善用怀山药、大枣、莲子等药食同源之品；小儿喂药较难，且呕吐反射较敏感，俞师常用生山楂、大枣、甘草等矫味；然而药是用以治病的，故也强调疗效最为关键。俞师十分重视调护，在用药的同时，强调应注意告知家长做好相关调护工作，“三分药七分养”。汗证患儿在调护上应注意个人卫生，勤换衣被，勤拭汗，勿食辛辣、煎炒、炙煿、肥甘厚味之品。

总之，俞师在汗证的辨治中注重辨明虚实，认为本证以虚者或虚实夹杂者居多，但亦有邪热相扰者。虚者多属肺卫不固，气不摄津，患儿常表现为面色欠华，反复易感，动辄易汗，此时辨明无邪，可予玉屏风散加减。若病久伤阴者，同时配以养阴之品，以达益气养阴之功；卫虚易致邪气入侵，正邪相争，则耗伤正气，正虚邪扰，虚实夹杂，营卫不和，营阴外泄，此时当以和法为宜，扶正祛邪，按照病情可选用小柴胡汤、柴胡桂枝汤、黄芪桂枝五物汤等；实证者多为热证，痰热郁肺或脾胃积热均可迫津外泄，此时当以清肃肺气或消食清热之品去其邪实为先，复以健脾益肺调养。汗出过多可导致气随津脱，必要时可在辨证论治的基础上配合应用收涩止汗药。血汗同源，病久可耗血动血，可酌加清热凉血养血之类。

（郭琼英撰稿）

⊙ 15. 毛细支气管炎治疗中的药对运用经验初探

15.1 学子步履

张洁，女，1990年1月出生，浙江绍兴人。2009年考入浙江中医药大学七年制中医学专业，2014年免试进入硕士研究生阶段，攻读中医儿科专业，导师为陈华教授，研究方向为小儿肺系病及脾胃系病研究。在陈华主任医师及俞师的悉心指导下，研究生学习期间获得研究生一等奖学金及优秀学生干部等荣誉。2016年毕业后一直在绍兴市柯桥区妇幼保健院中医科工作。

15.2 学研业绩

在研究生期间，参与导师省科技厅“中医药临床适宜技术研究与推广”项目，参与学生科研基金项目“儿童支气管哮喘中医证型的专家调查研究”“关于中医儿科患儿家长择医行为影响因素的调查与分析”等研究工作。积极参与俞景茂名老中医传承工作室的建设，发表《俞景茂教授治疗小儿毛细支气管炎药对经验》专业学术论文1篇。

15.3 经验传承

作为全国名老中医药专家俞景茂工作室成员，有幸跟从俞师抄方学习，并参与俞景茂名老中医工作室的学习交流。俞师言传身教，笔者颇有体会，总结“俞景茂教授治疗小儿毛细支气管炎药对经验”如下：

毛细支气管炎（毛支）是以呼吸道合胞病毒为最常见病原体的急性感染性细支气管炎，临床上以2岁以下婴幼儿多见。该病常以咳嗽、喘憋、痰鸣、气促等为主症，若反复发作，极易转变为哮喘。中医对本病并没有专门的论述，但可根据患儿的症状不同，将其归于哮喘、马脾风等疾病。俞师总结本病的病因不外乎外感风邪与正气内虚两方面。肺主气，司呼吸，外合皮毛，肺气虚则卫外不固，而小儿脏腑娇弱，外邪易由表侵袭肺系，正邪交争，痰热互结，痰壅气阻，肺气郁闭，则易致喘憋、气促等症。俞师根据疾病的变化过程，将毛支分为喘憋期、缓解期及恢复期三个时期，并针对各期的特点，分期论治，在遣方用药时灵活使用药对，抓住毛支喘憋期肺气郁闭的主要病机，俞师自拟“毛支饮”以疏风豁痰，降气平喘，临床疗效显著。“毛支饮”主要组成药物为炙麻黄、杏仁、浙贝母、川贝母、款冬花、桑白皮、葶苈子、干地龙、丹参、姜半夏、黄芩、炙甘草。其中，俞师灵活应用“麻黄、杏仁”“浙贝母、川贝母”“葶苈子、桑白皮”及“干地龙、丹参”等药对，可见其遣方之用心，配伍之合理。

15.3.1 麻黄、杏仁

在治疗毛支喘憋期患儿时，俞师喜用麻黄、杏仁药对。两药相伍，一则发卫气之郁以宣通肺窍，二则肃降肺气而能止咳平喘，两者相使为用，一宣一降，以恢复肺气之宣降，加强宣肺平喘之功。两者配伍在临床上极为常用，无论属寒，还是属热，均可随证配伍用之。由于麻黄的诸多不良反应，许多医者及患者对其使用有颇多顾虑。然俞师认为，治疗毛支喘憋期必用麻黄，而过了喘憋期后，仍需坚持服用小剂量麻黄一定疗程，配合健脾理气化痰中药，则可起到事半功倍的作用。同时指出麻黄需逐渐减量，快速停药易使病情反复。现代药理学研究认为，麻黄中所含的麻黄碱、伪麻黄碱等成分均有缓解支气管平滑肌痉挛的作用，所含的挥发油提取物具有抗炎的作用。杏仁性苦，微寒，《本草求真》记载“杏仁，既有发散风寒之能，复有下气除喘之力”。药理学研究认为，其所含物质杏仁苷水解产生的氢氰酸与苯甲醛，对呼吸中枢有抑制作用，从而达到镇咳、平喘的目的，与麻黄相结合，则止咳平喘之力更甚。

15.3.2 川贝母、浙贝母

俞师认为，小婴儿肺气不足，卫外之阳不能充实腠理，风寒之邪易直接侵犯。若脾、肾功能失调，则体内津液运化失常，酿生痰湿，蕴积于肺，肺气宣降失责，发为毛支。川贝母与浙贝母同为清热化痰常用药物，但两者不尽相同。川贝母性寒味微苦，能清泄肺热并化痰，又味甘质润能润肺止咳，内伤久咳者尤宜；浙贝母偏苦泄，长于清热化痰，降泄肺气。俞师认为，患儿因痰热互结而发为毛支者，理应清肺化痰，当以浙贝母为宜，但同时也需考虑到浙贝母以泄为主，加之患儿以喘憋、气促为主症，易耗气伤津，故俞师喜加用川贝母润肺以护津液，如此一润一泄，使肺脏润而不苦泄，共奏清热化痰、润肺止咳之效。现代研究也表明，川贝母与浙贝母中的生物碱均有良好的镇咳作用。同时，浙贝母碱在低浓度下对支气管平滑肌有明显的扩张作用，有利于改善小儿发病时支气管狭窄的症状。当患儿咳渐平，痰渐消时，则去浙贝母，继用川贝母以润肺。

15.3.3 葶苈子、桑白皮

毛支喘憋期痰浊与寒邪互结，阻于气道，肺气郁闭，中阳受困，肾不纳气，则咳嗽加剧，气促、痰鸣、便溏，甚至喘憋不得卧；或寒邪入里化热，现高热、便干、咽红、烦渴等痰热闭肺之象；若肺气闭郁，寒邪伤及心阳，可出现面色苍白、唇周青紫，甚至心阳虚衰及喘脱。此期，俞师认为以痰热闭肺之证最为常见，喜用葶苈子与桑白皮药对。前者味苦辛性大寒，后者味甘性寒，两者均具泻肺平喘、利水消肿之功，相须为用，两相结合，协同增效，是临床常用的药对。葶苈子苦降辛散，性寒清热，专泻肺中水饮及痰火，以达到平喘咳的目的。俞师认为，呼吸系统疾病，凡以咳、痰、喘或兼水肿为主症者，葶苈子当为首选之药。同时，因其性大寒，力峻，《名医别录》指其“久服令人虚”，俞师强调，若患儿喘咳缓解，需及时停用。药理研究表明，其中所含的芥子苷为其止咳有效成分，在炒制后其含量较生品明显升高。桑白皮则味甘性寒，药性较缓，长于清肺热，降肺火，因而在寒邪入里化热，形成痰热闭肺之证时，与重在泻肺中水饮的葶苈子配伍使用，在功效上各有侧重，可取得较好的疗效。而现代研究也表明，桑白皮的氯仿提取物和碱提取物有非常明显的镇咳、祛痰和抗炎作用。桑白皮水提取物能明显抑制被动皮肤过敏试验（passive cutaneous anaphylaxis，PCA）中血管漏出，降低血管通透性，同时桑白皮水提取物具有明显的抗过敏作用。

15.3.4 干地龙、丹参

毛支喘憋期易出现变证。寒邪入里化热，易动血耗血，若气滞血瘀，阻滞气道，妨碍气机升降，也可出现咳逆喘憋等症状。此期需结合活血化瘀法，故俞师选用干地龙、丹参这一药对。其中，地龙咸寒，可引药入络，搜风止痒，清肺平喘，可用于治疗肺热哮喘。而丹参功在活血调经，祛瘀止痛，凉血消痈，除烦安神。毛支喘憋期时，气机不畅，脉络瘀滞，瘀热互结，运用丹参清热活血化瘀，并结合地龙长于通络的特点，两药合用，相辅相成，则可使“瘀血去而新血生”，以加强平喘的功效。同时药理研究认为地龙中所含的次黄嘌呤具有显著的舒张支气管作用，并能拮抗组胺，具有免疫抑制作用；所含的琥珀酸，可减少血清中的IgE抗体生成。丹参的药理学研究显示其具有良好的抗血栓形成的功效，同时能扩张血管，改善循环，并具有抗炎、抗过敏的作用。

15.3.5 验案举例

王某，女，1岁1个月，2017年12月20日初诊。咳嗽、痰鸣、气喘4天。患儿4天来咳嗽渐重，伴喘息明显，喉间痰鸣，鼻塞，稍流涕，咽红而肿，纳食欠佳，大便干燥，两肺呼吸音粗，可闻及痰鸣音及干啰音，舌红苔薄白，指纹紫，位于风关。既往有湿疹病史，无喘息史。诊断毛细支气管炎（喘憋期），辨证为风痰郁肺型。治拟清肃肺气，豁痰平喘。处方：炙麻黄3g，杏仁6g，川贝母3g，葶苈子6g，桑白皮6g，款冬花6g，干地龙6g，射干4.5g，姜半夏6g，炒黄芩6g，川厚朴3g，炒鸡内金

9g，鲜芦根15g，炙甘草3g，7剂，每天1剂，水煎服。

二诊：患儿咳嗽时作，喘息已平，鼻塞流涕已消，胃纳略增，大便稍干，两肺呼吸音粗，可闻及少许干啰音，咽红而肿，舌红苔薄白，指纹紫。拟原法续进，去鲜芦根、川厚朴，加丹参6g、生山楂6g，7剂，每天1剂，水煎服。

三诊后患儿咳嗽渐平，疾病转入迁延期及恢复期，俞师据证治以养阴润肺、健运中州等法治疗，病情好转逐渐痊愈。

按语：患儿脏腑娇嫩，形气未充，感受外邪，或从口鼻而入，或从皮毛而受，外邪犯肺则肺气郁闭，肺失宣降清肃，痰浊阻于气道，则见咳嗽、喘息、痰鸣等，即为毛细支气管炎喘憋期，俞师治以“毛支饮”加减。方中“麻黄、杏仁”“浙贝母、川贝母”“桑白皮、葶苈子”配伍使用，以清肃肺气，豁痰平喘，再佐以下气宽中、健脾化痰之品。因患儿病程尚短，以痰壅气阻、肺气郁闭为主，故先予干地龙清肺平喘，待咳喘渐缓，为防气机不畅、脉络瘀滞而致病情反复，加用丹参配合干地龙药对，加强清热活血化瘀之功。

药对是指两药合用能起到协同作用，增强药效；或消除毒副作用，抑其所短，专取其所长；或产生与原药各不相同的新作用的经验配伍。药对并非随意拼凑可得，需根据药物“七情和合”，以对应病症的相应治法为前提，以中医药理论为基础，有机结合而组成。俞师在长期的临床实践中，结合小儿毛支产生的病因病机，总结出宝贵的药对运用经验，值得借鉴。

（张洁撰稿）

第六章 处方手稿真迹

医案评阅手稿

⊙ 1. 复发性口腔溃疡

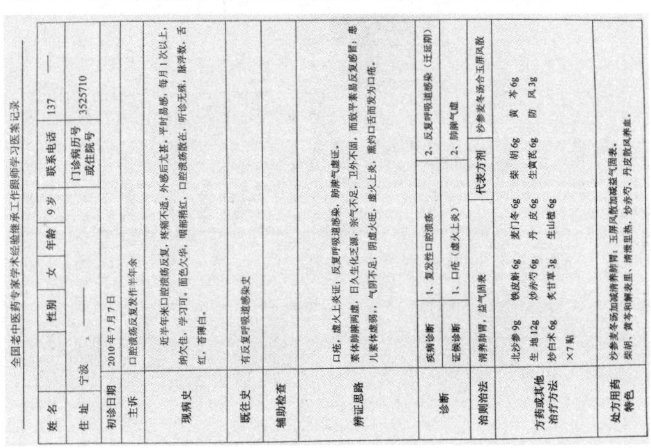

全国老中医药专家学术经验继承工作跟师学习医案记录

姓 名		性别	女	年龄	9岁	联系电话	137 ——
住 址	宁波 、——					门诊病历号或住院号	3525710
初诊日期	2010年7月7日						
主诉	口腔溃疡反复发作半年余						
现病史	近半年来口腔溃疡反复，疼痛不适，外感后尤甚。平时易感，每月1次以上，纳欠佳，学习可。面色欠华，咽部稍红，口腔溃疡散在，听诊无殊，脉浮数，舌红，苔薄白。						
既往史	有反复呼吸道感染史						
辅助检查							
辨证思路	口疮，虚火上炎证；反复呼吸道感染，肺脾气虚证。素体肺脾两虚，日久生化乏源，宗气不足，卫外不固，而致平素易反复感冒；患儿素体虚弱，，气阴不足，阴虚火旺，虚火上炎，熏灼口舌而发为口疮。						
诊断	疾病诊断	1、复发性口腔溃疡		2、反复呼吸道感染（迁延期）			
	证候诊断	1、口疮（虚火上炎）		2、肺脾气虚			
治则治法	清养肺胃，益气固表			代表方剂	沙参麦冬汤合玉屏风散		
方药或其他治疗方法	北沙参9g 铁皮斛6g 麦门冬6g 柴胡6g 黄芩6g 生地12g 炒赤芍6g 丹皮6g 生黄芪6g 防风3g 炒白术6g 炙甘草3g 生山楂6g ×7贴						
处方用药特色	沙参麦冬汤加减清养肺胃；玉屏风散加减益气固表。柴胡、黄芩和解表里、清泄里热，炒赤芍、丹皮散风养血。						

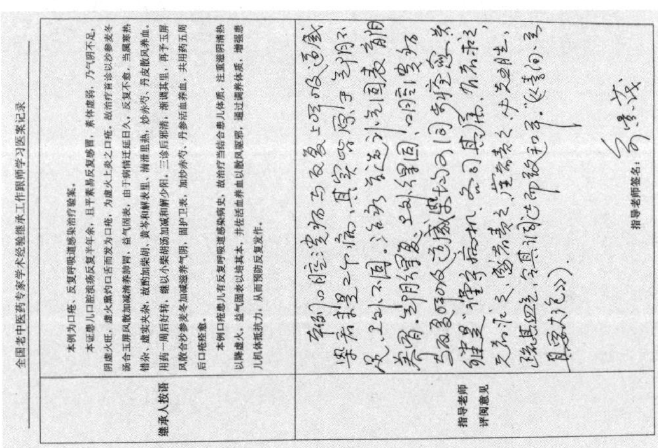

全国老中医药专家学术经验继承工作跟师学习医案记录

继承人按语	本例为口疮、反复呼吸道感染治疗验案。 本证患儿口腔溃疡反复半年余，且平素易反复感冒，素体虚弱，乃气阴不足，阴虚火旺，虚火熏灼口舌而发为口疮，为虚火上炎之口疮。故治疗首诊以沙参麦冬汤合玉屏风散加减清养肺胃，益气固表，由于病情迁延日久，反复不愈，当属寒热错杂、虚实夹杂，故酌加柴胡、黄芩和解表里、清泄里热，炒赤芍、丹皮散风养血。用药一周后好转，继以小柴胡汤加减和解少阳。三诊后邪清，渐调其里，再予玉屏风散合沙参麦冬加减滋养气阴，固护卫表，加炒赤芍、丹参活血养血，共用药五周后口疮痊愈。 本例口疮患儿有反复呼吸道感染病史，故治疗当结合患儿体质，注重滋阴清热以降虚火，益气固表以培其本，并佐活血养血以散风驱邪，通过调养体质，增强患儿机体抵抗力，从而预防反复发作。
指导老师评阅意见	本例口腔溃疡与反复上呼吸道感染为患儿二个病，其实皆原于气阴不足，卫外不固。治疗当选补气固表、育阴养胃。气阴得复，卫外得固，口腔溃疡与反复呼吸道感染均可同步痊愈。盖继是谨守病机，各司其属，有者求之，无者求之，盛者责之，虚者责之，必先五胜，疏其血气，令其调达，而致和平。（《素问·至真要大论》）。 指导老师签名：

⊙ 2. 支气管哮喘

全国老中医药专家学术经验继承工作跟师学习医案记录

姓 名		性别	男	年龄	2岁	联系电话	152
住 址	诸暨市					门诊病历号或住院号	4100045
初诊日期	2010年12月22日						
主诉	咳嗽气急、痰鸣时作2月余。						
现病史	平时易感，感冒后易喘，纳差，面少华，有白斑，方颅，肋外翻，居住在菜场附近。咽稍红，听诊无殊，脉浮数，舌红，苔薄白。						
既往史	有3次咳喘病史，有急性喉炎病史，新生儿黄疸、脐炎、败血症病史。						
辅助检查	暂缺。						
辨证思路	哮喘，热哮。 患儿素体肺脾气虚，痰浊内蕴，外感风热，引动伏痰，痰热互结，阻于气道致咳喘痰鸣反复发作。						
中医诊断	疾病诊断	哮喘					
	证候诊断	热哮					
治则治法	清肃肺气，疏风豁痰			代表方剂	定喘汤加减		
方药或其他治疗方法	炙麻黄3g　杏　仁6g　浙贝母6g　川　贝3g　炙冬花6g 桑白皮6g　黄　芩6g　葶苈子4.5g　制半夏6g　白藓皮6g 丹　参6g　炙甘草3g　生山楂6g ×7贴						
处方用药特色	方用炙麻黄宣肺定喘；杏仁、炙冬花、葶苈子、制半夏降气化痰，止咳平喘；桑白皮、黄芩清泻肺热，下气平喘；浙贝、川贝清热化痰，润肺止咳；白藓皮清热燥湿；丹参活血化瘀；生山楂消食化积；炙甘草调和诸药。共奏清肃肺气，疏风豁痰之效。						

全国老中医药专家学术经验继承工作跟师学习医案记录

继承人按语	本例为哮喘（热哮）的治疗验案。 患儿哮喘时作，外感后引动伏痰，痰热互结，阻于气道而发作。病程迁延日久，导致患儿正气受损。故本证乃哮喘发作期，在标为痰热，其本为肺脾气虚。 治疗遵循"既发以攻邪气为急"的原则，初期以清肃肺气，疏风豁痰为主，初诊以炙麻黄宣肺定喘；杏仁、炙冬花、葶苈子、制半夏降气化痰，止咳平喘；桑白皮、黄芩清泻肺热，下气平喘；浙贝、川贝清热化痰，润肺止咳；白藓皮清热燥湿；丹参活血化瘀；生山楂消食化积；炙甘草调和诸药。共奏清肃肺气，疏风豁痰之效。二诊后患儿咳嗽渐平，痰渐消，夜寐不宁，大便不化，脘腹胀满，治拟中调，加远志宁心安神，生山楂、鸡内金消食化积，丹参活血祛瘀。三诊后患儿咳嗽渐平，纳渐启，涕已平，夜寐已宁，大便色清较溏，日再行，有不消化食物，故去宁神、清泻肺热之品，以焦山楂消食助运而实大便，加用砂仁、茯苓行气健脾利湿。四诊后患儿诸症渐平，日趋康复。再以六君子汤合玉屏风散补益肺脾巩固治疗。 注意治疗中祛邪勿用之太过，以免伤正。并在攻邪同时，不忘扶正，随邪去而逐渐增加补益肺脾之力，使本固而邪不能再受。
指导老师评阅意见	本病2岁时已得急性喉炎、肺炎、败血症，又得了三次哮喘。频频得病，正气内虚。就诊时又是邪实之时，当务之急，是止咳平喘，化痰止咳。用定喘汤外解表邪，内清痰热，症情会迅速得控。关键是疗程，是否症状消失就可停药？不行。这种哮喘较易治愈，易断根，且不必固本治疗，只要症状消失后继续服药1～2个月即可。疗程的长短应视病情轻重及发作次数的多少而有所不同。 指导老师签名：俞景茂

⊙ 3. 反复呼吸道感染

全国老中医药专家学术经验继承工作跟师学习医案记录

姓 名	——	性别	男	年龄	4岁	联系电话	——
住 址	慈溪					门诊病历号或住院号	3524220
初诊日期	2010年03月31日						
主诉	反复呼吸道感染一年余。						
现病史	鼻塞一月余，伴有流涕，平时易感，多汗，多动少静，呼噜声时作，纳食欠佳，时有尿床，夜间需唤醒小便。一般可，咽稍红，心肺无殊，脉浮数无力，舌红，苔薄白。						
既往史	有高热惊厥史。						
辅助检查							
辨证思路	反复呼吸道感染迁延期，少阳枢机失利之证。 患儿肺脾两虚，气血生化乏源，宗气不足，卫外不固，故反复呼吸道感染。因旧感初已，新感又起，间隔甚短，病情时缓时著，迁延不愈，致虚实夹杂、营卫失和、表里并病。患儿肺脾虚弱，上虚不能制下，肺气不足故肾水不摄，下元不固则可见遗尿。						
中医诊断	疾病诊断	1、反复呼吸道感染（迁延期）		2、遗尿症			
	证候诊断	1、肺脾气虚		2、肺脾气虚			
治则治法	和解少阳，调和营卫			代表方剂	小柴胡汤		
方药或其他治疗方法	柴　胡 6g　黄　芩 6g　防　风 4.5g　白　术 6g　铁皮石斛 6g 钩　藤 9g　石决明 20g　炒枣仁 9g　龟　板 12g　黄　芪 6g 太子参 6g　制半夏 9g　茯　苓 9g　蝉　衣 4.5g　蛇舌草 12g 浙　贝 9g　丹　参 6g　制玉竹 9g　红　枣 12g　炙甘草 3g ×7贴						
处方用药特色	小柴胡汤和解少阳。 加玉屏风散益气固表，钩藤、石决明镇惊平肝，丹参活血养血。						

全国老中医药专家学术经验继承工作跟师学习医案记录

继承人按语	本例为反复呼吸道感染、遗尿治疗验案。 本证患儿为反复呼吸道感染、遗尿肺脾气虚之证，病初因反复呼吸道感染迁延期，处于虚实夹杂、营卫失和、表里并病阶段，治疗以小柴胡汤和解少阳；合玉屏风散益气固表，以顾护其本；因患儿有高热惊厥史，加钩藤、石决明镇惊平肝；蝉衣、蛇舌草、浙贝疏风清热，利咽散结。患儿肺脾虚弱，加茯苓、制玉竹健脾和中；铁皮石斛养阴清热；炒枣仁养心安神。患儿病情日久，又有遗尿病史，故加龟板补肾养阴；丹参活血养血。共奏和解少阳，调和营卫，补益肺脾，益肾养阴之功。药后一周外邪渐尽，则以玉屏风散合四君子汤加菟丝子、补骨脂、巴戟天、龟板、桑螵蛸等，逐渐从和解少阳、调和营卫到益气固表、健脾和中、固摄下元，以培补肺脾之气、滋养肺肾之阴，终求补益肺脾，益肾固摄之功。 患儿五诊后又因新感，出现心肌酶谱升高，为素体虚弱，外感邪热入侵扰心所致。治疗先拟止嗽散加减清肃肺气，健运中州。外感渐减后予六君子汤合生脉散加减补益心脾，清解余毒。病情稳定后继续六君子汤加味守方用药共三月，患儿遗尿痊愈，随访数月无感冒。 反复呼吸道感染患儿部分伴有遗尿症，因复感儿肺气虚弱，卫外不固，上虚不能制下，故常可出现遗尿。治疗经补益肺脾，益肾固摄，患儿不但遗尿得以控制，而且呼吸道感染明显减少，体质改善，可谓治本之策。
指导老师评阅意见	反复呼吸道感染属中医学中的"虚人感冒"、"体虚感冒"，古方参苏饮、人参败毒散等治感冒之方中用人参，即含扶正以驱邪之意。已注意到小儿感邪毒，内侵心肌，从而影响心主血脉的功能！因而在感冒药中加人参以养心气。 本例反复感冒，夹惊，兼有遗尿，一度心肌酶谱升高，其演变的过程充分说明患儿肺脾肾不足，肝常有余，易虚易实之生理病理。 指导老师签名：俞景茂

⊙ 4. 喉软化症

全国老中医药专家学术经验继承工作跟师学习医案记录

姓名	—	性别	女	年龄	3个月	联系电话	
住址						门诊病历号或住院号	3341689
初诊日期	2010年1月5日						
主诉	咳嗽、气急、痰鸣2月余						
现病史	出生后不久喉中即出现痰鸣声，时有气急，母乳喂养，生长偏缓，体重不增。面色苍白。一般可，咽稍红，听诊闻及少许痰鸣音，脉浮数而细，舌红，苔薄白。						
既往史	有喉软化症。第一胎，第一产，足月顺产，出生体重2.6公斤。						
辅助检查							
辨证思路	咳嗽，脾虚痰蕴之证。 患儿喉软化症，素体虚弱，肺脾不足，肾虚骨弱。感邪后咳嗽反复迁延，脾虚痰湿内生，痰蕴于肺，肺气上逆而为咳嗽；痰涎壅盛，阻于气道则喉间痰鸣、气促。						
诊断	疾病诊断	支气管炎、喉软化症					
	证候诊断	咳嗽（脾虚痰蕴）					
治则治法	健脾化痰，清肃肺气			代表方剂	二陈汤合三拗汤		
方药或其他治疗方法	制半夏6g　陈皮4.5g　茯苓6g　葶苈子4.5g　浙贝6g 川贝3g　僵蚕6g　杏仁6g　鹿角霜12g　炙麻黄1g 生山楂6g　地龙4.5g　炙甘草3g ×4贴						
处方用药特色	二陈汤健脾化痰，三拗汤加葶苈子、僵蚕、地龙清肃肺气，豁痰平喘。 鹿角霜温肾壮骨，生山楂健脾助运，浙贝、川贝加强清肺化痰。						

全国老中医药专家学术经验继承工作跟师学习医案记录

诊疗经过摘要（复诊）	二诊（2010年1月9日） 咳嗽渐平，喉中痰声渐消，纳稍启，大便溏烂，日解2-3次，面色苍白。脉浮数，舌红，苔薄白。 治法：健脾化痰，和中助运 方药：太子参4.5g　炒白术6g　茯苓6g　陈皮4.5g　制半夏4.5g 山楂炭6g　阳春砂6g　鹿角霜12g　川贝2g　浙贝4.5g 防风3g　葛根9g　乌梅炭6g　炙甘草2g ×5贴
	三诊（2009年1月16日） 咳嗽未已，喉中痰声重浊，纳少，鼻稍塞，听诊可及干罗音及痰鸣音，脉浮数，舌红，苔薄白。 治法：治拟清肃肺气，疏风豁痰 方药：炙麻黄1.5g　杏仁6g　浙贝6g　川贝3g　炙冬花6g 陈皮4.5g　桑白皮6g　黄芩4.5g　制半夏4.5g　葶苈子4.5g 僵蚕4.5g　炙甘草3g ×4贴
	四诊（2010年1月20日） 喉中痰音重浊，气稍促，有时气憋，呼吸不畅，纳稍减，咳稍缓，听诊（—），脉浮数，舌红，苔薄白。 治法：治拟原法 方药：炙麻黄1.5g　杏仁6g　浙贝6g　川贝3g　制半夏6g 阳春砂4.5g　生山楂6g　黄芩4.5g　葶苈子4.5g　炙冬花6g 鹿角霜9g　鸡内金3g　炒稻芽12g　炒麦芽12g　炙甘草3g ×7贴
	五诊（2010年1月27日） 咳嗽渐平，易呛奶，喉中有痰声，纳少，听诊有少许干罗音，痰鸣声，脉浮数，舌红，苔薄白。 治法：治拟原法。 方药：炙麻黄1.5g　杏仁6g　浙贝6g　川贝2g　制半夏6g 炙冬花6g　茯苓6g　陈皮4.5g　葶苈子4.5g　鹿角霜9g 鸡内金3g　阳春砂4.5g　生山楂6g　炙甘草2g ×7贴

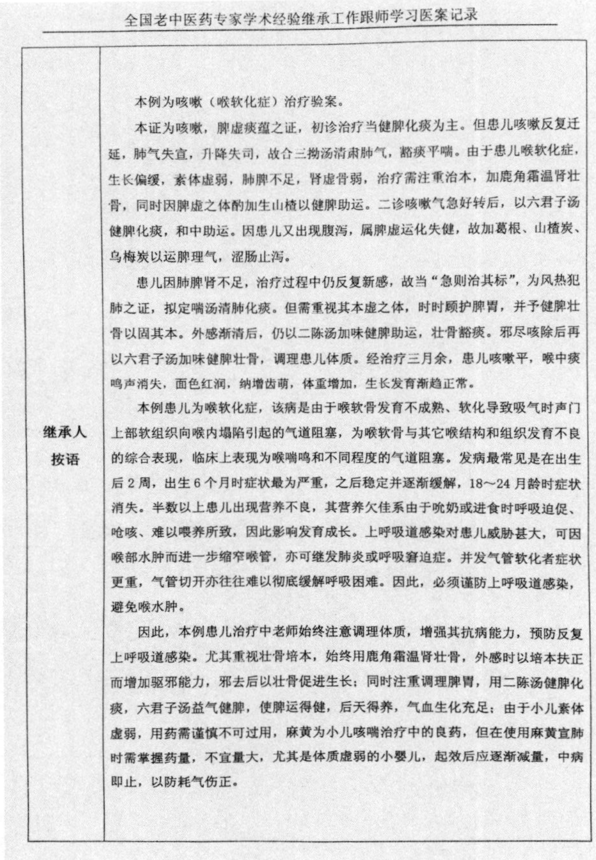

全国老中医药专家学术经验继承工作跟师学习医案记录

继承人按语

本例为咳嗽（喉软化症）治疗验案。

本证为咳嗽，脾虚痰蕴之证，初诊治疗当健脾化痰为主。但患儿咳嗽反复迁延，肺气失宣，升降失司，故合三拗汤清肃肺气，豁痰平喘。由于患儿喉软化症，生长偏缓，素体虚弱，肺脾不足，肾虚骨弱，治疗需注重治本，加鹿角霜温肾壮骨，同时因脾虚之体酌加生山楂以健脾助运。二诊咳嗽气急好转后，以六君子汤健脾化痰，和中助运。因患儿又出现腹泻，属脾虚运化失健，故加葛根、山楂炭、乌梅炭以运脾理气，涩肠止泻。

患儿因肺脾肾不足，治疗过程中仍反复新感，故当"急则治其标"，为风热犯肺之证，拟定喘汤清肺化痰。但需重视其本虚之体，时时顾护脾胃，并予健脾壮骨以固其本。外感渐清后，仍以二陈汤加味健脾助运，壮骨豁痰。邪尽咳除后再以六君子汤加味健脾壮骨，调理患儿体质。经治疗三月余，患儿咳嗽平，喉中痰鸣声消失，面色红润，纳增齿萌，体重增加，生长发育渐趋正常。

本例患儿为喉软化症，该病是由于喉软骨发育不成熟、软化导致吸气时声门上部软组织向喉内塌陷引起的气道阻塞，为喉软骨与其它喉结构和组织发育不良的综合表现，临床上表现为喉喘鸣和不同程度的气道阻塞。发病最常见是在出生后2周，出生6个月时症状最为严重，之后稳定并逐渐缓解，18～24月龄时症状消失。半数以上患儿出现营养不良，其营养欠佳系由于吮奶或进食时呼吸迫促、呛咳、难以喂养所致，因此影响发育成长。上呼吸道感染对患儿威胁甚大，可因喉部水肿而进一步缩窄喉管，亦可继发肺炎或呼吸窘迫症。并发气管软化者症状更重，气管切开亦往往难以彻底缓解呼吸困难。因此，必须谨防上呼吸道感染，避免喉水肿。

因此，本例患儿治疗中老师始终注意调理体质，增强其抗病能力，预防反复上呼吸道感染。尤其重视壮骨培本，始终用鹿角霜温肾壮骨，外感时以培本扶正而增加驱邪能力，邪去后以壮骨促进生长；同时注重调理脾胃，用二陈汤健脾化痰，六君子汤益气健脾，使脾运得健，后天得养，气血生化充足；由于小儿素体虚弱，用药需谨慎不可过用，麻黄为小儿咳喘治疗中的良药，但在使用麻黄宣肺时需掌握药量，不宜量大，尤其是体质虚弱的小婴儿，起效后应逐渐减量，中病即止，以防耗气伤正。

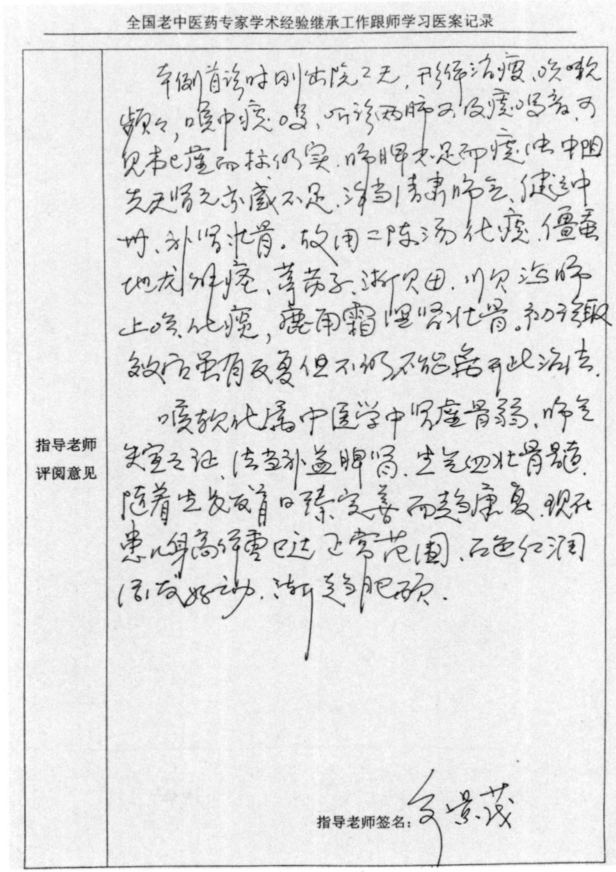

全国老中医药专家学术经验继承工作跟师学习医案记录

指导老师评阅意见

本例首诊时刚出院2天，形体消瘦，咳嗽频频，喉中痰鸣，听诊两肺可及痰鸣音，可见本已虚而标仍实。肺脾不足而痰浊内阻，先天肾之亦盛不足，治当清肃肺气，健运中州，补肾壮骨。故用二陈汤化痰，僵蚕、地龙解痉，葶苈子、浙贝母、川贝治肺止咳化痰，鹿角霜温肾壮骨。初诊取效后虽有反复但不妨碍用此治法。

喉软化属中医学中肾虚骨弱，肺气失宣之证，法当补益脾肾，生气血壮骨髓。随着生长发育日臻完善而趋康复。现在患儿身高体重已达正常范围，面色红润，活泼好动，渐趋肥硕。

指导老师签名：

临证医案手稿

⊙ 1. 遗尿症

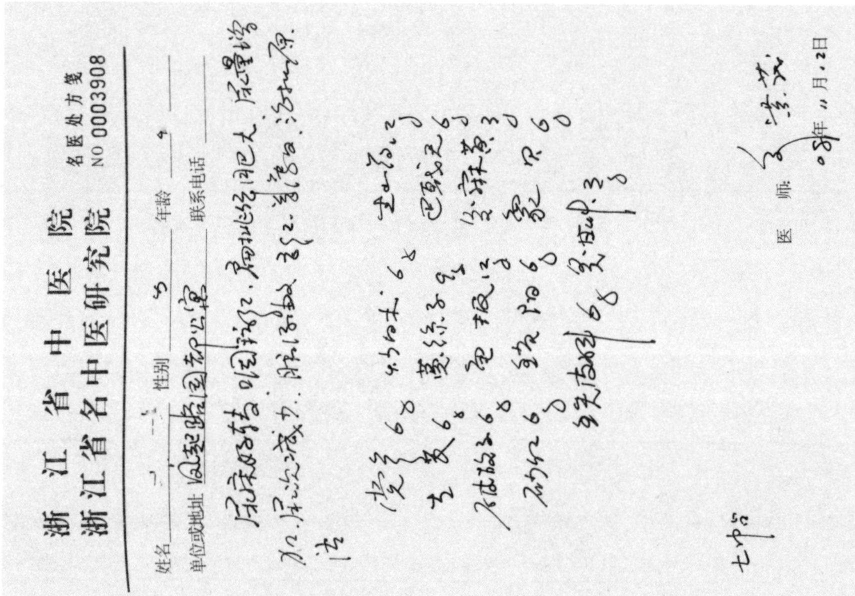
浙江省中医院
浙江省名中医研究院
名医处方笺
NO 0003908
姓名 性别 年龄
单位或地址 联系电话
医师
年 月 日

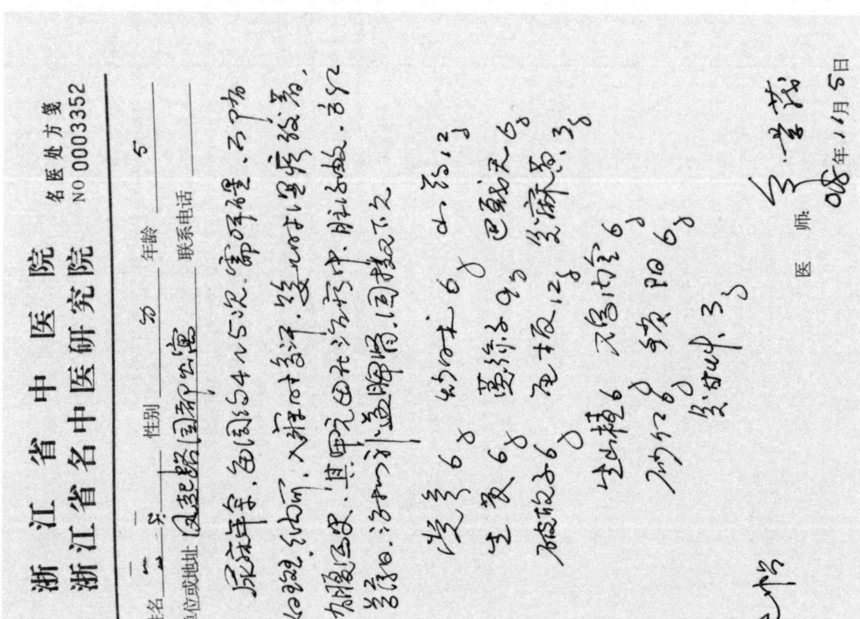
浙江省中医院
浙江省名中医研究院
名医处方笺
NO 0003352
姓名 性别 年龄
单位或地址 联系电话
医师
年 月 日

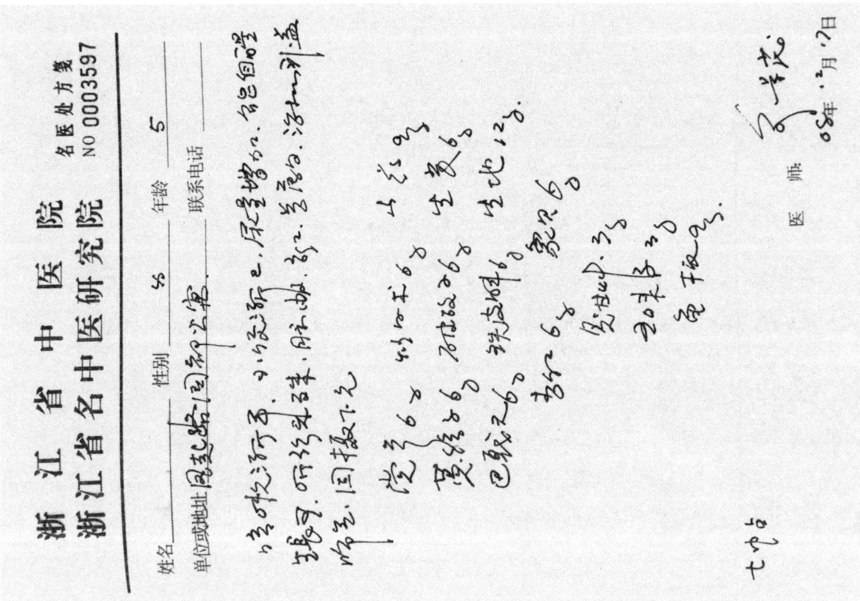
浙江省中医院
浙江省名中医研究院
名医处方笺
NO 0003597
姓名 性别 年龄
单位或地址 联系电话
医师

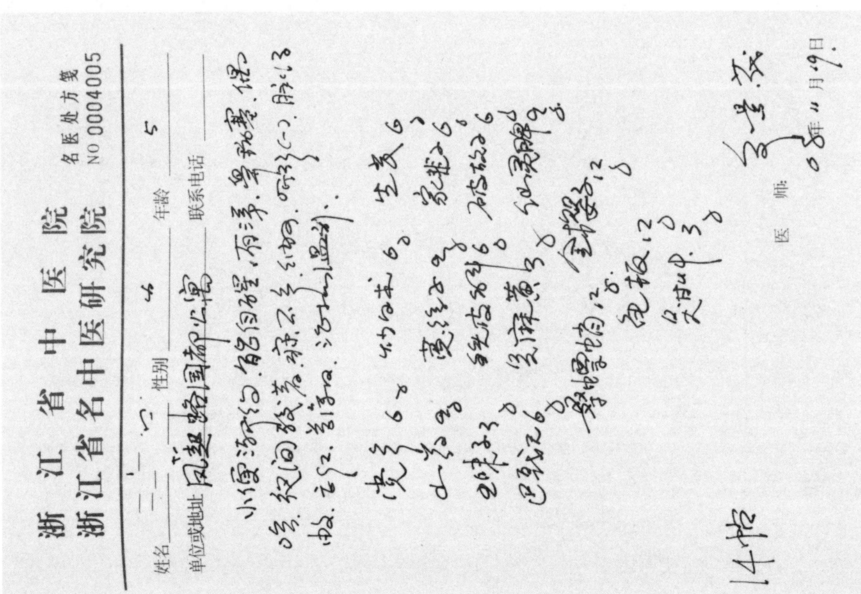
浙江省中医院
浙江省名中医研究院
名医处方笺
NO 0004005
姓名 性别 年龄
单位或地址 联系电话
医师

⊙ 2. 毛细支气管炎

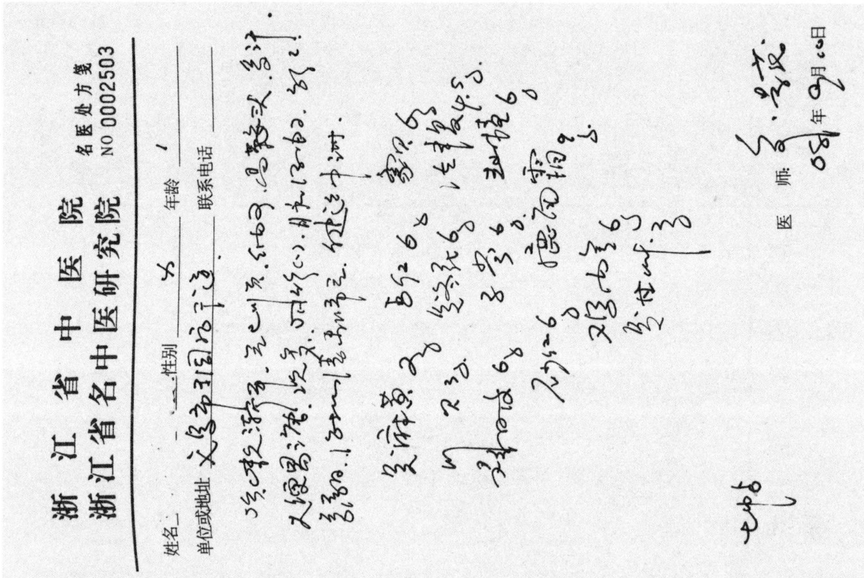

浙江省中医院
浙江省名中医研究院 名医处方笺
NO 0002503
姓名 性别 年龄
单位或地址 联系电话
医师 年 月 日

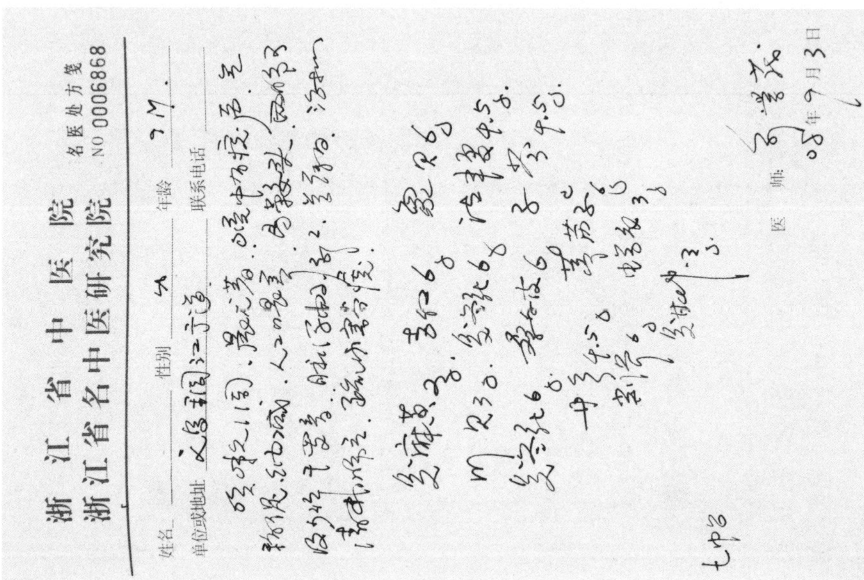

浙江省中医院
浙江省名中医研究院 名医处方笺
NO 0006868
姓名 性别 年龄
单位或地址 联系电话
医师 年 月 日

冬令膏方手稿

⊙ 1. 鼻炎

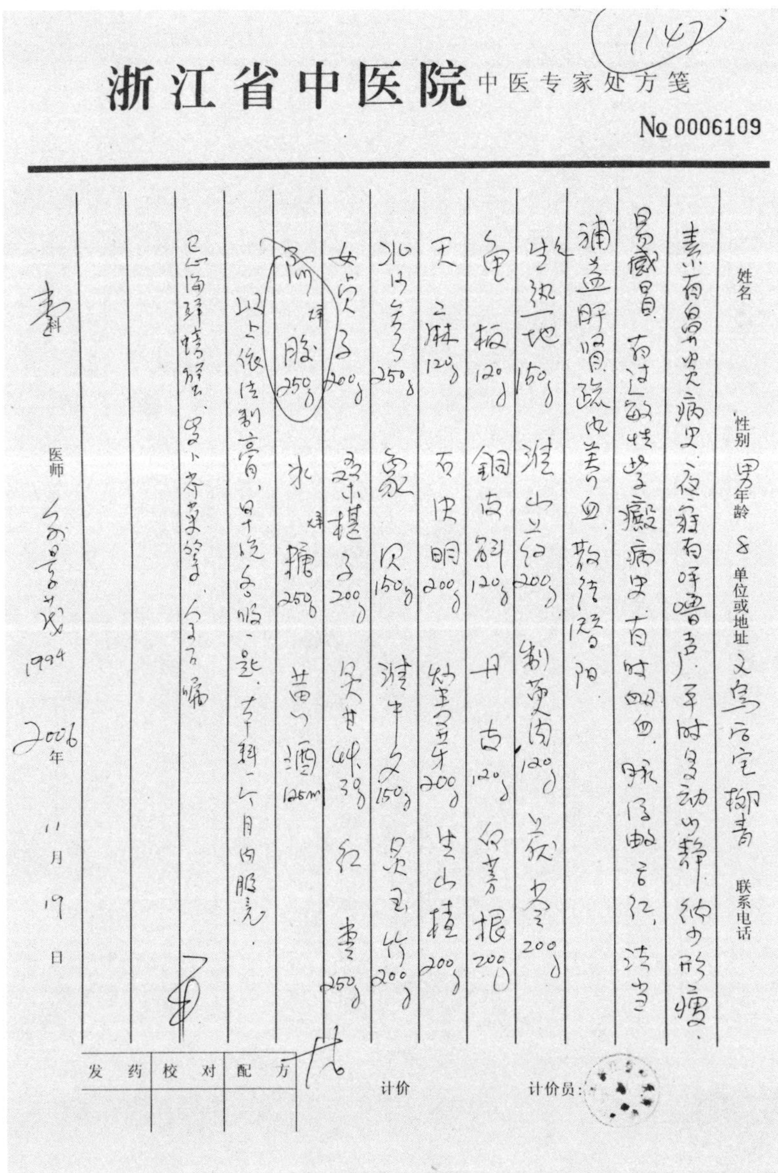

浙江省中医院 中医专家处方笺

№ 0006109

姓名 性别 男 年龄 8 单位或地址 文昌（？）宅柳青 联系电话

素有鼻炎病史，夜寐有呼噜声，平时易动少静，纳少形瘦，

易感冒，有过敏性紫癜病史，有时衄血，脉沉数舌红，法当

补益肝肾，疏风养血，敛阴潜阳。

生熟地150g 淮山药200g 制萸肉120g 茯苓200g

龟板120g 铜石斛120g 丹皮120g 白茅根200g

天麻120g 石决明200g 炒谷芽200g 生山楂200g

北沙参250g 象贝150g 淮牛膝150g 玉竹200g

女贞子200g 菟丝子200g 生甘草30g 红枣250g

阿胶（烊）250g 冰糖（烊）250g 黄酒125ml

以上依法制膏，日早晚各服一匙，本料一个月内服完。

忌海鲜螃蟹、萝卜、芥菜等，伤风停服

科

医师

2006年11月17日

发药 校对 配方 计价 计价员：

⊙ 2. 过敏性咳嗽

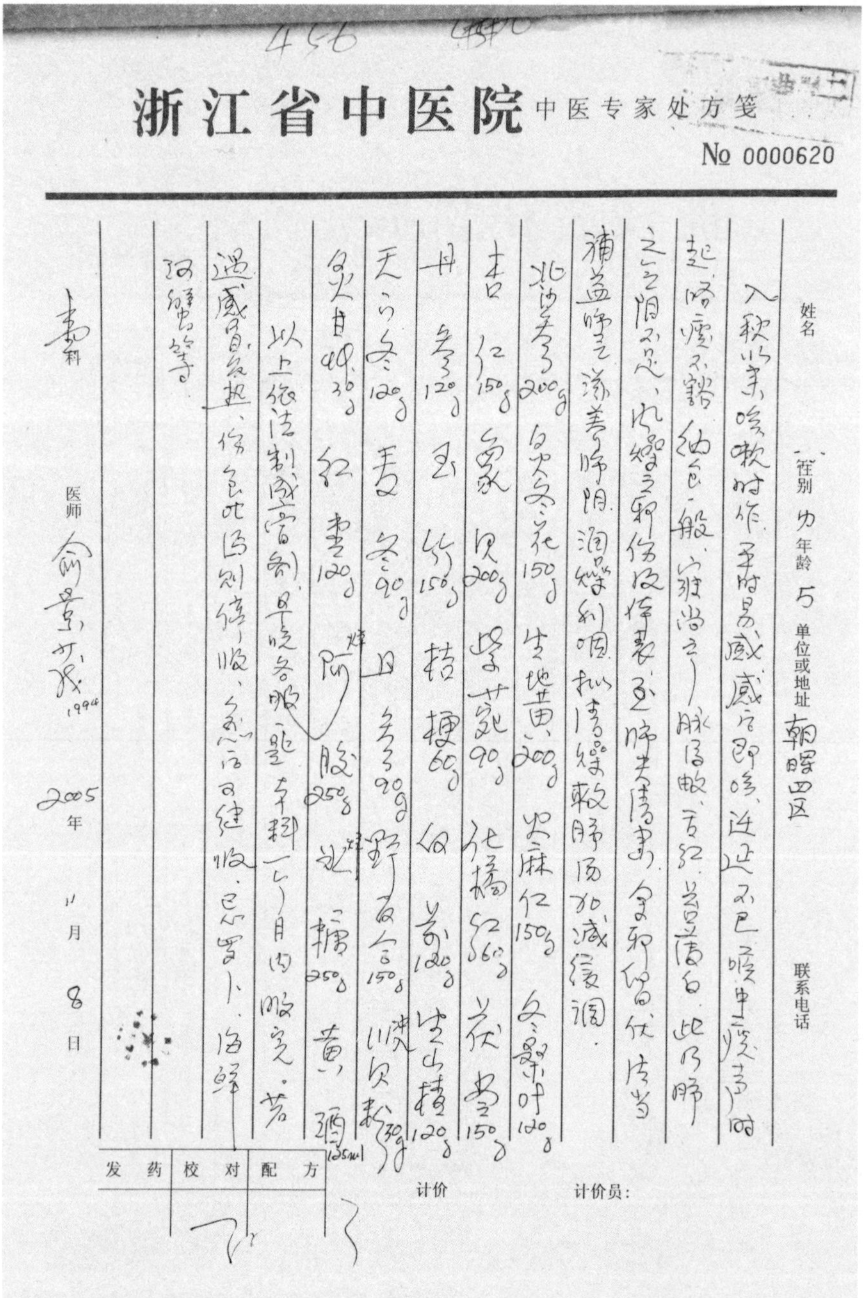
456

浙江省中医院 中医专家处方笺

№ 0000620

姓名

性别 男 年龄 5 单位或地址 朝晖四区

联系电话

入秋以来，咳嗽时作，平时易感，感后即咳，连连不已，喉中痰多，时起，咯痰不豁，纳食一般，夜寐尚可，脉细数，舌红，苔薄白。此乃肺之气阴不足，风邪之邪伤皮毛，肺失清肃，余邪留伏，治当补益肺之气，兼养肺阴，润燥利咽，拟清燥救肺汤加减缓调。

北沙参200g 白冬花150g 生地黄200g 火麻仁150g 冬桑叶120g

杏仁150g 象贝200g 紫菀90g 化橘红60g 茯苓150g

丹参120g 玉竹150g 桔梗60g 白前120g 生山楂120g

天冬120g 麦冬90g 太子参90g 野百合150g 川贝粉30g

炙甘草30g 红枣120g 烊阿胶250g 冰糖250g 黄酒125ml

以上依法制成膏剂，早晚各服一匙，本料一个月内服完。若遇感冒发热、伤食吐泻则停服，气恼可缓服，忌萝卜、海鲜及辛辣等。

儿科

医师 俞景茂 1994

2005年11月8日

发药	校对	配方

计价 计价员：